耳鼻咽喉等离子手术学

Otorhinolaryngology Surgery via Plasma

第2版
Second Edition

主　编　张庆丰

副主编　佘翠平　李丽明　张楠楠

编　者（以姓氏拼音为序）

程　芳　程晨景　崔树林　傅洋洋　李　文　李丽明　林芳竹

刘　雁　刘得龙　佘翠平　宋　伟　唐　文　仝屹峰　王　慧

许欣欣　张　悦　张晶晶　张楠楠　张庆丰　张欣然

人民卫生出版社

·北京·

主编简介

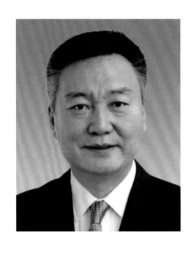

张庆丰

主任医师，教授

博士研究生导师，国务院政府特殊津贴专家。

现任深圳大学总医院耳鼻咽喉头颈外科主任，深圳大学临床特聘专家。

《中华耳鼻咽喉头颈外科杂志》编委、《临床耳鼻咽喉头颈外科杂志》常务编委。兼任中国医师协会耳鼻咽喉头颈外科医师分会常务委员、咽喉组副组长，中华医学会耳鼻咽喉头颈外科分会委员（第九届）、深圳市医师协会等离子医疗专业委员会主任委员、深圳市医师协会儿童颜面管理专业委员会主任委员。

致力于等离子技术的临床、基础研究20余年，积极推行等离子相关产学研转化，开创耳鼻咽喉科学精准、微创领域的新概念，在国际上累计发行个人手术光盘6.5万张，其主编的《耳鼻咽喉等离子手术学》填补国际等离子手术技术的空白，并多次举办国际性、全国性等离子手术演示及培训班，接受国内外学术会议邀请做学术报告70余次，接收世界各地的学员学习等离子手术。承担等离子相关科研课题13项，以第一作者或通讯作者发表中文核心及SCI论文50余篇，并获省、市各级多项科学技术成果奖。

自2019年1月至今于深圳大学总医院工作，任职耳鼻咽喉头颈外科科室主任、学科带头人，并依托深圳市医师协会成立全国首家医用等离子专业委员会"深圳市医师协会医用等离子专业委员会"并任主任委员。2021年建立深圳大学等离子医学研究中心并任主任。2021年牵头成立了国内第一家儿童阻塞性睡眠呼吸暂停多学科诊疗的专业委员会——深圳市医师协会儿童颜面管理专业委员会，并任主任委员，推行儿童颜面发育管理系统化、个体化、综合治疗理念，积极开展医用等离子技术国内外交流合作，深入推动等离子相关产学研转化，为等离子技术在耳鼻咽喉外科领域的应用和推广做出了极大努力。

再版序一

此书第 1 版问世于 2014 年,历时近八载,现已售罄久矣。书中对低温等离子手术的理论、医疗原则、操作步骤,千锤百炼,总结详尽,描述细微,其功效经实践验证已被充分彰显确认。

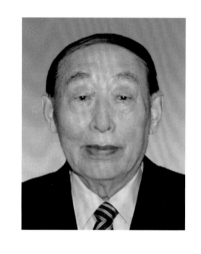

这是国际上第一部阐述内镜下应用等离子射频技术治疗耳鼻咽喉头颈疾病的专著。虽然我国应用等离子射频技术比美国晚了近十年,但经业界同仁不懈探索创新,已在国际上处于领先水平,治疗体系日臻安全,完整可靠。广大的医疗工作者受益匪浅,需求若渴,故仍有再版之需。

此外,探索未曾停留,作者应急、应新、应需,在新的领域又有了新的突破。作者在原有的基础上丰富扩展了原有内容,为读者新增 2 章,提升了本书的实用价值,因而此书更有再版之必要。新版增加的主要内容有:①变应性鼻炎和血管运动性鼻炎;②真菌性鼻窦炎;③接触性喉肉芽肿;④下咽癌,其 T_3 期的切除方式须根据病理类型选择,并在术前、术后补充放化疗,以便提高远期疗效。新版的修订体现了主编张庆丰医生对儿童 OSA 的治疗理念,儿童 OSA 的治疗适应证已不局限于单纯解决夜间打鼾、缺氧等问题。

另外,该项新理论和技术突破,已外延扩展影响到相关领域。等离子射频技术在耳鼻咽喉科的应用、示范引领推动了其他疾病临床治疗的技术进步,尤其对外科的微创手术产生了影响,如骨科、脑外科、妇科、颈段气管、食管等疾病,借鉴耳鼻咽喉科的经验,尝试应用内镜下等离子微创手术法也收效甚好。

此书是一本既实用又方便的医疗工具书和医学教科书,内含很多先进的技术方法,超越了我从医六十余年的传统局限。欣慰能见证此书再版,并诚意推荐给业界医者作行医治病、研究探索之参考。

杨占泉

2022 年 10 月于长春

再 版 序 二

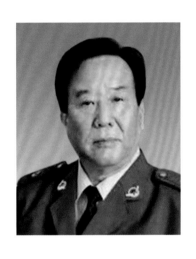

自 2001 年我国首次引入等离子射频手术技术后，开创了耳鼻咽喉科领域治疗新概念。中国耳鼻咽喉头颈外科的探索者首先验证了等离子微创技术有别于高频电刀、射频和激光等传统电外科设备的使用方法，辩证地攻克了微创技术的瓶颈，在充分发挥等离子微创优势的同时，规避了高温焦化止血弱点的难题，二十年前的星星之火得以燎原！

张庆丰主任经过扎实的临床实践和富有创新的科学研究，使低温等离子手术治疗耳鼻咽喉头颈外科范畴内的鼻甲、扁桃体、腺样体、舌根、阻塞性睡眠呼吸暂停、良性肿瘤及恶性肿瘤等病变走在国内外同行的前沿。张庆丰教授创立的舌根消融术式被全球耳鼻咽喉科学界认可并得以广泛应用。每年一次的阻塞性睡眠呼吸暂停学术研讨会先后成功举办了 15 次，培养了大批的人才，做出了突出的贡献。

中国的自豪在于凭借艰辛探索、持续创新，已成为该技术领域的全球开拓者、探索者、传播者和指导者，尤其在鼻部、咽喉部肿瘤和 OSA 微创治疗领域中，走出了自己的特色之路。中国的 OSA 患者远比国外的数量多、症状重，并且对医疗效果的期望值高，即一次性住院要求解决多平面的阻塞。作者通过对上气道阻塞平面的确定，最终在采用"等离子微创"舌根平面个体化治疗上取得了突破性的进展，即舌根打孔、楔形切除、淋巴组织切除等术式，创建了等离子辅助下的外展式 UPPP，成功地提高了 OSA 外科疗效，拓展加深了此领域的研究。

自此书第 1 版出版至今已 8 年有余，发行 5 000 余册，令广大读者、医生从中获益。此次再版，补充和完善了等离子微创技术在鼻窦、鼻咽及喉部肿瘤方面的探索，增加了鼻部炎性疾病外科手术治疗的部分内容。特别突出了鼻及咽喉部手术微创及精准治疗。遵循肿瘤切除原则，"留出安全边缘，整块拔除"，同时利用刀头可弯曲的特性，结合鼻内镜切除前连合这一"盲区"的肿瘤。

《耳鼻咽喉等离子手术学》(第2版)有以下几个特点。

1. 书中列举的各种手术其手术步骤均为原创，是千百次手术的综合与提炼，由浅入深，读者易懂易学。

2. 涵盖全面，实用性强，各种手术有其独特的见解，理论与实践结合得非常有机。全书文字流畅，结构严谨，配精美彩图 400 余幅。此次修订再版，内容更为翔实丰富，希望同仁阅读它、收藏它。

3. 本书是一部记载着低温等离子手术系统在耳鼻咽喉头颈外科疾病治疗由简入繁、勇于创新、不断拓展手术领域这一发展过程的见证。

4. 为国际上第一部等离子射频手术系统在耳鼻咽喉头颈外科疾病治疗学方面的专著。

　　总之，微创医学是 21 世纪医学发展的趋势，等离子射频技术作为一项微创技术已经被广泛应用于骨科、耳鼻咽喉头颈外科、泌尿外科、妇科等领域。随着不同直径、长度、功能等的等离子刀头不断问世，广大医生和学者们还会发挥创造性和求新精神不断拓展新的应用领域。

　　"等离子微创技术"有其两面性：弱项——止血尝试不如传统电外科设备；强项——微创。正是因为有了"微创"，才有了实践摸索的方向，才有了创新的动力，才有了创新的效果，最终造福患者！

2022 年 10 月于西安

前　言

随着时代发展、科技进步，医学发展进入精准医疗时代，临床医生的需求与医疗设备的发展互为推动，医疗理念的更新与科学技术进步为此提供充足的安全保障。等离子体实验研究始于 20 世纪 90 年代末，等离子射频消融技术（coblation）应用于耳鼻咽喉头颈外科领域。经过近 20 年的发展，其优良的性能极大地促进了鼻、咽、喉、头颈外科的发展，改革并创新了多种临床耳鼻咽喉科手术治疗方式。同时，也改变了临床医生对本领域多种疾病外科治疗方法的观念。这种新兴技术不仅弥补了某些传统术式的缺点和不足，而且革新了某些疾病的外科治疗原则。使得过去一些不适合外科治疗的疾病和外科手术治疗高难度、高风险的疾病，可以进行外科治疗，降低手术风险和操作难度的同时也减轻了患者术后的痛苦，为患者及其家属带来福音。

本书作为国际上耳鼻咽喉头颈外科领域第一本系统、完整描述等离子射频消融手术技术的专著，对等离子技术应用知识做了详细介绍。编者均是国内较早使用等离子射频消融技术进行外科治疗的医生，第 1 版凝聚了编者们 10 余年完成的 15 000 余例的丰富手术经验，总结了多种手术方式的改良和创新，保存了完整的临床病例以及文字、图像和视频资料。上版书有助于读者规范和完整地掌握该技术的临床应用，基本满足了广大临床工作者的需要，在一定程度上促进了等离子射频消融技术的蓬勃发展。随着耳鼻咽喉等离子手术技术的不断拓展和完善，此次再版新增了一些鼻科及喉科疾病的手术治疗，并对原有大部分内容做了更新。

全书共 9 章。前四章主要介绍了等离子射频的工作原理，等离子射频技术在耳鼻咽喉头颈外科应用的发展，其主要设备、手术器械、体位，其麻醉特殊性及术中常见问题处理等。后五章主要介绍了等离子射频手术在各亚专科疾病治疗中的应用及护理配合，按照鼻、咽、喉分章节依次介绍各种疾病的手术治疗原则、操作技巧、适应证、术前准备、禁忌证、注意事项以及并发症的处理，配以大量的图片和视频进行了充分而细致的阐述。本书图文并茂，力求让广大临床工作者通过学习，能够熟练地掌握和运用该项新型技术，为患者造福。

本书在编撰期间，得到了国内外同行的大力支持，本专业领域的专家和同仁给予了无私的帮助，也是编者们集体智慧的结晶，在此一并致以由衷的感谢！

由于本书为编者利用繁重临床工作的业余时间收集、整理材料，查阅相关文献完成的，加之编者水平有限，而技术发展迅速，书中如有瑕疵或不足之处，请广大读者、同仁予以批评指正。

张庆丰

2022 年 10 月于深圳

目 录

耳鼻咽喉等离子手术学

Otorhinolaryngology Surgery via Plasma

第一章

等离子射频的工作原理

一、等离子的基本原理

（一）什么是等离子体?

等离子体是物质存在（固、液、气体）的第四种状态,是由大量带电粒子组成的非束缚状态的宏观体系,如图 1-0-1 所示。

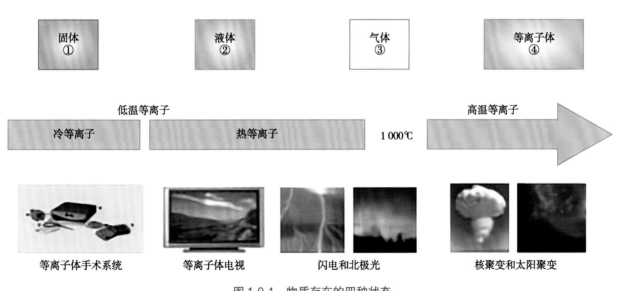

图 1-0-1　物质存在的四种状态

所谓的"非束缚状态"是指原来呈中性的原子经一定频率电场解离后,生成一对可以自由运动的正负离子,因为正负离子总是成对出现,所以正离子和负离子的数量相等,这种物质状态也就被称为等离子体。

由于物质被电离后,正负离子之间的静电束缚已被打破,即电子摆脱了原子核的束缚,所以这时的正负离子又称作粒子,并可自由运动,其具体运动状态完全由外界电磁场决定,这是等离子体与常见的固体、液体和气体的重要差别。

图 1-0-2 为 100kHz 电磁场下,电离 NaCl 的示意图,每个高速带电粒子均获得了一定动能,电离一分子 NaCl 末端会产生 8eV（电子伏特）的动能,而打断一分子肽键只需 4eV。

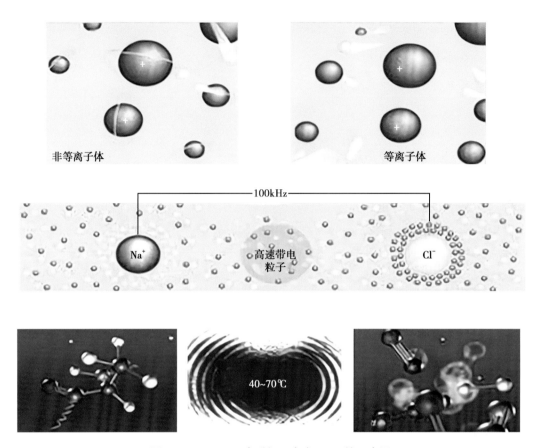

图 1-0-2　100kHz 电磁场下电离 NaCl 的示意图

该宏观体系特性有以下几点。

（1）等离子——正负电荷相等。

等离子体的形式——以不同颜色的光体现（日光、橙黄色光——NaCl、紫色光——KCl、霓虹等）。

（2）体系动能——每个带电粒子在转化为等离子过程中获得动能。

（3）影响动能产生因素——激发电场的频率大小（如 100kHz 或 500kHz）、被激发介质种类（NaCl 或 KCl）以及激发动能是否能传达到介质实现激发过程（如等离子射频刀头/电极被凝血组织粘连包裹不能充分接触 NaCl 介质），刀头不接触盐水——无法产生等离子——无动能——术中无法切割消融组织。

（4）动能的产生直接影响切割和消融的效率。

图 1-0-1 所示闪电、霓虹、日光、等离子体电视等都是人们日常能感受得到的等离子体技术。

"等离子体"这门近代物理技术始创于 20 世纪 50 年代，作为迅速发展的新兴学科其低温等离子体、冷等离子体、热等离子体技术已广泛应用于医学、电子、工业、军事及日常生活等众多领域。

（二）等离子体的产生

不同物质必须经过电离才能转变到等离子体，等离子体又分为：高温等离子体和低温等离子体两大类，可电离的物质有固体、液体和气体。通常状态下，物质中的正负粒子因为带有异性电荷而吸引在一起的，形成稳定并呈中性的原子或分子。

1. 高温等离子体　1 000℃以上的等离子体称高温等离子体。给物质提供热量，使其上升到足够的温度，物质内部粒子无规则热运动就会加剧，当粒子的动能增加到一定程度时，带电粒子就会摆脱静电力的束缚而成为可以自由运动的离子,物质也转化到高温等离子体。宇宙中 99.9% 以上的物质(如太阳等恒星)均处于高温等离子状态。

2. 低温等离子体　1 000℃以下的等离子体称低温等离子体。低温等离子体又分为冷等离子体和热等离子体。

在电场的作用下,物质内部的不同电性的粒子会受到方向相反的电场力,当电场足够强时,正负粒子就无法再集合在一起,最终成为可以自由运动的离子,物质也转化到等离子体 / 态。由于这种转化不需要高温就可以在常温下完成,所以成为低温等离子体 / 态。日光灯、霓虹灯、极光和等离子体彩电等就是典型的低温等离子体 / 态,医用等离子体亦属此范围。

(三) 医用射频和医用等离子的区别

射频(radio frequency, RF)表示可以辐射到空间的电磁频率,频率范围从 300kHz～30GHz 之间。射频简称 RF 射频就是射频电流,它是一种高频交流变化电磁波的简称。每秒变化小于 1 000 次的交流电称为低频电流,大于 10 000 次的称为高频电流,而射频就是这样一种高频电流[1-2]。

1. 热效应——医用射频　射频又叫无线电频率,但它不属于无线电通信中波段的划分,因为在这样的频率范围内辐射性能很低,故通信设备中较少采用,面对生物体的作用主要是热效应。当射频的电流频率高到一定值时(> 100kHz),引起组织内带电荷的离子运动即摩擦生热(60～100℃)。射频消融设备的频率为 200～500kHz 时,输出功率为 100～400W。换句话说,利用普通射频对生物体作用产生的热效应使细胞内外水分蒸发、干燥、固缩脱落以致无菌性坏死,从而达到治疗的目的,这就成了医用射频[3]。

人体是由许多有机和无机物质构成的复杂结构,体液中含有大量的电解质,如离子、水、胶体微粒等,人体主要依靠离子移动传导电流。

在高频振荡下,两电极之间的离子沿电力线方向快速运动,由移动状态逐渐变为振动状态。由于各种离子的大小、质量、电荷及移动速度不同,离子相互摩擦并与其他微粒相碰撞而产生生物热作用。

目前医用射频大多采用 200～750kHz 的频率,有的频率甚至更高如 4 000kHz,高于每秒 10 万次的高频振荡,离子间摩擦生热,频率越高产热越多,往往会 >100℃,从而使蛋白质变性坏死,达到手术治疗的目的[4]。

传统的电外科设备的工作原理均是这种"振荡—摩擦—产热"的工作原理,优点是止血效果好、止血深度够深,但也同时伴发较严重的术后炎症反应和周围组织损伤,与温度的高低直接相关[5]。

2. 动能——医用等离子　拥有专利的"医用等离子"——采用固定低频率 100kHz 电流,其每秒小于 1 000 次的振荡,将 NaCl 等电解液激发成大量成对带电的正负离子——即低温等离子体,同时大量粒子在低频状态下获得了更长的加速时间,粒子加速运动最终形成带有足够动能的高速带电粒子,直接打断分子键。

医用等离子因频率低,较之高频大大降低了分子间的摩擦产热,使切割、消融和止血等过程都在 40～70℃内完成,作用深度仅 50～100μm,故术后炎症反应轻,真正实现微创手术,但其缺点是止血深度不够,术中和术后继发出血问题还与术者的操作技巧直接相关。

人体组织细胞内外含有大量的 Na^+ 和 Cl^-,"医用等离子"采用 NaCl 作为激发介质,更符合人体的生理条件。

在 100kHz 电磁场下,电离一分子 NaCl 末端产生 8eV 的动能,而打断一分子肽键只需 4eV。

粒子能量的计算采用麦克斯韦等式：

$$\varepsilon = \frac{e}{\sigma_{tr}\sqrt{\delta}} \cdot \frac{E}{N}$$

大量的 NaCl"等离子体"产生的强大动能直接打断分子键，将蛋白质等生物大分子直接裂解成 H_2、O_2、CO_2、N_2 和甲烷等低分子量气体，类似准分子激光，从而以"微创"的代价完成对组织的切割、打孔、消融、皱缩和止血等多种功能。

40～70℃的热量是等离子体产生过程中的热量，为蛋白质可逆变性的温度范围。澳大利亚的医师首先在临床采用 4℃冰（0.9% NaCl）生理盐水作为介质行等离子辅助下的扁桃体切割手术，4℃冰（0.9% NaCl）生理盐水将靶组织的温度靠纯粹的物理热交换又带走一部分，将更加减轻术后组织的炎症反应，相关研究正在进行中。

综上所述，"医用等离子"和"医用射频"从定义到工作原理截然不同。但实际上非常容易混淆，常常看到">400kHz"的工作频率也被冠以"等离子"，只要工作频率/激发频率（非调制频率）">200kHz"就只能是用高频"热效应"工作，无法产生真正意义上的"等离子体"。

"医用射频""电刀"和"激光"等传统外科设备的优点在于因作用、损伤深度深止血彻底，缺点是术后炎症反应重（术中甚至可达上百摄氏度的高温）、恢复慢，"医用等离子"正好相反，止血深度不够，不同操作者的学习经验不同，需掌握使用技巧，但其作用和损伤深度浅，术后炎症反应轻（40～70℃抑或 <40℃），恢复快。

如何扬长避短，用好其优点，依靠其他工具补其不足，正是医学中的辩证法。

二、医用等离子射频设备的基础研究

（一）等离子射频设备与射频设备对组织消融范围和消融组织温度的比较

1. 方法　三种设备分别为等离子手术消融系统（ENTec，Arthrocare）的 ReFlex 4855 刀头，Somous 射频系统（Modle215 型）配 Modle100 型单针凝固电极分别用 200J、300J 和 600J 不同的能量挡位，Ellman 高频手术系统（Surgitron IEC P/N 2480061）搭配 S13 可弯曲直电极。用新鲜鸡的肌肉组织模拟人的软腭，3 种设备配备的电极同时作用于鸡肉组织，分别用数字数显卡尺（ID#DMC0689.CD-6 BS，Mitutoyo 公司，日本）测消融长度，StereoZoom® 6 彩色照相（Model SSC-S20，Sony 公司，日本）显微镜（Leica Microsystems，Deerfield，IL）计算消融最大直径，Model3100 型荧光温度检测仪配 SPF-2 传感器（Santa Clara，CA）检测消融时组织温度[6-8]。

2. 结果　见表 1-0-1 和表 1-0-2。

表 1-0-1　消融长度、最大直径和计算出的消融体积的比较（$\bar{x}\pm s$）

数据	等离子手术消融系统	Somous 射频系统（200J）	Somous 射频系统（300J）	Somous 射频系统（600J）	Ellman 高频手术系统
病变直径 /mm	5.1±0.5	3.4±0.4	4.9±0.5	6.4±0.6	3.6±0.6
病变长度 /mm	13.6±0.8	11.4±0.6	13.1±1.3	12.2±0.8	10.6±0.9
病变体积 /mm³	285.2±66.8	104.5±25.7	255.0±56.7	392.0±77.4	110.9±39.5

表 1-0-2　3 种设备消融时所测的组织温度数据（单位：℃）

数据	ENTec System	Somnus System	Ellman System
组织温度	10	10	10
均数 ± 标准差	59.27±8.88	84.15±2.66	126.3±15.47
最大温度	76.22	89	149.9

3. 结论

（1）消融大小和体积从小到大顺序为 Ellman 高频手术系统、ENTec 等离子手术消融系统和 Somnus 射频系统。

（2）消融时组织温度 ENTec 等离子手术消融系统最理想。

（二）等离子射频设备的凝血模式和切割消融模式

在所有电外科设备中，通常用黄色代表切割消融模式 / 功能，蓝色代表凝血模式 / 功能，图 1-0-3 可见脚踏、显示屏或手柄按钮。

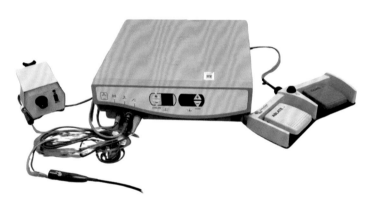

图 1-0-3　等离子射频设备

等离子射频设备的凝血模式在低功率挡位运行，即输出电压 150V 以下，组织表面温度可超过 60℃（40～70℃之间），其作用是致组织的凝固性坏死[9]。

随着输出电压的增加及功率的增加，等离子射频设备进入等离子模式，也就是切割消融模式（电离产生的高能带电粒子的等离子体直接打断分子键进行切割和消融），组织表面温度降到 50～55℃间，这样的温度避免了不可逆的组织损伤。

（三）等离子射频设备的消融组织温度和深度研究

100kHz 等离子射频设备 Turbo Vac 刀头持续消融 20s 时分别测得的消融组织表面及组织下 1mm 的温度的研究结果见图 1-0-4。

同样用荧光温度检测得到上述结果，可见在能量挡位的电压输出在 150V 以下时，组织温度偏高，随着输出电压增加系统会进入等离子模式（即切割和消融模式），组织温度随即下降稳定在平台期。

体外关节软骨的组织研究中，等离子作用深度为 50～100μm，消融后 50μm 以下的细胞仍具有活性，且这些细胞体外培养存活时间超过 180 天[10]。

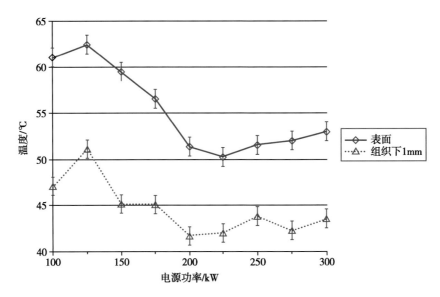

图 1-0-4 100kHz 等离子射频设备 Turbo Vac 刀头持续消融 20s 时分别测得的消融组织表面及组织下 1mm 的温度

（四）等离子射频技术的应用为何较其他电外科设备的疼痛轻？

1. 循证医学证据 一项 2 000 多例比较应用等离子射频设备与电外科设备患者术后疼痛指数的多中心研究显示，应用等离子射频设备的患者术后疼痛明显减轻（图 1-0-5）。

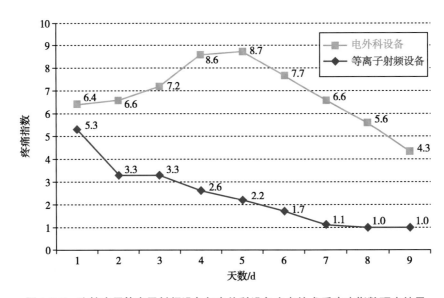

图 1-0-5 比较应用等离子射频设备与电外科设备患者的术后疼痛指数研究结果

2. 基础研究证据 等离子组可显著减低致痛因子——白介素 1（IL-1）的浓度而明显增加止痛因子白介素 8（IL-8）的浓度，这是术后疼痛轻的原因（图 1-0-6）[10]。

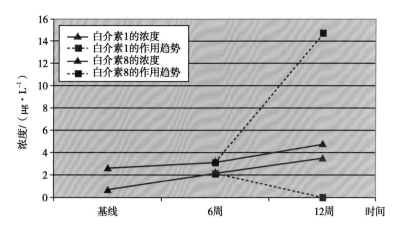

图 1-0-6　等离子射频组术后白介素 1 和白介素 8 的浓度与作用比较

（五）等离子射频刀头及其使用技巧和型号

因形成等离子层后具有切割和消融作用所以被称作"刀"。一般被分成两大类：针状双电极刀头和直径较粗的多电极刀头。

1. 针状双电极刀头　其最前端 2mm，为第一个工作电极即消融切割电极，紧接着是回路电极，再下是第二个工作电极，即凝血电极。针状双电极刀头的切割作用相对较弱，但其优势是可进行打孔，即靠最前端第一个电极，在组织内的消融作用形成一条隧道，待组织经渗出、皱缩等反应后使组织变薄、体积缩小。这种打孔消融作用在下鼻甲、咽侧索及舌根部的消融具有微创的优势。

2. 多电极刀头　通常其切割消融功率比针状双电极刀头强，同时附有可灌注盐水的通路和回吸通路。使用时，盐水除可作为激发介质生成等离子起切割消融作用。手术中的同步冲洗加吸引还能保证术野清晰。此刀头被广泛用于儿童扁桃体腺样体切除和成人的悬雍垂腭咽成形术[11-12]。

如何判定刀头功能是否良好——将刀头放入盐水中，踩踏黄色脚踏板，如刀头前端发出橘黄色光，说明刀头功能良好可产生等离子进行切割和消融。

三、医用等离子微创技术在我国的应用

"等离子微创技术"进入中国已逾十年，中国的自豪在于凭借艰辛探索、持续创新已成为该技术的全球领导者，尤其在喉部肿瘤和阻塞性睡眠呼吸暂停微创治疗领域，走出了自己的特色之路！

2001 年我国首次引入该技术后，中国耳鼻咽喉外科的探索者首先突破了"等离子微创技术"有别于其他传统电外科设备使用方法的瓶颈，辩证地攻克了如何在充分发挥等离子"微创"优势的同时，规避"止血弱点"的难题[13-14]，坚定耐心地将十年前的"星星之火"得以"燎原"！

目前，等离子射频技术用于治疗鼻腔、喉部肿瘤的探索已深入展开，哪一临床分级鼻腔内翻乳头状瘤复发率低？如何既遵循肿瘤切除原则"留出安全界，整块拔除"，又用刀头可弯曲的特性结合前联合镜切除前联合这一"盲区"的肿瘤？如何采用"等离子微创技术"避免儿童及成人甲状舌管囊肿易复发的难题？

经过大量临床实践，发现我国阻塞性睡眠呼吸暂停患者远比国外重得多，且对医疗要求特殊——一次性住院解决多平面阻塞。

通过结合阻塞平面确定技术，最终在"等离子微创"舌根平面个体化治疗上取得突破——舌根打孔、

楔形切除、淋巴组织切除并创建了等离子辅助辅助下的外展式悬雍垂腭咽成形术,明显提高了阻塞性睡眠呼吸暂停外科治疗的效果,加深了此领域的研究。

总之,微创是 21 世纪医学发展的趋势,等离子射频作为一项微创技术已经被广泛应用于骨科、耳鼻咽喉、泌尿、妇科等领域,中国的耳鼻咽喉头颈外科医师依靠自身的创造性工作已经拓展了该技术的应用,从最初的鼻腔延展到喉部、声门下甚至头颈;从最常见和简单的下鼻甲肥大消融到鼻腔乳头状瘤以及辅助 FESS 手术;从 T_1/T_2 期喉癌到喉部其他良性肿瘤以及甲状舌管囊肿切除……

随着不断有新的不同直径、长度、功能等离子射频刀头的问世,有创造性和勇于求新的医师和学者还会不断拓展其新的应用领域,与此同时,始终不变,依旧坚持的,仍然是客观辩证地对待一项创新技术——"等离子微创技术"的两面性:

弱项——止血深度不如传统电外科设备。

强项——微创。

正是因为有了"微创",才有了需要不断实践摸索的必要,有了更多创新探索和造福患者的可能!

(张楠楠　张庆丰)

参考文献

[1] TUCKER R D, PLATZ C E, KLANDAS S. Histologic characteristics of electro-surgical injuries. J Am Assoc Gynecol Laparosc, 1997, 4(2): 201-206.

[2] GOLDBERG S N, STEIN M C, GAZELLE G S, et al. Percutaneous radiofrequency tissue ablation: optimization of pulsed-radiofrequency technique to increase coagulation necrosis. Vasc Interv Radiol, 1999, 10(7): 907-916.

[3] OKADA S. Local ablation therapy for hepatocellular carcinoma. Semin Liver Dis, 1999, 19(3): 323-328.

[4] SMITH T L, CORREA A J, KUO T, et al. Radiofrequency tissue ablation of the inferior turbinates using a thermocouple feedback electrode. Laryngo-scope, 1999, 109(11): 1760-1765.

[5] CLARKE R H, ISNER J M, DONALDSON R F, et al. Gas chromatographic-light microscopic correlative analysis of excimer laser photoablation of cardio-vascular tissue: evidence for a thermal mechanism. Circ Res, 1987, 60(3): 429-437.

[6] LUBATSCHOWSKI H, KERMANI O, OTTEN C, et al. ArF-excimer laser-induced secondary radiation in photoablation of biological tissue. Lasers Surg Med, 1994, 14(2): 168-177.

[7] COUREY M S, FOMIN D, SMITH T, et al. Histologic and physiologic effects of electrocautery, CO_2 laser, and radiofrequency injury in the porcine soft palate. Laryngoscope, 1999, 109(8): 1316-1319.

[8] KAPLAN L, URIBE J W, SASKIN H, et al. The viability of articular cartilage following radio-frequency generated energy treatment. Arthroscopy, 1999, 15(5): 569-570.

[9] MICHAEL S T. Paediatric coblation tonsillectomy. Int J Pediatr Otorhi, 2001, 61: 195-198.

[10] CONOR O'N, JEFF L. Percutaneous plasma decompression alters cytokine expression in injured porcine intervertebral discs. The Spine Journal, 2004, 4: 88-98.

[11] CARNEY A S, HARRIS P K, MACFARLANE P L, et al. The coblation tonsillectomy learning curve. Otolaryngol Head Neck Surgery, 2008, 138: 149-152.

[12] DIVI V, BENNINGER M. Postoperative tonsillectomy bleeding: coblation versus noncoblation. Laryngoscope, 2005, 115: 31-33.

[13] HEIDEMANN C H, WALLÉN M, AAKESSON M, et al. Post-tonsillectomy hemorrhage: Assessment of risk factors with special attention to introduction of coblation technique. Eur Arch Otorhinolaryngol, 2009, 266: 1011-1015.

[14] 刘大波,谭宗瑜,钟建文,等. 儿童扁桃体腺样体低温等离子手术迟发性出血的初步研究. 中华耳鼻咽喉头颈外科杂志, 2011, 45(5): 373-376.

第二章

等离子射频技术在耳鼻咽喉头颈外科应用的发展

等离子体实验研究的起步源于 19 世纪 30 年代英国的 M. 法拉第以及其后的汤姆孙、汤森德等人对气体放电现象研究。1879 年英国的克鲁克斯采用"物质第四态"（图 2-0-1）这个名词来描述气体放电管中的电离气体，而美国的 I. 朗缪尔在 1928 年首先引入等离子体这个名词，标志等离子体物理学正式问世。其基本物理原理是：能量输入的结果使得物质发生从固态到液态，再从液态到气态的聚集态变化。如果再将额外的能量输入到气体中，气体将发生电离，并转变为另一种聚集状态，即等离子态。当等离子体和其他物质接触时，所输入的能量被传送到被接触材料表面，并随之产生一系列的作用。这是等离子技术在各个领域应用的基本理论基础。

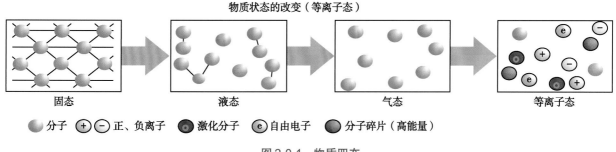

物质状态的改变（等离子态）

固态　　　　　液态　　　　　气态　　　　　等离子态

分子　　正、负离子　　激化分子　　自由电子　　分子碎片（高能量）

图 2-0-1　物质四态

低温等离子射频消融手术系统（plasma-based radio frequency device）的工作原理是靠"等离子体"产生的声波打断分子键，将蛋白质等生物大分子直接裂解成 O_2、CO_2、N_2 等气体，从而以"微创"的代价完成对组织切割、打孔、消融、皱缩和止血等多种功能。医师可以根据用途的不同而选择不同的刀头作用模式。如果需要进行完全凝固坏死，应选用较低的功率设定。如需要使用组织消融和止血功能，则宜选用中等功率设定。在这种配置下，由于消融速度较慢需要较长的停留时间，加之局部组织加热，可以有效地进行止血，即便是在等离子射频低温消融模式中清除组织导致的小血管出血。如果需要在最大程度减低组织损伤的情况下进行完全组织消融（即不需要或需要很小程度的凝固或止血），宜选用较高的能量设定。这种在低温下形成切割和消融的技术是低温等离子射频消融手术系统最重要的两个技术特点，有着任何其他设备系统所无法比拟和超越的优势。

自 20 世纪 90 年代末该技术应用于耳鼻咽喉头颈外科领域，最初主要用于扁桃体的手术治疗[1]。经过 20 余年的发展，等离子射频消融技术（coblation）日臻成熟，张庆丰等人在总结以往经验的基础上，将该技术逐渐扩大到鼻、鼻咽、咽、下咽、喉部多种其他疾病的治疗。率先开展了咽部淋巴管瘤、咽腔瘢痕狭窄腭咽成形术失败的二次手术，儿童扁桃体部分切除，以及会厌囊肿，舌根淋巴组织增生，鼻息肉、鼻窦炎，鼻腔粘连松解，先天性后鼻孔闭锁，鼻、咽、喉腔血管瘤，乳头状瘤等多种疾病的低温等离子射频技术手术治疗方法，获得了宝贵经验。这种新技术甚至已拓展到对于耳鼻咽喉头颈部多种恶性肿瘤的外科领域，显示出了优良的性能。目前低温等离子射频消融技术业已成为耳鼻咽喉头颈外科不可替代的先进的手术治疗方式。2007 年，受中华耳鼻咽喉头颈外科杂志编辑部的委托，张庆丰医师关于鼻腔内翻性乳头状瘤、成人及儿童睡眠呼吸暂停、早期声门型喉癌低温等离子射频技术治疗的手术演示录像被制作成光盘随当年的期刊一并发行全国，极大地推动了低温等离子射频消融这项新技术在我国耳鼻咽喉头颈外科领域的蓬勃发展和壮大。

一、低温等离子射频消融技术在鼻部疾病治疗中的应用

自 2005 年起，张庆丰率先使用低温等离子射频技术进行多种鼻部疾病治疗的尝试探索，总结出一系列治疗鼻腔鼻窦良、恶性肿瘤，鼻息肉、鼻窦炎，后鼻孔闭锁，变应性鼻炎等疾病的治疗方式。

鼻腔、鼻咽血管瘤、内翻性乳头状瘤等鼻 - 鼻窦及鼻部良恶性肿瘤的治疗根据病变部位的不同而选择不同的手术入路 [2-3]。对于局限在鼻腔的肿瘤可采用鼻内镜下手术切除，对于广泛累及鼻窦的病变，可行上颌窦根治术入路、鼻侧切开或鼻外额筛窦切开等入路手术。但无论哪种传统术式，术中不可避免的出血必然会导致视野不清，给手术操作带来困难，因而不易做到彻底切除病变。鼻内镜下应用低温等离子射频刀头切除肿瘤，刀头前端为马蹄环形，工作温度低，便于在切割的同时分离基底部，并做到有效止血，使视野清晰，从而真正彻底切除肿瘤，术后无须填塞。鼻内镜下应用低温等离子射频刀头切除鼻腔良性肿瘤具有以下优势：出血少、损伤小、手术操作简单、风险降低、安全性高、手术时间短；视野清晰、更易达到在彻底切除病变的同时减少复发的目的；术后恢复快、患者痛苦小。

恶性肿瘤外科治疗的关键是彻底切除病变，因鼻腔、鼻窦的解剖结构复杂，不能完全切除是复发的重要原因。因此应用低温等离子射频技术治疗鼻 - 鼻窦恶性肿瘤应严格选择手术适应证 [4]，有文献报道鼻内镜结合使用等离子射频技术，在彻底切除肿瘤的基础上，亦可将骨膜切除。等离子射频在消融组织的周围仍有大约 0.5cm 的作用效应，即在传统鼻内镜手术切除范围的基础上平均增加 0.5cm 左右的切除范围，而且刀头的前端可以在较大范围内弯曲，扩大了其在狭窄不规则的鼻腔、鼻窦内的可操控范围，上述这些优势在一定程度上可减少肿瘤复发的机会。

先天性后鼻孔闭锁是临床上少见的先天性畸形，文献报道发病率非常低，单侧多见，闭锁板大部分为骨性。手术清除闭锁组织，恢复鼻腔通气是唯一的治疗方法。以往传统手术主要是经鼻或硬腭手术入路。硬腭入路由于视野受限，不能充分暴露鼻咽部，手术出血多，损伤硬腭骨，并且影响患者面容发育。鼻内镜下传统手术会出现术区出血多，应用电凝、激光等高温止血技术会导致黏膜创缘组织炭化、焦糊，影响术者的判断，并可能出现非手术区域的鼻腔黏膜热损伤，导致组织变性。低温等离子射频消融技术对鼻腔黏膜损伤小，降低术后发生鼻腔黏膜粘连的概率；对周围黏膜无热损伤；边切割、边止血、边吸引，保持术野清晰，缩短了手术时间；可以结合骨钻，根据需要扩大后鼻孔，防止术后狭窄；术后无须填塞，减轻了患者痛苦；术后无须放置支撑物 [5]。因病例数不多，此术式尚在探索阶段。

慢性鼻息肉、鼻窦炎是耳鼻咽喉科的常见疾病，在功能性鼻窦内镜手术基础上结合等离子射频技术

即为等离子射频辅助下的功能性内镜鼻窦手术，该术式遵循 FESS 的内涵，将病变组织清除，保留可逆性的炎性病变黏膜，并改善和重建鼻腔、鼻窦通气引流通道，做到尽可能保留鼻腔、鼻窦的基本结构，以达到最终治愈的目的 [6]。同时由于术中切割和止血同步完成，术后无须填塞或少填塞，减轻了患者痛苦。

肥厚的下鼻甲是引起鼻塞的主要原因之一，传统手术如鼻甲部分切除术以及后来出现的激光、微波等治疗方法，都以牺牲下鼻甲表面黏膜功能为代价来减小鼻甲体积。而且究竟去除多少下鼻甲组织为宜，完全依靠医师的个人经验，术后易发生出血、黏膜萎缩、鼻腔粘连等并发症。使用 ReFlex 4845 刀头进行下鼻甲消融手术，既达到下鼻甲减容，缓解鼻塞的目的，又可保护下鼻甲表面黏膜纤毛和黏液毯形态完整，几乎不破坏表面黏膜的生理功能，必要时可重复进行。手术操作非常简单，患者术后痛苦小、安全，远期效果好，并发症少。另外，有文献报道，鼻内镜下利用低温等离子射频刀的止血功能来治疗顽固性鼻出血，止血疗效确切、并发症少、手术时间短、患者接受度高，不失为一种实用、可靠的止血方法 [7]。

二、低温等离子射频消融技术在咽部疾病治疗中的应用

腺样体肥大是常见的儿童疾病，可引起阻塞性睡眠呼吸暂停、分泌性中耳炎等症，长期的阻塞可影响儿童的面部和神经系统发育，并可造成听力损失。传统的腺样体刮除手术有一定的盲目性，切割的范围和深度不易确定，对儿童的伤害较大，易产生术后大出血、残体存留、损伤咽鼓管圆枕导致咽口闭锁等严重的并发症，临床已很少采用。经内镜下低温等离子射频腺样体消融术可在直视下进行手术操作，便于医师辨别腺体与周围组织的关系，确定手术的范围；利用等离子的动能低温下分层推进切割腺体组织，切割面均匀无炭化和焦痂形成；创面基本不出血或微量出血；手术范围无死角，可以确保彻底切除腺体组织，无残留，且对周围组织无损伤；术后手术创面形成一层蛋白质假膜，既有止血作用同时又可保护创面减少感染和术后粘连的机会；因手术的深度和范围易于控制，减轻了患儿术后疼痛的程度 [8]。

低温等离子在鼻咽部的手术不仅应用于腺样体的切除，我们也率先尝试将其应用在鼻咽部良性肿瘤的手术治疗中，如鼻咽部的纤维血管瘤、鼻咽囊肿等，文献有报道应用于鼻咽部的多形性腺瘤、鼻咽脊索瘤等。传统的鼻咽部良性肿瘤切除方法有鼻侧切开进路、硬腭进路及颅颌联合进路、硬腭入路等，但其缺点是术后瘢痕的形成，尤其是面部的瘢痕。对于局限在鼻咽部的良性肿瘤，鼻内镜下等离子射频切除术显示出其优势，不仅在鼻内镜下获得良好的手术视野，而且避免了面部瘢痕的形成，手术创伤小，最大限度地保留了鼻腔及鼻窦的正常结构及功能。

应用等离子射频技术行复发性鼻咽癌挽救性手术治疗已得到业内共识，国内部分医师在充分告知及应患者要求下已开始尝试应用等离子射频技术进行早期初发鼻咽癌的手术治疗并已取得良好效果 [9]。本书暂未对早期初发鼻咽癌及复发性鼻咽癌的手术治疗进行介绍。

1998 年低温等离子射频消融技术（coblation）开始应用于扁桃体的手术切除，由于当时具有输送盐水和吸引功能的刀头尚未问世，手术使用的是 ReFlex 4855 刀头的 ENTec Coblator 系统。手术过程中需要使用生理盐水灌注到咽腔，以保证扁桃体组织浸在导电液中，才能利用等离子射频来完成手术操作。虽然等离子射频技术基本实现了术野的无血操作，但由于 ReFlex 4855 刀头细小，每次手术操作切割组织的范围过小，使得手术的总体时间仍落后传统的手术方式。

当时的手术优势主要体现在组织减容方面。在最初的悬雍垂腭咽成形术（uvulopalatopharyngoplasty，UPPP）过程中，通常利用 ReFlex 4855 刀头的减容功能，来消融成形后的咽腔软组织厚度，以及减小肥大

的舌根组织体积，从而能够更加充分地扩大狭小的咽腔容积，获得更佳的手术效果。但在舌体减容方面，尚无先例。2007年，张庆丰等人基于对尸舌舌体血管神经局部解剖研究及应用等离子射频刀头对猪舌消融的实验研究，创立了低温等离子舌打孔术（coblation tongue channeling, CCT），并被美国Arthrocare公司作为标准术式进行全球推广[10-11]。该术式借助于加速的带电粒子使组织分子键离解，产生低分子量气体，达到组织消融的目的，其作用范围仅局限于靶器官内电极周围5mm，效果取决于电流强度大小和持续时间的长短，简化了手术操作流程，提供了安全性。该术式操作简单，以一根7号丝线在舌体中部穿过，作为牵引，将舌尖、舌体牵出口外，暴露舌根，选择舌正中线和舌两侧的数个治疗点打孔消融，即可达到舌体减容的目的。具有最小的手术切口、最轻的炎症反应、最少的瘢痕愈合和最佳的内环境稳定的特点。在有效组织减容的同时还保护了舌体表面的黏膜，不伤及血管和神经[12]。另外，射频产生止血效果，可以避免出血、舌内血肿等并发症，而且患者的语言和吞咽功能均不受影响。

后来研制出自带输送盐水和吸引功能的ReFlex 70系列刀头，使得等离子射频低温消融可适用于"干燥术野"的环境下，某些情况下还可使用吸引装置保持术野清洁。该模式刀头的出现大大地扩展了其在耳鼻咽喉科手术中的应用范围。我们曾做过比较：使用ReFlex 70系列刀头进行扁桃体切除手术，无论是在出血量、手术时间，以及术后疼痛等方面，都优于传统的手术方式。对于舌根淋巴组织增生的患者，过去多采用手术切除，术后出血是最常见的并发症，由于解剖结构的局限，往往止血非常困难，令临床医师感到非常棘手。也有采用激光手段进行治疗的方式，但对于手术的深度不易控制。我科自ReFlex 70系列刀头问世以来，已做过数百例舌根淋巴组织增生切除手术，由于手术仅局限在舌根的浅层，切割和止血可同时完成，术野清晰，大大简化了手术的复杂程度，降低了术后并发症的发病率，同时也降低了患者的痛苦。自带输送盐水和吸引功能的ReFlex 70系列刀头对于传统术式不易彻底切除干净的良性肿瘤，如蔓状血管瘤、咽淋巴管瘤等疾病，也有显著的优势[13]。著者单位曾于2007年间使用等离子射频技术手术治疗咽淋巴管瘤一例，获得良好效果。手术过程中即可完整切除肿瘤及周围可疑病变，又不至于过分切除正常组织，损伤小，降低术后复发概率。

三、低温等离子射频消融技术在喉部疾病治疗中的应用

2007年10月，大连市中心医院耳鼻咽喉头颈外科主办的国际会议上，张庆丰在全球首次采用ReFlex 7070刀头进行早期声门型喉癌手术治疗演示，开创了低温等离子射频消融技术用于早期声门型喉癌治疗的新纪元[14-15]。早期声门型喉癌的治疗原则既要保证彻底去除病变，降低患者的痛苦，又要求最大限度地保留功能。传统的喉裂开手术方式可以彻底去除病变，但需要先期行气管切开术，对患者的伤害较大，而且术后对语言和吞咽功能的破坏较大，在临床工作中已很少使用。CO_2激光手术解决了传统手术创伤大的问题，而且无须预行气管切开术，最大限度地保留喉功能。但这种激光手术仍有不足之处，如易导致气管内插管燃烧，灼伤气道。而且对组织切割的深度不易掌控。低温等离子射频技术是一种电化学技术，其低温下的切割和止血作用仅局限在刀头与组织接触点的周围，对附近组织损伤轻微，切割的深度可控。而且由于低温的特点，即使刀头与气管内插管直接接触，也不会造成插管内氧气燃烧，操作安全。同时，通过对刀头前端的适当弯曲，扩大了喉镜下的操作范围，突破了激光手术的局限性。

下咽癌在头颈肿瘤中属于比较难治、疗效较差的肿瘤，如早期发现并治疗，可能取得较好的治疗效果。目前下咽癌的外科手术包括开放手术和微创手术两类，我们在等离子治疗早期喉癌的多年临床基础

及宝贵经验下,近几年也将等离子技术尝试探索用于下咽癌的微创治疗,其在功能保留率、术后并发症发生率及术后患者生存质量方面,具有一定优势。由于治疗的病例数有限,远期疗效还有待于观察,目前还没有统一的手术标准,未来还需要不断地积累经验和探索实践。

喉癌前病变是指黏膜组织发生恶变之前的一个阶段,主要包括成人型喉乳头状瘤、喉角化症、声带白斑等疾病。对于这类疾病的治疗主张早期进行干预,阻断其发生恶变的病理基础,使其向良性转归。手术切除是早期干预的重要手段。这类手术方式多样,但要求手术应局限在黏膜表层,不能破坏深部的肌肉和软骨,以免损伤过大。使用低温等离子射频术治疗这类疾病的优势在于集切割、消融、吸引、止血、冲洗等多种功能于一体,手术野清晰,便于操作;同时低温下术后创面不会出现焦痂和炭化,对周围组织损伤小,深度易于控制;而且还可以降低肿瘤种植、传播的机会[16]。随着等离子技术进行喉部手术的技术不断成熟,经验不断积累,2008 年以后,张庆丰等医师又将该技术应用于各种原因所致的双侧声带外展功能麻痹的治疗,因该方法无须行预防性气管切开,术后反应轻微,当天即可缓解呼吸困难症状,并且不妨碍患者的发音功能,得到本领域的认同。

对于一些喉部的良性病变如蔓状血管瘤、巨大会厌囊肿、喉肉芽肿等的手术治疗中,低温等离子射频技术有着突出的优势,可以避免术前预行气管切开术,减少患者的痛苦。而且手术的范围和切割深度可控,既能保证彻底去除病变,安全止血,又可减少周围组织损伤,降低了手术操作难度,提高了手术安全性。

总之,随着低温等离子射频技术使用熟练程度的提高,对于原发于喉及喉咽部的多种难治良性肿瘤,都可以使用等离子技术进行手术治疗。某种意义上说,这种新技术简化了传统手术方式的复杂和操作难度,规避手术风险,降低了患者的手术损伤和并发症发生率,同时也降低了复发率。

另外,目前在喉部手术专用的 ReFlex 70 系列刀头基础上,又已研发出适于某些气管疾病及喉部疾病手术治疗的新型刀头,但目前尚在初步探索阶段,其手术的远期效果和生存率均有待进一步观察。

(仝屹峰　张楠楠)

参考文献

[1] CHANG K W. Intracapsular versus subcapsular coblation tonsillectomy. Otolaryngol Head Neck Surg, 2008, 138 (2): 153-157.

[2] 张庆丰, 佘翠萍, 仝屹峰. 鼻内镜下低温等离子射频切除术治疗鼻咽血管纤维瘤的初步观察. 中华耳鼻咽喉头颈外科杂志, 2010, 45 (7): 578-580.

[3] 佘翠萍, 张庆丰, 宋伟. 鼻内镜下低温等离子射频治疗鼻腔血管瘤. 中华耳鼻咽喉头颈外科杂志, 2010, 45 (3): 197-199.

[4] 张庆丰, 张楠楠. 低温等离子射频辅助下治疗鼻腔血管外皮细胞瘤 1 例. 临床耳鼻咽喉头颈外科杂志, 2011, 25 (19): 907-908.

[5] 张欣然, 张庆丰, 佘翠萍. 鼻内镜下低温等离子射频技术治疗先天性后鼻孔闭锁的初步观察. 临床耳鼻咽喉头颈外科杂志, 2011, 25 (2): 90-91.

[6] 张庆丰, 张楠楠, 刘得龙. 低温等离子射频辅助下功能性内镜鼻窦手术初步临床观察. 临床耳鼻咽喉头颈外科杂志, 2011, 25 (23): 1087-1089.

[7] 张楠楠, 张庆丰, 刘得龙. 低温等离子射频在鼻部疾病治疗中的应用进展. 临床耳鼻咽喉头颈外科杂志, 2014, 28 (1): 64-67.

[8] 张甦琳, 佘青松, 邵建波. 等离子低温射频消融在二次腺样体手术中的应用. 临床耳鼻咽喉头颈外科杂志, 2008, 22 (24): 1127-1128.

[9] 傅则名,文连姬,赵胤,等. 鼻内镜下低温等离子射频切除鼻咽肿瘤. 中国耳鼻咽喉头颈外科,2013,20(7):385-386.

[10] 张庆丰,刘得龙. 舌动脉及舌下神经与舌根的解剖关系. 中华耳鼻咽喉头颈外科杂志,2008,43(2):141-142.

[11] 张庆丰. 舌等离子打孔术. 中国耳鼻咽喉头颈外科,2008,23(2):78-79.

[12] 张庆丰,王慧. 等离子射频舌打孔术治疗仰卧位相关 OSAHS 的临床研究. 临床耳鼻咽喉头颈外科杂志,2013,27(14):768-770.

[13] 张庆丰,刘得龙. 舌根良性增生性肿物等离子射频消融术. 临床耳鼻咽喉头颈外科杂志,2009(12):529-534.

[14] 张庆丰,刘得龙,张悦. 等离子射频治疗早期声门型喉癌的初步研究. 中华耳鼻咽喉头颈外科杂志,2011,46(1):63-65.

[15] 张庆丰,刘得龙,宋伟. 等离子射频消融术治疗早期声门型喉癌的疗效观察. 临床耳鼻咽喉头颈外科杂志,2011,25(18):855-856.

[16] 佘翠萍,张庆丰,程晨景. 低温等离子射频治疗成人喉乳头状瘤的初步观察. 中华耳鼻咽喉头颈外科杂志,2011(4):336-338.

第三章

等离子射频手术主要设备、手术器械、体位

作为开展等离子射频手术的基本条件之一的手术室配备和必需的器械设备常被大多数医疗机构和医师们忽视。有条件的医疗机构应当建立一体化的内镜手术室，配备足够的手术人员，提供能够满足等离子射频外科手术所必需的手术系统，包括：①高清晰摄像系统（主机＋摄像头）；②冷光源，0°、30°、70°硬性内镜；③高分辨率显示器；④Ⅱ型等离子射频发射主机；⑤功能型号不同的等离子射频刀头；⑥等离子射频手术配套常用器械。

一、等离子射频手术主要设备

1. 内镜系统　其包括硬性内镜，摄像与成像系统及光源（图 3-0-1）。系统中的每一部分的性能以及设备的连接方式、输出接口、传输距离都会影响图像分辨率，最终影响术者在手术中观察术野的清晰度。手术采用硬性内镜进行手术的优点在于：①它采用冷光源、光导纤维照明，亮度好且清晰度高；②视角大、视角变化灵活，可以全方位观察术腔，既能显示全景又能显示局部细节；③分辨率高，无焦距限制，清楚地进行远近结构的观察；④有局部放大作用。

（1）硬性内镜：Hopkins 硬性内镜是在 20 世纪 60 年代由英国物理学家 Harold Hopkins 教授发明。经过近几十年的发展，有了不同长度、不同直径以及不同角度的内镜。等离子射频鼻咽部手术一般使用 70° 内镜，喉部手术使用 0° 及 12° 内镜，鼻部手术使用 0°、30°、45° 及 70° 内镜（图 3-0-2）。

（2）摄像与成像系统：包括摄像头、主机及监视器。

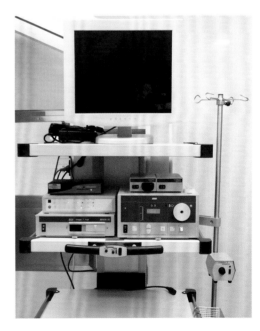

图 3-0-1　内镜系统

1）摄像头是通过由高感光度的半导体材料制成的电荷耦合器件（charge-coupled device，CCD）将采集的光信号转成电信号的设备。经过发展，目前广泛应用的为全数字化三晶片摄像系统，采用摄像头数字摄像（图 3-0-3），16∶9 模式，使视野增宽；采用 50 帧 /s 逐行扫描；分辨率为 1 920 像素 ×1 080 像素，超过 200 万像素，6 倍于普通三晶片摄像，图像清晰；而且还具有光学变焦功能，放大图像时，不影响分辨率。现阶段行业领先的 4K 超高清影像，具备：① 3 840 像素 ×2 160 像素，相较于 1 080P 全高清图像，水

平与竖直分辨率均提升 1 倍，总像素增加为原来的 4 倍，术野画面更加细腻、锐利。②相较于 1 080P 全高清的色域，4K 色彩空间更宽广，图像色彩信息更丰富，带给术者更加真实的组织图像色彩还原，有利于辨别不同组织。

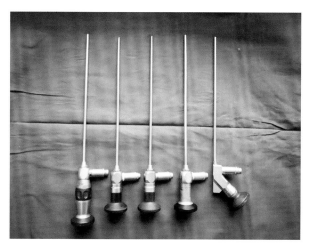

图 3-0-2　硬性内镜

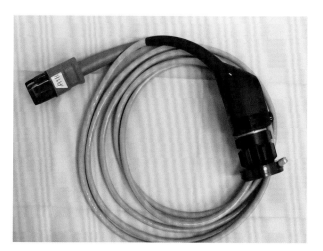

图 3-0-3　摄像头

2）主机：负责信号处理和传输（图 3-0-4）。传输方式分为模拟机数字化传输，前者信号易受干扰；而后者抗干扰强，速度快，效果更好。有的主机还可以根据环境的光线强度自动补充光亮度。手术出血多时，血吸收光线，会导致图像变暗，此时主机会自动补充光亮度，有效改善术野画面亮度不够或不均匀现象。

3）监视器：在等离子射频手术中，术者和助手主要是通过观看监视器来完成手术的。监视器可以显示手术全过程的影像，它是内镜医师的"眼睛"，这就要求选择高清晰度的平板监视器或液晶监视器（图 3-0-5）。监视器的摆放位置应与术者视线平齐，便于术者和助手手术中观看。理想的是可以配备双监视器或建立一体化手术间，以便于助手、手术护士及麻醉师均可以观察手术进展情况从而更好地配合手术。3D 内镜成像系统包括远端的光路系统、图像传感器、视频传输及编码系统、显示系统。其中远端

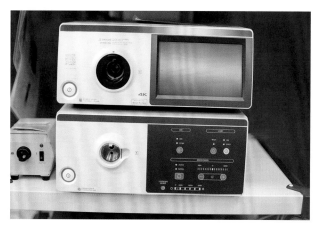

图 3-0-4　摄像系统主机

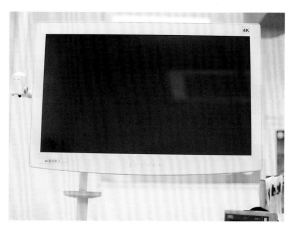

图 3-0-5　监视器

的光路系统同传统的 2D 内镜光路系统基本相同，不过 3D 光路系统实现了左右眼的双光路系统，完全模拟人的左右眼。视频信号经传输由摄像主机进行数据编码和压缩，传输至 3D 显示器上将观察画面显示出来。

（3）光源：等离子射频内镜手术照明来源于冷光源发出的光通过光纤导线（图 3-0-6）传导至内镜顶端。

2. 图像采集及记录系统　数字化采集系统可以将手术过程以数字化文件的格式记录下来。随着电子技术的发展，图像采集及记录系统的采集质量以及数字化文件的储存容量不断提高（图 3-0-7）。

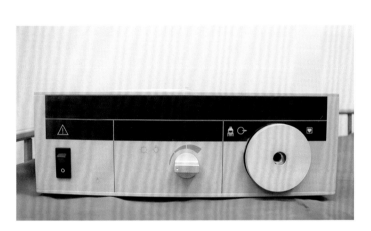

图 3-0-6　冷光源

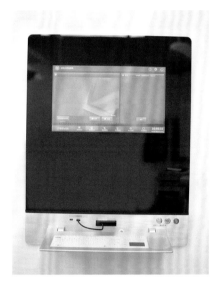

图 3-0-7　图像采集及记录系统

3. 等离子射频主机（图 3-0-8）

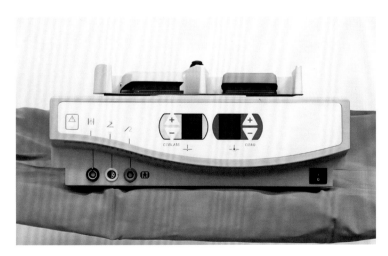

图 3-0-8　等离子射频主机

二、等离子射频手术基本器械

等离子射频手术的特殊性也决定了手术过程中需要配备与之相适应的特殊器械。

1. 各种角度、不同直径及长度的等离子射频刀头（图3-0-9）。

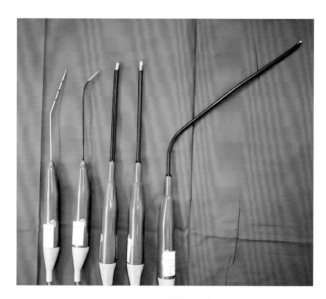

图3-0-9 射频刀头

2. 各种角度、不同直径的广角硬性内镜（见图3-0-2）。

3. 各种角度、不同直径的吸引器头（图3-0-10）。

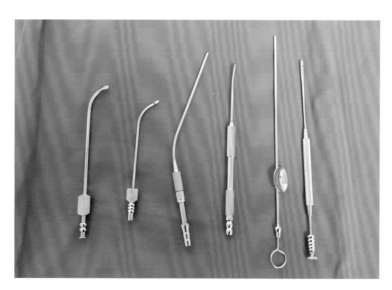

图3-0-10 吸引器头

4. 加压输液袋及牵拉软腭用的导尿管等器械（图3-0-11）。

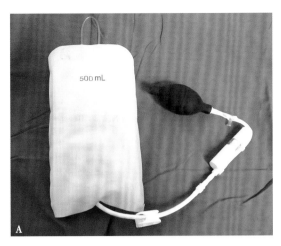
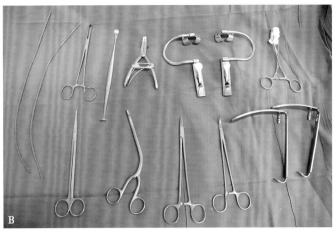

图 3-0-11 输液袋及导尿管等器械
A. 加压输液袋;B. 不同型号的开口器等设备。

三、手术体位

患者仰卧位于手术床上,咽部手术时头后仰(图 3-0-12),鼻部手术一般平卧(图 3-0-13),局麻手术时可采取坐位(图 3-0-14)。

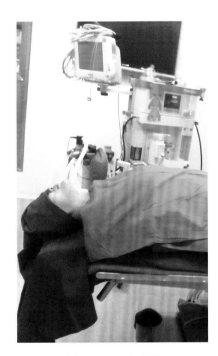
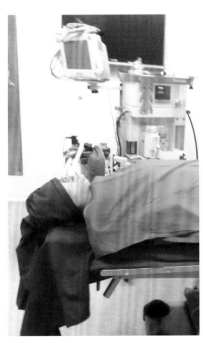
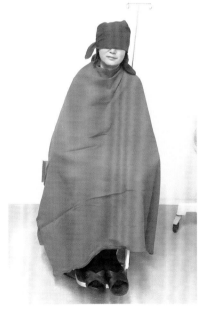

图 3-0-12 头后仰 　　　　图 3-0-13 平卧 　　　　图 3-0-14 坐位

(张楠楠　张庆丰)

第四章

等离子射频手术的麻醉特殊性及术中常见问题处理

一、一般原则

在耳鼻咽喉外科手术中，气道安全是最重要的问题，因为耳鼻咽喉头颈外科医师和麻醉科医师共用气道进行操作，并且由于铺设无菌手术单和耳鼻咽喉头颈外科医师手术操作的影响，麻醉医师不易看到和接近气道。因此必须进行预先设计和沟通，麻醉医师不仅应该努力给手术创造一个良好的条件，以确保耳鼻咽喉头颈外科医师的手术操作和所需设备的使用方便，同时更要为患者提供安全有效的气道管理。在手术中只要怀疑出现了任何气道及循环方面问题，及时与耳鼻咽喉头颈外科医师沟通，必要时立刻停止手术，由麻醉医师先行解决出现的问题。

二、术前气道评估

耳鼻咽喉等离子射频手术的患者上呼吸道梗阻的常见原因包括上呼吸道组织增生肥大、肿瘤、血肿、感染和异物。临床表现常见为即使是在休息时也存在深、慢吸气的呼吸模式；说话时有停顿；睡眠或运动时喘鸣音加重（家属或护士提供病史）；肺部听诊可闻及比较清晰的干性啰音、湿性啰音、喘鸣音等。严重的气道梗阻会造成静息状态下的呼吸困难，一旦出现，应立即采取措施来保障气道的通畅。病情不严重尤其是病情发展缓慢的患者，能有效代偿气道的梗阻，并不伴有相应的症状和体征。

麻醉医师在术前应该对全麻行气管插管的患者的牙齿、颈部长度和活动度、张口度、甲颏距离、改良Mallampati 气道分级、肿瘤对呼吸循环的影响等方面进行充分评估[1]。气道评估如图 4-0-1 所示。因经常需要经鼻插管，术前还应进行鼻部的检查，判断鼻中隔偏曲的方向，尽量选择鼻腔通畅的一侧来进行插管。

在术前检查时应明确是否存在可造成麻醉中高风险的困难气道，比较常见的原因是开口受限和伸舌困难，要明确有无巨大的肿物危及气道。其他有助于麻醉医师评估气道的信息可以来自影像学检查、超声检查、耳鼻咽喉头颈外科电子鼻咽喉镜或者间接喉镜检查的结果。

麻醉医师在确保气道通畅中可能会遇到的一些问题，例如让患者平卧体位，任何一种全身麻醉方法、喉部受到麻醉相关操作的刺激等因素都有可能加重术前气道梗阻；另外由于声门上区域炎症、外伤及肿瘤产生的解剖变异，使得麻醉医师在气管插管时很难确认声门的入口，因此麻醉医师在术前要做好充分的气道评估。

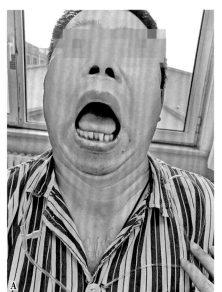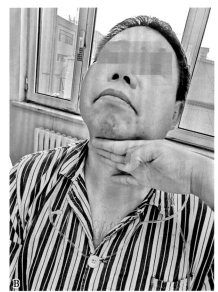

图 4-0-1　气道评估
A. 评估患者张口宽度；B. 评估患者舌骨至下颌间距离。

三、麻醉的气道管理

　　大多数的耳鼻咽喉全麻手术都应使用气管插管，它可以提供一个开放的气道，并且可以保护气道，避免血液、组织碎片以及等离子冲洗水的误吸。耳鼻咽喉科手术多使用加强螺纹气管导管及异型气管导管（包括 S 型和 C 型），以尽量减少术中开口器、支撑喉镜等手术器械对气管导管的压迫及避免术中气管导管的折曲[2]。例如成人鼾症行腭咽成形术等手术时应首选 S 型气管导管经鼻气管插管，而鼻腔手术及大多数耳鼻咽喉科手术还是常规经口腔气管插管。

　　目前其他外科手术在全麻中较推崇喉罩的使用，尤其是加强型能弯曲喉罩的使用，一方面可以避免气管内插管所带来的副损伤及较强刺激所引起的应激反应，另一方面可以提供相对较好的气道保护。然而在行耳鼻咽喉科手术操作时，喉罩的使用会受到一定程度的限制。一方面口腔内置入的喉罩可能会影响手术操作，另一方面喉罩在手术中一旦发生位置偏移，可能会产生血液、冲洗水和组织碎片等的误吸，带来严重后果，因此口腔内或鼻腔内的等离子射频手术中不推荐使用，而耳科的手术可以选择使用喉罩。

　　气管插管时推荐首选可视喉镜，它能提供良好的插管视野，尤其是在行咽喉部位肿瘤手术的全麻气管插管时，其清晰的视野可以避免插管对肿瘤的损伤。

　　关于困难气道的麻醉管理可以参考 CSA（中华医学会麻醉学分会）推荐的 2017 版困难气道管理指南[3]，详见图 4-0-2。

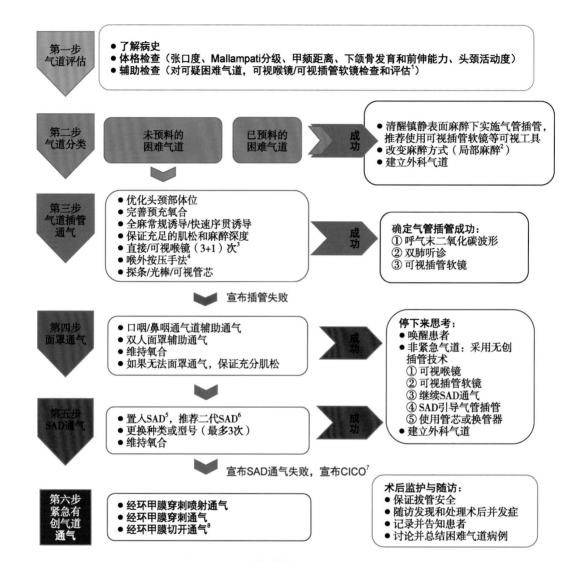

图 4-0-2　困难气道管理流程图（CSA 2017）

1. 有条件时，可行头颈部 X 线 /CT/MRI/ 超声检查。

2. 局部麻醉包括：椎管内麻醉（耳鼻咽喉科无此项麻醉方式）、神经阻滞麻醉（耳鼻咽喉科无此项麻醉方式）、局部浸润麻醉、黏膜表面麻醉等。

3. 间接喉镜插管尝试的次数应限定在 3 次以内，建议尽早使用可视喉镜，第 4 次尝试只在更换另一位经验丰富的高年资麻醉医师的情况下可进行。

4. 喉外按压手法：通过按压甲状软骨有助于暴露声门。该手法被称为 BURP（back，up，right，press）意为向背、向上、向软镜检查者的右侧按压。

5. 声门上气道工具（supraglottic airway device，SAD）：包括：喉罩 / 插管喉罩 / 喉管。

6. 二代 SAD：食管引流型喉罩（双管喉罩）。

7. CICO：既不能通气又不能氧合（can't intubation，can't oxygenation）。

8. 经环甲膜切开通气：刀片 + 探条 + 气管导管法环甲膜切开通气。

四、拔管时的气道管理

麻醉医师应该尤为重视耳鼻咽喉科手术拔管时的气道管理。拔管前仔细吸引以确保气道干净，防止拔管后的误吸以及口腔内血液及分泌物对喉部的刺激所导致的剧烈呛咳反应，以防甚至诱发产生喉痉挛。儿童更易出现拔管后喉痉挛。但是在吸引时一定要小心操作，以避免损伤手术创面，增加出血的风险。平卧时鼻咽部软腭的后方是血液比较容易积存的危险部位，而且不容易被发现和吸引到，所以应该仔细清理，可以使用柔软的吸引管经鼻腔来吸引，或者旋转吸痰管，使吸痰管尖端到达悬雍垂后方进行充分吸引。有的手术在术中可能会在口咽部放置填塞物，防止血液进入胃内，拔管前一定要仔细检查，及时清除填塞物。若无特殊情况，应在患者完全清醒后再行拔管。尤其对于成人鼾症的患者，拔管过程应缓慢，将经鼻气管导管拔至咽部，临时作为鼻咽通气道，仔细观察呼吸情况，再进行彻底拔管。拔管后在同侧鼻腔插入鼻咽通气道以确保拔管后气道通畅，不建议放置口咽通气道，以防损伤口咽部手术创面。

五、全身麻醉

全身麻醉诱导是实施全身麻醉的首要环节，是保证麻醉患者平稳进入麻醉状态的重要阶段，也是麻醉意外高发阶段。因此做好全身麻醉诱导，是保证麻醉成功、减少麻醉并发症的关键环节之一。

根据患者状况、手术时间及手术要求，合理选用麻醉药物，包括咪达唑仑、依托咪酯、异丙酚、芬太尼、瑞芬太尼、罗库溴铵、阿曲库铵、米库氯铵等。相对于其他手术的全麻，行耳鼻咽喉手术的患者应在给予全麻诱导药之前吸纯氧 3min 以上，患者入睡后，行面罩加压给氧，如果面罩加压给氧通气困难，可以使患者头偏向一侧，以减轻舌后坠，必要时此期间可借助口咽或鼻咽通气道保持有效通气。肌松作用完善后，实施气管内插管术，气管插管成功后，常规听诊双肺呼吸音，同时观察吸气末二氧化碳分压、气道内压及脉搏血氧的变化，以确定气管导管在气管内，而且深度合适。

手术中以全凭静脉全麻或静吸复合全麻维持，使用合理的肌松剂维持肌松。

手术结束后，根据患者呼吸、肌肉张力及意识恢复程度，判定患者麻醉苏醒程度及肌松恢复程度来决定拔除气管导管时机。拔管前应彻底清理气道内的分泌物，包括气管内及口腔内血液、冲洗水及分泌物等。气管导管拔除后，在麻醉复苏室应常规观察患者血流动力学及呼吸指标，直至患者完全清醒，无呼吸道梗阻后再送回病房，必要时术后将患者送至加强监护病房（intensive care unit，ICU）以确保安全。

六、阻塞性睡眠呼吸暂停患者等离子射频手术的麻醉处理

阻塞性睡眠呼吸暂停（obstructive sleep apnea，OSA）是由于咽喉部肌肉张力和协调性的下降，以及舌体肥大导致上气道狭窄及间歇性的阻塞。

（一）术前准备

仔细询问病史和体格检查获得最初的最有价值的信息。辅助检查包括全血细胞计数、凝血功能、心电图、胸片、仰卧位和直立位的血气分析以及夜间血氧饱和度等[2]。作为术前筛查工具的肺功能检测无法有效地预测术后肺部并发症，不建议常规检查。

最好在 OSA 患者处于仰卧位时进行术前评估，因为这种体位可以更好地反映出 OSA 患者的生理情

况和体位的问题。麻醉医师应与患者进行充分地术前交流，有助于减轻患者充分清醒拔管时可能产生的焦虑，并更好地配合复苏期间吸痰拔管等操作。术前经鼻持续气道正压通气和双相气道正压通气对 OSA 患者有一定的益处[1]。

OSA 患者除了存在气道问题外，常常伴有其他系统问题。如呼吸系统问题（呼吸做功增加，功能残气量减少，氧饱和度下降很快，需要半卧位快速插管）、心血管问题（高血压、冠心病、动脉粥样硬化、脑血管疾病和深静脉血栓等）、胃肠道系统问题（胃容量增加、胃液 pH 通常小于 2.5、胃食管反流、脂肪肝、肝硬化等）、内分泌疾病（糖尿病、胰岛素抵抗、甲状腺功能减退症）、关节炎、痛风及抑郁、焦虑、自卑等其他精神心理问题，需要麻醉医师高度重视[2]。

（二）麻醉考虑要点

在 OSA 患者中，围术期的最大危险是因药物的镇静作用从而削弱了呼吸动力及对缺氧的激醒机制，导致缺氧的进一步恶化，因此手术前应避免使用镇静药。麻醉管理的重点是气道的管理，一般来说快速诱导气管插管不存在问题，为了手术操作方便，成人插管多选用经鼻气管插管，但是对于成人来说最安全的仍然是清醒插管，但是这往往会引起患者不适感，更重要的是会引起血压和心率的急剧升高，这对于术前合并有高血压、心脏疾病或脑血管疾病的患者来说是极其危险的，应使用降压药及 β 受体阻滞剂使血压和心率维持在比较稳定的水平[4]，因此还应尽量采用快速诱导气管插管。肌松药通常选用罗库溴铵，因其是起效最快的非去极化肌松药，可以尽可能缩短全麻诱导时间。应避免使用长效的阿片类药物，防止术后呼吸抑制。术中应尽量维持循环的稳定，在手术后期止血时应保持血压略高，便于彻底止血。拔管时一般需要给予降压药，防止血压过高引起创面出血，并确保肌力完全恢复，必要时使用肌松拮抗剂，达到拔管指征后才可拔除气管导管。必要时于拔管后置入鼻咽通气道，以确保气道通畅。不建议使用口咽通气道，以防损伤手术创面。在术后苏醒室完全清醒后才可送回病房，密切地通宵监测（包括脉搏、血氧饱和度），必要时可进入加强监护病房以确保患者在彻底康复前维持通气、换气功能和血氧饱和度。

七、儿童等离子射频扁桃体切除术 / 腺样体切除术的麻醉处理

由于腺样体和 / 或扁桃体肥大常引起儿童 OSA 和上呼吸道炎症。术前仔细询问病史，排除急性感染，了解是否存在 OSA，检查是否有松动的牙齿。通常使用静脉快速诱导气管插管全麻。因等离子射频手术时间短，推荐使用作用时间短的肌松药如米库氯铵、琥珀胆碱等。使用螺纹加强气管导管，术中应密切观察呼吸参数，尤其气道压，以确保气管导管不被耳鼻咽喉科医师所使用的手术器械压迫闭塞、扭曲弯折闭塞或移位，在置入或打开开口器时尤其要注意。术毕要注意仔细清除口咽部以及鼻咽部的积血。术后保持患儿头后仰体位，直至气道反射出现，可以在深麻醉下拔管，减少呛咳或喉痉挛的危险，在这种深麻醉情况下拔管需要高质量的术后麻醉恢复室监测护理。一般选择在儿童完全清醒后拔管，这是最安全的。

八、喉部手术的麻醉管理

术前应仔细询问病史，是否有睡眠时憋气，尤其既往是否有该疾患的手术史，充分评估气道情况[5]，明确肿物大小及位置，气管插管时多选用可视技术或者超声检查，必要时清醒插管更安全，清醒插管时

选择的加强气管导管内径要比正常型号小 0.5～1mm，同时要保证气囊能充分封闭气道，因此多选用低阻高容量气囊的螺纹加强气管导管[5-6]。一般患者为吸烟者，常合并心血管系统、呼吸系统疾病，营养不良也较常见，清醒插管时应予以注意。有些病例需要术前于局麻下行气管切开，在切开气管环后视野暴露清晰时，给予气管内表麻，在准备插入加强型气管导管前，静脉推注全麻诱导药物，尽可能减少气管插管引起的强烈呛咳反应。有些病例术前已有气管切口，已经形成窦道，术中在全麻诱导后需更换加强型气管导管，可使得手术视野更好，术者手术操作更方便。

【典型病例摘要】

患者，男性，年龄 60 岁，8 年前因"喉癌"行等离子射频喉肿物切除术，术后规律放疗，定期复查，恢复良好，患者逐渐停止复查，半年来出现呼吸费力，无咽部疼痛，无咳痰带血，声音嘶哑持续。入院后诊断"喉癌术后双侧声带粘连"，行等离子射频声带粘连松解术。术前电子喉镜下观察，咽喉黏膜光滑，声带粘连，呼吸部尚通畅，未见新生物。对于喉癌术后声带粘连的患者，建议行首选气管切开，然后经口行等离子射频声带粘连松解术。由于患者拒绝行气管切开，只能选择可视喉镜下经口气管插管。七氟烷吸入诱导后患者面罩通气未见困难，应用短效肌松药米库溴铵达到满意肌松后经口插管，选用内径 6.0mm 螺纹加强气管导管，气道导管尖端只能刚好通过声门，不能插入声门下。经过从 6.0mm 递减到 3.5mm 的多次换管未成功插入。最后面罩通气充分给氧后，患者头低 15° 体位，未插管情况下行等离子射频声带粘连松解术，气管导管放入声门附近，先行手术解决狭窄问题后，成功插入内径 5.0mm 螺纹加强气管导管，吸引无误吸后给予机械通气，由于手术时间仅用 5min，患者术中脉氧维持在 95% 以上，插管后呼气末二氧化碳分压监测维持在正常范围内，未见有二氧化碳蓄积现象。患者于术后顺利苏醒拔管，呼吸通畅。

麻醉总结：对于声门型肿物及声门肿物切除术后的患者，存在插管困难的可能性，还是应该首选气管切开后再手术。对于疑似插管困难的患者建议应用短效麻醉药物，如七氟烷、瑞芬、米库溴铵等。对于像本病例这种不可预料的插管困难者，术者保证手术时间不超过 5min 的情况下，可以先保证通气、充分氧合之后，先行手术，解决声门狭窄问题，之后应用可视喉镜技术快速气管插管。由于等离子射频手术中持续应用冲洗水，所以在不插管的情况下注意误吸。本病例采取头低位，并于术中由手术助手持续吸引，得以保证患者没有误吸，但仍存在风险，应谨慎选择。

九、鼻腔及鼻窦手术的麻醉管理

常规快速诱导经口气管插管，选用螺纹加强型气管导管或 C 型异型导管，术前通常使用鼻黏膜收缩剂（含肾上腺素），在剂量大时注意心血管反应。术中常规应用控制性降压，以减少术野出血，便于手术操作。术后鼻部通常被填充，会造成鼻部气道的梗阻，给患者带来不适，可以在鼻咽通气道外包上填充物，并留置其过夜。一旦清醒可以保持头部上抬 15°～30°，以减少出血。

十、日间手术注意事项

近几年我国大力在推进日间手术的管理模式，它具有明显缩短住院时间、加快外科床位周转、降低医院感染、提高医疗资源使用效率的优势，得到患者、医护人员和卫生行政部门的肯定。

日间手术的患者须在术后几个小时内离院，因此需特别注意手术患者的选择、病史的收集和各项准备。日间手术通常选择中小手术，对于耳鼻咽喉科来说，适于日间手术的疾病包括耳前瘘管切除术、Ⅰ型鼓室成形术、支撑喉镜下会厌良性肿物切除术、支撑喉镜下声带肿物切除术、等离子射频扁桃体切除术、等离子射频腺样体切除术、鼻中隔偏曲矫正术、鼻骨骨折复位术等[3]。随着等离子射频技术在耳鼻咽喉科的广泛应用，它的创伤小、恢复快的优点将使耳鼻咽喉科日间手术的种类逐日增多。

日间手术患者通常选择ASAⅠ～Ⅱ级患者，对每例患者必须做好术前评估，麻醉药选择丙泊酚和七氟烷、依托咪酯、瑞芬太尼。阿片类药物遵循个体化原则，使用最低有效剂量，能避免使用时尽量不用，麻醉深度的监测有助于减少麻醉用药总量[3]。肌松药应用短效肌松药，术中应用肌松监测。术后患者应个体化镇痛，预防恶心呕吐，手术及时随访。

总之日间手术麻醉包括充分的术前评估，个体化的麻醉处理，多模式的镇痛和术后恶心呕吐的防治，明确的出院标准和随访机制。

（刘　雁　程　芳）

参考文献

[1] 庄心良，曾因明，陈伯銮. 现代麻醉学. 3版. 北京：人民卫生出版社，2011.

[2] RONALD D M. 米勒麻醉学. 6版. 曾因明，邓小明，译. 北京：北京大学医学出版社，2006.

[3] 熊利泽，邓小明. 2017版中国麻醉学指南与专家共识. 北京：人民卫生出版社，2017.

[4] EL-SHMAA N S，Ezz H A A，Younes A，et al. The efficacy of Labetalol versus Nitroglycerin for induction of controlled hypotension during sinus endoscopic surgery.A prospective，double-bind and randomized study. J Clin Anesth，2017，6（39）：154-158.

[5] NARULA S，MANN D S，SADANA N，et al. Evaluating the utility of pre-operative airway assessment for intubation management in difficult airway patients. J Laryngol Otol，2020，10（23）：1-8.

[6] FULKERSON J S，MOORE H M，ANDERSON T S，et al. Ultrasonography in the preoperative difficult airway assessment. J Clin Monit Comput，2017，31（3）：513-530.

第五章

等离子射频手术在鼻部疾病治疗中的应用

第一节　等离子射频下鼻甲消融术

一、下鼻甲的解剖生理

下鼻甲为一单独卷曲的骨片，附着于上颌骨内侧壁和腭骨垂直板的鼻甲嵴上。有内外两面、上下缘和前后两端，前后径 3～3.5cm。表面被覆复层或假复层纤毛柱状上皮，厚薄差别大。黏膜内血管十分丰富，含有毛细血管、小静脉、海绵状血窦、小动脉及动静脉吻合，故常被称为海绵组织。小静脉和海绵状血窦的张力控制局部血容量，而小动脉和动静脉吻合可调节局部血流量。固有层为纤维结缔组织，内有淋巴细胞、浆细胞和杯状细胞，并有黏液腺、浆液腺和混合腺。

鼻腔的呼吸、嗅觉、自洁、分泌免疫物质、发声、排泪、反射、吸收等功能均与下鼻甲有密切关系[1]。下鼻甲是鼻腔外侧壁三个鼻甲中最大的，在鼻腔中的体积和表面积大，血流丰富，对呼吸功能中的鼻腔阻力、温度、湿度影响很大。中鼻甲以下区域的下部鼻腔接受 50% 以上的气流，下鼻甲通过体积变化调节鼻腔气流的大小和阻力。下鼻甲能使吸入的气流从层流变为湍流，从而加大了气流与鼻腔黏膜的接触，也使湿化、加温和清洁作用得到加强。下鼻甲在鼻腔的纤毛传输、体液及细胞免疫等防御系统中也占有十分重要的地位。因此，下鼻甲对维持鼻腔的正常功能有重要意义。

二、下鼻甲肥大的诊疗概述

任何治疗下鼻甲肥大的方法都必须满足以下两个基本点：①消除患者鼻塞、分泌物过多、喷嚏、头痛等症状；②保持鼻腔正常功能。

1. 下鼻甲肥大的诊疗原则

（1）根据症状、病程、体征和辅助检查所见，明确诊断，确认鼻塞的原因。

（2）应全面、定量地评估鼻腔状况和病变及功能丧失的程度，如鼻腔、鼻窦 CT，鼻道横截面积和通气量测定，嗅敏度的评估、纤毛功能的测定等，制订总体的治疗方案。

（3）先期处理鼻腔、鼻窦解剖结构异常及病变，如鼻中隔偏曲、过度中鼻甲气化、巨大中鼻甲等，处理鼻息肉、鼻窦炎。

（4）如上述病变处理后下鼻甲增大为鼻塞的主要原因，有保守治疗指征者应先行保守治疗，使下鼻甲可逆性病变得到恢复。

（5）根据下鼻甲病变的情况选择术式，以求最大限度地保留下鼻甲正常黏膜和功能：①如果下鼻甲增大以黏膜息肉样变为主，可选择鼻内镜下用电动吸切器切除下鼻甲游离缘和后端息肉样变的黏膜，使下鼻甲缩小改善通气；②如系下鼻甲骨性增大，黏膜病变较轻，可考虑行下鼻甲黏膜下下鼻甲骨部分切除术；③如果下鼻甲弥漫性增大，黏膜无息肉样变，可行黏膜下切除及部分下鼻甲骨切除，保留下鼻甲黏膜；④术前对下鼻甲手术切除的范围进行研究，预测术后效果。应防止一次性过多切除下鼻甲组织引起鼻腔干燥等不适。

2. 下鼻甲肥大的治疗方法

（1）下鼻甲电烙术：该手术可能是现代医学最早治疗下鼻甲肥大的方法。手术时，于下鼻甲鼻中隔面中部，用电凝器从后端至前端凝出两道平行的沟，热使组织凝固、坏死，继而出现纤维化和下鼻甲收缩。此手术是一个破坏性过程，可引起黏膜萎缩、纤毛消失、鳞状上皮化生及黏液传输系统破坏。可以并发鼻腔结痂，下鼻甲与鼻中隔粘连[2]。

（2）激光治疗：最早是用氩激光切除肥大的下鼻甲，之后又出现了 CO_2、KTP、Nd：YAG 激光、二极管激光和钬：YAG 激光。激光可以用于下鼻甲全切除术、部分切除术及下鼻甲内组织切除术。虽然激光手术有操作简单、出血少、不需要鼻腔填塞等优点，但除了术后结痂和粘连等问题外，主要缺点是对下鼻甲黏膜有破坏作用，对下鼻甲体积缩小的程度有限。因此，这种方法不适于所有的下鼻甲肥大的治疗。

（3）微波治疗：是用微波探头插入下鼻甲黏膜下或在下鼻甲表面，通过微波辐射使下鼻甲黏膜内组织中的水分加热使组织凝固。

（4）射频治疗：1998 年美国斯坦福大学的 Li 首先用温控射频探头插入下鼻甲黏膜下，温度控制在 75℃以下，用其产生的高频电流凝固黏膜下组织，以达到缩小下鼻甲体积的目的。随后该技术被推广，许多学者认为这种方法疗效显著，对下鼻甲黏膜损伤小。

（5）下鼻甲冷冻术：在局麻下以一氧化氮或液氮为制冷剂，用冷冻头冷冻下鼻甲。这种治疗对流涕作用明显，故对变应性鼻炎所致的下鼻甲肥大的疗效要优于非变应性鼻炎所致的下鼻甲肥大。由于冷冻治疗对下鼻甲切除的量难以控制，故与其他下鼻甲肥大的治疗方法相比，其远期疗效并不令人满意，这种方法逐渐被摒弃。

（6）下鼻甲全切除术：最早用圈套器切除鼻甲，但术后存在许多并发症，如萎缩性鼻炎，伴有鼻腔干燥、结痂、出血、疼痛及头痛等空鼻综合征的表现，不符合保留下鼻甲功能的要求，不应提倡。

（7）下鼻甲部分切除术：自 1930 年有学者报道这一术式，根据肥大的下鼻甲影响鼻腔通气的部位不同，有人主张行下鼻甲全长部分切除，或者主要切除头端，或者主要切除后端。有人报道下鼻甲下缘的水平切除可以避免蝶腭动脉出血，但有学者认为这种术式远期疗效不满意，易复发。又有人报道了下鼻甲斜形切除，认为可以保留功能重要的下鼻甲头端，但有损伤下鼻甲主要供血血管引起后端出血的可能。

（8）黏膜下下鼻甲骨切除术：自 1906 年开始实施这种术式，在 1911 年被改进，做法是在下鼻甲前端做一小的纵行切口，用锐性剥离子和骨锉分离黏骨膜以便显露下鼻甲骨及纵向切除。1981 年有学者将这一术式与下鼻甲骨折外移术相结合，之后有学者不断改进手术方式，在 1999 年，黏膜下下鼻甲骨切除术结合下鼻甲骨折外移术被认为是治疗下鼻甲肥大并保留功能的最佳术式。

（9）下鼻甲成形术：1982 年有学者提出这一概念，方法是将下鼻甲向中线移位，于外下缘做 L 形切口，分离下鼻甲黏骨膜瓣，按需要切除下鼻甲骨，复位并固定黏膜瓣。如手术只处理下鼻甲前部，可称为下鼻甲前部成形术。也有下鼻甲下部成形术，即于下鼻甲下缘两侧做两个切口，楔形切除下鼻甲下缘部分骨及软组织，然后对合切缘。下鼻甲成形术既能将下鼻甲缩小至应有的程度，又能保留下鼻甲黏膜，应是治疗下鼻甲肥大的最佳术式。

（10）鼻内镜及电动吸切器辅助手术：鼻内镜和电动吸切器的应用使术者可以根据需要精确地切除下鼻甲任何部位增生的软组织，也有术者将其应用于鼻甲内组织的切除。这种方法视野清晰，操作精确、快捷、便利，并发症少[3]。

三、等离子射频下鼻甲消融术

等离子射频下鼻甲消融术是自等离子射频手术系统发明以来在耳鼻咽喉科开展最早、应用最多的一项手术。因其微创、简单、对鼻腔黏膜损伤小、可重复治疗等优势，现在已得到广泛的应用。有学者对52例药物难以治愈的下鼻甲肥大患者，在局麻下应用 ReFlex 4845 等离子射频刀头进行下鼻甲黏膜下打孔消融手术，每侧下鼻甲黏膜下打三个通道。用鼻部症状的调查问卷（嗅觉减退、鼻溢液和鼻涕倒流）和视觉模拟评分法（visual analogue scale，VAS）来给鼻部阻塞症状评分。术前和术后8周行鼻腔测压评估治疗效果。没有出现不良反应。所有患者鼻腔呼吸显著改善，VAS 评分从中值为7（范围2～9）到1（范围0～3）（$P < 0.001$）。总鼻阻力从（0.44 ± 0.50）Pa 下降到（0.24 ± 0.11）Pa（$P = 0.005$），嗅觉减退、鼻溢液和鼻涕倒流等症状显著改善，证实等离子打孔消融技术是治疗下鼻甲肥大、减轻鼻塞症状的一种有效和安全的方式[4]。

也有学者将下鼻甲等离子射频手术治疗应用于过敏性鼻炎并伴有下鼻甲肥大的患者治疗中[5]。作者将过敏性鼻炎并伴有下鼻甲肥大的患者分为两组，分别接受手术和仅接受药物治疗。再根据过敏原检测结果将各组进一步分为两组：常年性过敏性鼻炎组和季节性过敏性鼻炎组。在实验开始和开始治疗2个月后分别记录受试者的主诉（鼻塞、瘙痒、鼻涕、打喷嚏），鼻内镜检查结果和鼻腔测压结果。治疗后列出每一组平均改善效果的大小。结果两组治疗都有效。常年性过敏性鼻炎组和季节性过敏性鼻炎组各自在鼻腔阻塞、打喷嚏、鼻腔压力测试等方面都有较大改善。瘙痒只在常年性过敏性鼻炎组中改善。鼻内镜临床评分显示两种过敏类型手术组都比药物组改善明显，证实等离子辅助的鼻甲减容术是有持续性症状的过敏性鼻炎的一种可辅助药物治疗的良好方法。接受这种手术的患者比仅接受药物治疗的患者症状减轻更明显，且常年性过敏性鼻炎效果更好。

另有多个研究证实下鼻甲等离子射频手术是治疗下鼻甲肥大的微创、有效和安全的治疗方式[6-7]。有研究认为吸切器下鼻甲成形术和下鼻甲低温等离子射频消融术具有相似的疗效，都是慢性肥厚性鼻炎比较微创的治疗术式。需要注意的问题是：低温等离子射频消融术主要在处理肥厚的下鼻甲黏膜及黏膜下组织较为有效，对于慢性鼻炎合并下鼻甲骨质增生者难以通过单纯实施等离子射频下鼻甲消融术得到满意的治疗效果，因而对于合并有下鼻甲骨质增生的慢性肥厚性鼻炎患者在实施等离子射频下鼻甲手术时常同时实施下鼻甲骨的手术，目前常用的是下鼻甲骨折外移术[2]。

【手术适应证】

1. 慢性肥厚性鼻炎。

2. 药物性鼻炎。

3. 鼻中隔手术中消融代偿性肥大的下鼻甲。

【术前准备】

1. 局部麻醉或者全身麻醉。

2. 4845 号等离子射频刀头。

3. 前鼻镜或鼻内镜下完成手术。

【手术方法】

1. 麻醉　局麻患者应用 1% 利多卡因行下鼻甲黏膜下浸润麻醉,每侧下鼻甲利多卡因用量为 4～5mL,自下鼻甲前端刺入黏膜下注射(图 5-1-1),随着注入的麻醉药量的增加,麻醉药物在黏膜下自前向后逐渐浸润至下鼻甲后端(图 5-1-2)。如果患侧下鼻甲仅为中后端肥大,手术只需要处理下鼻甲的中后端,则可以自中部开始注射麻醉药物。如果患者为全麻,则可在术侧下鼻甲注射生理盐水代替利多卡因或者下鼻甲不注射任何药物。

等离子射频下鼻甲切除术

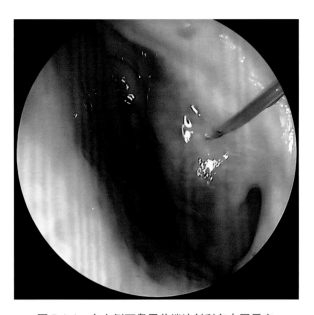

图 5-1-1　自左侧下鼻甲前端注射利多卡因局麻

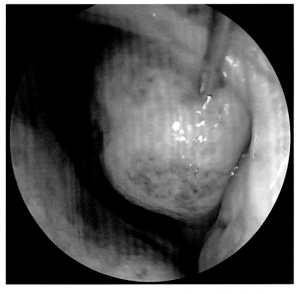

图 5-1-2　麻醉药物于黏膜下自下鼻甲前端逐渐浸润至下鼻甲的后端

2. 打孔消融　应用 0.9% 注射生理盐水于术侧下鼻甲前端刺入(图 5-1-3A)并自前向后潜行注入盐水约 2mL(图 5-1-3B),退出注射针头后应用等离子射频刀(4845 号)自术侧的下鼻甲前端同一点刺入至黏膜下(图 5-1-3C),在 5 挡能量作用下自前向后于黏膜下潜行打孔消融肥厚的下鼻甲黏膜下组织,直至后端(图 5-1-3D、E),进刀的总深度多在等离子射频刀头标识的第一个和第二个黑线之间,第二个黑线所在处相当于下鼻甲后端位置。再由后向前退至下鼻甲前端(图 5-1-3F、G),在出刀时用 4 挡短暂凝血后退出(图 5-1-3H),也可不用凝血挡。根据下鼻甲肥大的程度,可以对下鼻甲行 1 点或多点打孔消融,打孔位置可根据下鼻甲肥大的位置不同灵活掌握。每个消融孔道的全程作用时间一般在 10s 之内，在某一局部的停留时间不超过 5s，以免作用时间过长导致黏膜副损伤。术中于多数患者可以见到下鼻甲组织的迅速缩小，呈现等离子射频的即时效应。

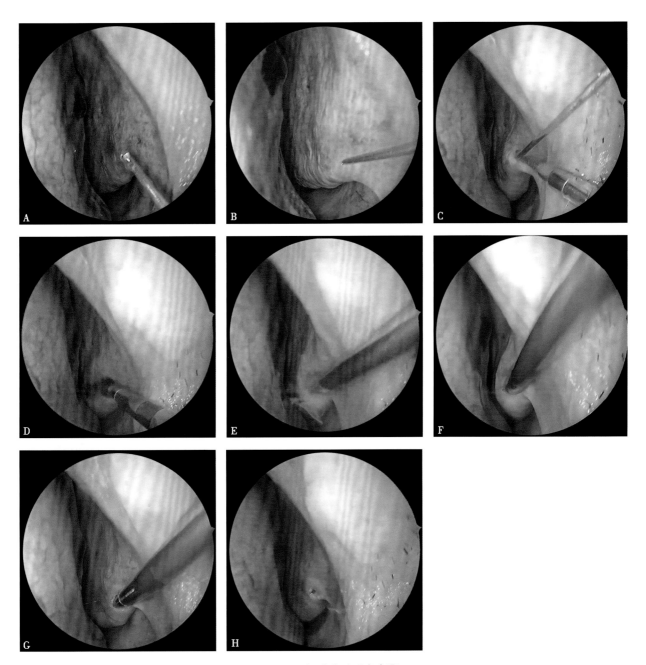

图 5-1-3　打孔消融手术步骤

A. 应用 0.9% 注射生理盐水于术侧下鼻甲前端刺入下鼻甲黏膜下。B. 注射针头继续深入自前向后平行于鼻底方向于黏膜下潜行注入生理盐水。C. 退出针头，于同一点刺入 4845 等离子射频刀头。D. 进刀点自进刀口渗血少许。E. 等离子射频刀头部到达下鼻甲后端，深度进入 4~5cm，相当于等离子射频刀杆最后一条黑线所在处。F. 平行于鼻底方向于黏膜下消融退刀。G. 手术结束拔出刀头前可以踩凝血挡 4 挡短暂凝血。H. 刀头拔出后进刀点无明显渗血。

　　3. 填塞　多数情况下术中无出血，只在进刀点有少量出血（图 5-1-4），可以应用无菌纱条做鼻腔前部的填塞压迫止血，15min 后取出。如果无出血则不必填塞。

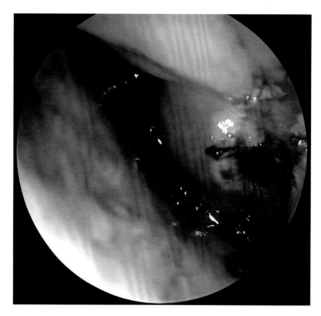

图 5-1-4　手术结束时进刀点有少许出血,可在鼻腔前端进刀点处应用纱条压迫止血

【术中常见问题及处理】

1. 进刀部位的选择　下鼻甲游离缘分为鼻底面和中隔面。根据下鼻甲肥大的程度,可以对下鼻甲行 1 点或多点打孔消融。对于肥大程度不重者,1 点打孔消融即可,可以平行于鼻底进刀,或者平行于鼻中隔方向进刀。对于肥大程度较重者,行 2 点或者多点打孔消融可达到良好的治疗效果,打孔位置可根据下鼻甲肥大的位置不同灵活掌握。但应注意,多点消融的孔道之间需要有一定的间距,防止距离过近导致等离子效应的叠加而造成下鼻甲组织的较大损伤。从微创的理念及有效改善症状的角度出发,根据我们的临床观察,1 点或者 2 点打孔消融多可取得良好的治疗效果。等离子射频刀应走行于黏膜和下鼻甲骨之间的黏膜下,避免过浅而穿透黏膜或贴近黏膜造成黏膜的损伤,但如果过深,则刀头易触及下鼻甲骨质,术中一旦触及下鼻甲骨质,则应及时调整进刀方向及深度以避开下鼻甲骨质的阻挡。对于下鼻甲前端无肥大、单纯中后端肥大的患者,等离子射频刀可以自中部刺入下鼻甲组织并直至后端,从而避免前端的不必要损伤。

2. 进刀方向及深度　等离子射频刀刺入下鼻甲及在下鼻甲黏膜下潜行的方向应与下鼻甲的走行方向一致,这样才能使下鼻甲全长得到消融处理。进刀后走行至后方的深度 4～5cm,若太深则会穿透下鼻甲后端,继而造成鼻咽部副损伤,若太浅则下鼻甲后端消融范围不够,术后鼻塞改善不理想。

【术式优点】

1. 操作简单,门诊即可完成手术,并可重复进行。

2. 术中出血少,或几乎无出血,术后不用填塞或少许填塞止血,患者反应轻,痛苦小。

3. 手术在黏膜下进行,不破坏鼻腔黏膜,对鼻腔功能的影响小,符合微创的治疗理念。

4. 术后反应轻,恢复快,疗效好。

【术式缺点】

1. 对于曾经接受过下鼻甲部分切除术或者曾应用微波、电灼等术式治疗复发,且下鼻甲有较明显瘢痕的患者治疗效果不理想。

2. 对于下鼻甲骨质增生较重的患者治疗效果不理想。

【术后处理】

术后早期出现鼻塞、水样鼻涕增多，2～3d 内较为明显，其中尤其以合并过敏性鼻炎患者反应较重，此后鼻涕逐渐减少，鼻塞减轻。查体见鼻腔黏膜水肿，部分患者出现纤维蛋白样渗出物，以下鼻甲前端进刀点较为多见。可以每日或隔日清理鼻腔 1 次，严重者增加鼻喷激素治疗。多数患者 1 周之后水肿完全消失，鼻塞改善。

【术后并发症】

1. 出血　只要正确操作没有误伤一般仅在下鼻甲前端进刀点有少量渗血。较多的出血常发生在术中对等离子射频刀进刀深度和方向掌握不好，从而误伤鼻咽部、刺透下鼻甲后端或者刺破下鼻甲游离缘黏膜时，也可能出现在重复使用等离子射频刀头使刀头前端等离子效应减弱导致止血功能减弱时。

2. 粘连　术后需每日或隔日清理鼻腔 1 次直至纤维蛋白样渗出物消失，进刀点愈合。水肿和术后反应严重者要增加鼻喷激素治疗。如果不及时清理鼻腔可以导致下鼻甲与鼻中隔粘连。

3. 下鼻甲骨髓炎　少数报道术后有继发下鼻甲骨髓炎。此种情况的发生可能与刀头重复应用，消毒不严格导致感染，或者术中操作伤及下鼻甲骨质有关。

【典型病例介绍】

患者女性，32 岁，因"反复鼻塞 2 年"就诊。患者反复鼻塞 2 年，感冒及受凉时症状明显加重，偶有鼻痒，不伴有反复打喷嚏流清涕症状，检查时发现患者鼻中隔基本居中，双侧下鼻甲肥大，双侧鼻腔未见异常分泌物及新生物，门诊检查后诊断为"肥厚性鼻炎"，于局麻下行等离子射频辅助双侧下鼻甲射频消融术，术后定期复查，恢复良好（图 5-1-5）。

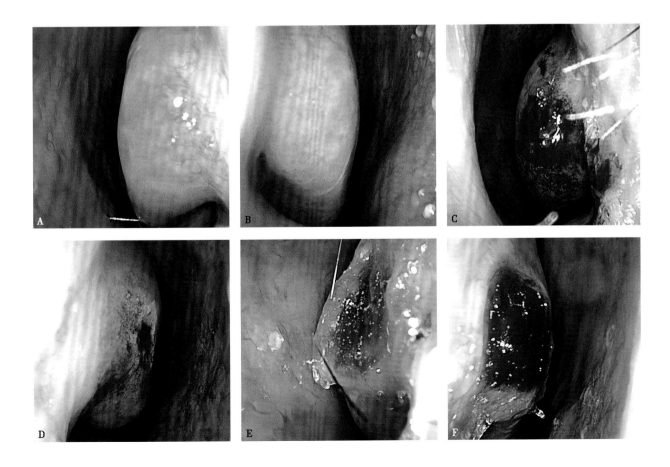

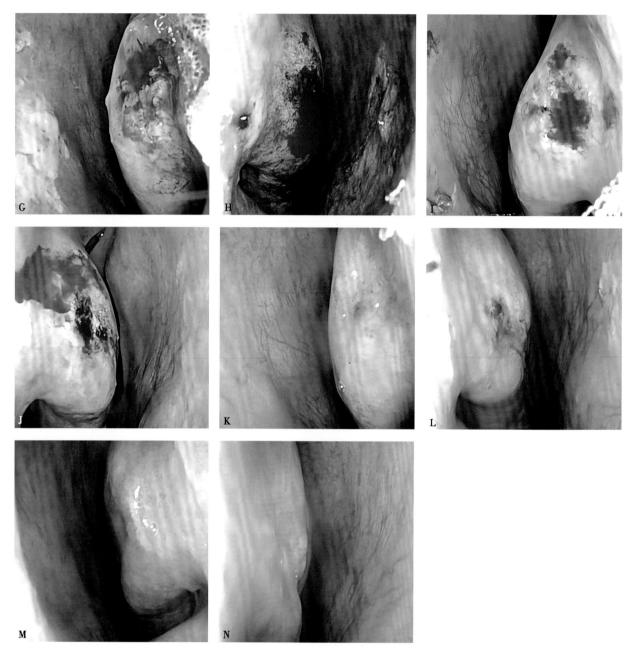

图 5-1-5 局麻下行等离子射频辅助双侧下鼻甲射频消融术

A. 术前所示左侧肥大下鼻甲；B. 术前所示右侧肥大下鼻甲；C 和 D. 术后第 1 天示双侧下鼻甲表面呈术后改变，消融处可见少量血痂覆盖，无活动性出血，双侧下鼻甲肿胀；E 和 F. 术后第 3 天示双侧下鼻甲表面干痂覆盖，无活动性出血，双侧下鼻甲肿胀；G 和 H. 术后 1 周示双侧下鼻甲干痂脱落，双侧下鼻甲消融处表面黏膜可见少量血性分泌物，无活动性出血，双侧下鼻甲黏膜肿胀稍减轻；I、J. 术后 2 周示双侧下鼻甲消融处表面少量血性分泌物，无活动性出血，表面黏膜较前有所愈合，双侧下鼻甲黏膜肿胀减轻；K 和 L. 术后 3 周示双侧下鼻甲消融处黏膜基本愈合，双侧下鼻甲黏膜肿胀明显减轻；M 和 N. 术后 4 周示双侧下鼻甲已完全愈合，双侧下鼻甲已无肿胀，双侧鼻腔较前明显通畅。

（林芳竹 佘翠萍 张庆丰）

参考文献

[1] 董震，王荣光. 鼻科学基础与临床. 北京：人民军医出版社，2006.

[2] 陈美均，李劲松. 不同术式对慢性肥厚性鼻炎治疗的临床观察. 重庆医学，2012，41（24）：2517-2519.

[3] 钱海峰,徐永昌,董晶,等. 吸切器下鼻甲成形术和下鼻甲低温等离子射频消融术的疗效比较. 中国眼耳鼻喉科杂志,2007,7(2):101-103.

[4] ROJE Z, RACIĆ G, KARDUM G. Efficacy and safety of inferior turbinate coblation-channeling in the treatment of nasal obstructions. Coll Antropol,2011,35(1):143-146.

[5] DI RIENZO B L, DI RIENZO B A, LAURIELLO M. Comparative study on the effectiveness of Coblation-assisted turbinoplasty in allergic rhinitis. Rhinology,2010,48(2):174-178.

[6] FARMER S E, QUINE S M, ECCLES R. Efficacy of inferior turbinate coblation for treatment of nasal obstruction. J Laryngol Otol,2009,123(3):309-314.

[7] BHATTACHARYYA N, KEPNES L J. Clinical effectiveness of coblation inferior turbinate reduction. Otolaryngol Head Neck Surg,2003,129(4):365-371.

第二节 等离子射频手术治疗变应性鼻炎

变应性鼻炎(allergic rhinitis,AR)是机体暴露于变应原后主要由 IgE 介导的鼻黏膜非感染性慢性炎性疾病。是耳鼻咽喉头颈外科临床最常见的疾病之一,影响着世界 10%～20% 的人口,已成为全球性的健康问题[1]。2011 年在我国 18 个中心城市电话问卷调查,成人 AR 的自报患病率已从 2005 年的 11.1% 上升到 17.6%[2],且各城市之间患病差异性明显,为 4%～38%[3],年轻人的症状最为明显,而老年人因某些未知原因在临床上是低敏感人群[4]。花粉是导致季节性变应性鼻炎的主要原因,螨是导致常年性变应性鼻炎的主要原因。

Ⅰ型变态反应是指第二次接触相同变应原后,出现了不同于抗感染免疫应答的变化了的免疫应答反应,并在数分钟内出现临床症状。IgE 是介导Ⅰ型变态反应的主要抗体。IgE 是 5 种免疫球蛋白之一,是血清中浓度最低的免疫球蛋白,但一旦与血液中的嗜碱性粒细胞和组织中的肥大细胞表面的高亲和性 IgE Fc 受体(FcεRⅠ)结合,其生物活性得到明显增强,活化肥大细胞和嗜碱性粒细胞,从而导致组胺和白三烯等炎性介质释放;这些炎性介质刺激鼻黏膜的感觉神经末梢和血管,兴奋副交感神经,导致鼻痒、喷嚏、清水样涕等症状,这一过程称为速发相反应;同时这些炎性介质还可诱导血管内皮细胞、上皮细胞等表达或分泌黏附分子、趋化因子与细胞因子,召集和活化嗜酸性粒细胞及 Th2 淋巴细胞等免疫细胞,导致炎性介质的进一步释放,炎症反应得以持续和加重,鼻黏膜出现明显组织水肿导致鼻塞,这一过程称为迟发相反应[5]。通过 IgE 和 FcεRⅠ结合,在变应原和效应细胞间建立功能联系。IgE 的生成和调节是发生Ⅰ型变态反应的关键因素,IgE 的生成主要受 5 个因素影响,包括遗传因素、接触变应原的机会、抗原的性质、Th 细胞和参与应答的细胞因子。Ⅰ型变态反应相关基因的定位研究证明,染色体 11q12-13 区编码 FcεRⅠ的 β 亚单位,5q31-33 区编码一组与 Th2 细胞活化密切相关的细胞因子基因位点,包括 IL-3、IL-2、IL-5、IL-9、IL-13 和 GM-CSF[6],通过增加 IgE 转换、肥大细胞增殖和嗜酸性细胞存活,促进 Th2 细胞活化。同时变应原性质和进入途径也影响变态反应的发生,因此变应性鼻炎的发病与遗传和环境均有相关性。

变应性鼻炎的主要临床表现为间断性喷嚏、清涕、鼻痒及鼻塞。可伴有眼部症状如眼痒、灼热感等,还可伴发支气管哮喘如喘息、咳嗽、气急和胸闷等下气道症状,儿童患者可因涕后流或咽部过敏出现慢性咳嗽。以组胺介导为主的变应性鼻炎多表现为清涕、喷嚏为主,以白三烯介导为主的变应性鼻炎多表现为鼻塞为主,混合型变应性鼻炎往往清涕、喷嚏、鼻塞等多种症状伴发。变应性鼻炎发作期主要体征为鼻腔黏膜苍白、肿胀，下鼻甲水肿，总鼻道大量水样分泌物积存，可伴有眼部结膜充血、水肿。结合患者病史、症状及典型体征可明确临床诊断，在各种免疫分子中 IgE 是诊断变应性鼻炎最重要的项目[7]，血清 IgE 水平升高直接提示 I 型变应性疾病，变应原特异性 IgE 检查对于明确变应性鼻炎的病因具有重要意义。鼻黏膜有丰富的交感神经纤维及副交感神经纤维，正常情况下，鼻腔自主神经作用相互制约，在变应性鼻炎患者，支配鼻黏膜的自主神经失平衡，副交感神经过度兴奋，胆碱能效应亢进，从而引起鼻黏膜肿胀、腺体分泌增加，神经 - 免疫通路在变应性鼻炎的病理过程中发挥重要作用。

变应性鼻炎的治疗原则为"防治结合、四位一体"，有效的过敏原回避可能减轻变应性鼻炎的临床症状，主要治疗方法是药物治疗和变应原特异性免疫治疗，目前暂无彻底治愈的有效方式，通过规范系统的综合防治，大部分患者的鼻部症状可以得到有效控制，对于药物治疗无效或不愿接受长期药物治疗的常年性变应性鼻炎，可以进行外科治疗，其主要目标为：①改善鼻腔通气为目的的鼻甲成形术。②降低鼻黏膜高反应性为目的的副交感神经切断术[8-9]。

传统的鼻甲成形术包括应用激光或电凝进行下鼻甲成形术，具体术式及原理基本相同，主要通过热凝固、切割、气化等热效应使手术部位组织发生凝固、坏死和脱落，从而达到组织减容的目的。但因操作的热损伤导致下鼻甲黏膜过度损失，鼻腔的加温、加湿以及气流通过感受功能均受到影响，导致一部分患者术后感受度较差。在副交感神经切断术应用方面，因切断翼管神经、筛前神经，减轻鼻黏膜副交感神经效应，鼻黏膜上皮细胞固有层水肿减轻，减少嗜酸粒细胞，肥大细胞脱颗粒及组胺释放均明显减少，从而有效缓解鼻塞、鼻痒、喷嚏等症状。翼管神经由起自脑桥下部特异性泪腺核的节前纤维与中间神经一起形成岩浅大神经，穿岩大神经裂孔经破裂孔至颅底，与岩深神经一起形成翼管神经，经翼管前行，出翼管前口汇入翼腭窝蝶腭神经节。蝶腭孔由腭骨垂直板的眶突和蝶突与蝶骨体共同围成，筛骨嵴为蝶腭孔的前下方中鼻甲附着处的一横行骨嵴，是寻找蝶腭孔的重要解剖标志。翼腭窝内包括上颌动脉分支及翼腭神经节。鼻后神经在蝶腭孔位置分出鼻后上神经和鼻后下神经，主干共 4～6 支。鼻后上神经分布在上、中鼻甲及上、中鼻道黏膜内，而鼻后下神经主要分布在下鼻甲和下鼻道黏膜内[10]。基于以上理论，1959 年 Malcomson 采用鼻中隔进路切断翼管神经治疗血管运动性鼻炎，1969 年 Chandra 等采用经硬腭进行翼管神经切断方法治疗过敏性鼻炎，1975 年 Pate 开创了经鼻翼管神经切断法，但因翼管神经位置的隐蔽性导致术野不清晰及狭窄空间内手术操作困难，虽然部分病例取得了较好的效果，但同时发生了如术后继发性大出血、硬腭麻木、视力障碍等严重并发症。

综上所述，变应性鼻炎的传统外科手术治疗受当时医疗技术及医疗设备局限，术中出血多，术野暴露不清晰，损伤大，术后并发症危害较大，限制了变应性鼻炎手术的开展。近年来随着医疗设备的发展、鼻窦 - 鼻颅底解剖再认识及医师的外科技术进一步完善，鼻咽及蝶腭区域越来越清晰地展现在医师面前，推动了变应性鼻炎外科治疗的日益微创化。

目前，应用等离子射频治疗变应性鼻炎的手术主要有：①以改善鼻腔通气为目的的等离子射频下鼻甲成形术；②以降低鼻黏膜高反应性为目的的筛前神经切断术、鼻后神经切断术、翼管神经切断术[11]。改善鼻腔通气和降低鼻黏膜高反应性两种手术在同一例患者治疗中可以分别单独进行，也可以共同开展，具体应用术式需要医师结合患者实际病变情况、医院手术条件及医师手术经验综合评估进行选择，下面分别加以介绍。

【手术适应证】

1. 经规范化药物治疗和 / 或免疫治疗，鼻塞、流涕等症状无改善，影响生活质量。

2．不愿或不适宜接受免疫治疗。

【手术禁忌证】

1．有心理精神疾病或依从性差。

2．年龄小于 18 岁或大于 60 岁。

3．未经过常规药物治疗或免疫治疗。

4．哮喘未控制或急性发作期。

5．全身情况不能耐受手术或急性炎症期。

【术前准备】

1．全身麻醉,常规鼻科手术气道管理。

2．4845 号或 8872/8875 号等离子射频刀头。

3．0°、30° 鼻内镜及内镜影像系统。

一、下鼻甲成形术

【手术方式】

下鼻甲成形术有两种术式——下鼻甲减容术和下鼻甲部分消融术,前者手术步骤同等离子射频下鼻甲消融术。

【手术方法】

1．0° 鼻内镜下评估未收缩黏膜前下鼻甲的肥厚部位及程度。

2．收缩鼻腔黏膜,依据术者习惯不同选用呋麻剂或稀释后的盐酸肾上腺素棉片。

3．应用 8872/8875 号等离子射频刀头,自肥大的下鼻甲游离缘由前向后(或者由后向前,依据术者操作习惯进行选择)将需要切除的下鼻甲肥厚部分组织逐层消融,至达到总鼻道理想通气道(图 5-2-1、图 5-2-2)。

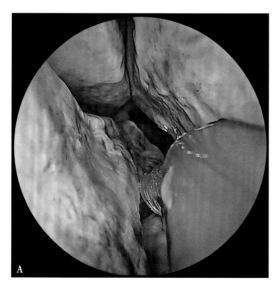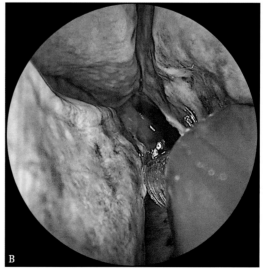

图 5-2-1　下鼻甲部分消融术(病例 a)

A. 收缩后的右侧下鼻甲后端局部肥大;B. 使用 8872 号刀头自下鼻甲后端由后向前消融肥大部分下鼻甲。

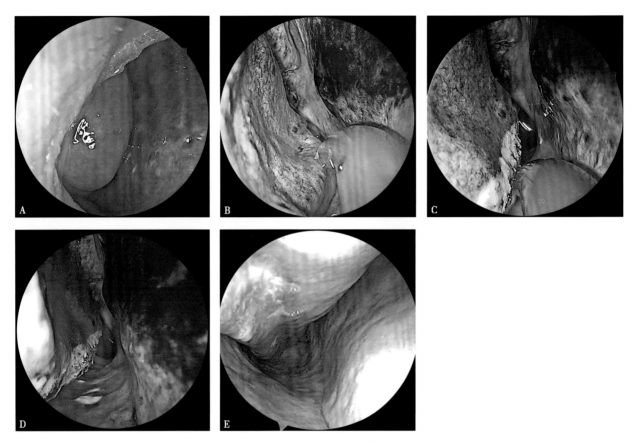

图 5-2-2　下鼻甲部分消融术（病例 b）

A. 黏膜收缩前，右侧下鼻甲水肿肥大，总鼻道基本处于闭塞状态；B. 黏膜收缩后，右侧下鼻甲仍有明显软组织肥大，下鼻甲游离端与鼻底黏膜紧密相贴；C. 使用 8872 号等离子射频刀头由后向前沿右侧下鼻甲游离缘，逐层消融肥厚部分下鼻甲组织；D. 消融后的右侧下鼻甲，总鼻道通畅，下鼻甲游离缘可见创面，下鼻甲的中隔面保护完好；E. 术后 4 周消融后的右侧下鼻甲，总鼻道通畅，仅在下鼻甲游离缘见条索状瘢痕。

【术中常见问题及处理】

1. 术野暴露不清　对于鼻甲黏膜增生严重、鼻腔黏膜药物收缩不良的患者，可以采用由前向后逐步推进的手术方式，边消融边暴露术野。

2. 鼻中隔或总鼻道黏膜损伤　术中操作严格将等离子切割面朝向下鼻甲方向，同时保持切割脚踏键的控制与刀头消融动作的一致性，如有误伤中隔或总鼻道黏膜，创面局部覆盖可吸收性止血海绵，可以有效避免可能出现的鼻腔粘连。

3. 鼻中隔偏曲　影响总鼻道通气引流及术中操作时需同期行鼻中隔偏曲矫正术。

4. 消融深度及范围掌握　消融深度以游离缘未触及下鼻甲骨为宜。消融范围局限于下鼻甲游离缘，严格避免损伤下鼻甲的中隔面。

5. 术中出血　下鼻甲为海绵体组织，血运丰富，术中操作注意等离子射频刀头与下鼻甲组织间保持若即若离的距离，可以充分发挥等离子消融止血功能，术中几乎无血，偶有少量渗血，使用 3 挡凝血功能止血效果均满意。消融下鼻甲后端时消融深度不宜过深，因下鼻甲动脉由腭骨垂直板穿出，如有损伤，可以双极或单极电凝止血。

【术式优点】

1. 出血微量，损伤小。

2．术腔无须填塞，术后不适反应轻微。

3．术中消融肥大的下鼻甲组织，术后即刻症状改善明显。

【术式缺点】

1．需在全身麻醉下进行手术。

2．术后下鼻甲创面结痂脱落时间稍长，约20天。

【术后处理】

1．术后给予围手术期常规应用抗生素治疗。

2．术后1周内给予生理盐水鼻腔冲洗。

3．术腔伪膜无须频繁清理，分别于术后第1周、第2周清理即可。

【术后并发症】

1．出血　术后原发和继发性出血极少见，结痂脱落时可有少量涕中带血，无须处理，如出血量较多，可以使用可吸收性止血海绵填塞止血或电凝止血。

2．鼻腔粘连　偶见，可能原因为鼻甲面与鼻腔对应面黏膜同时创伤且术中未予处理，如出现，于粘连处行锐性分离并垫隔可吸收性止血海绵，72h后取出即可。

二、副交感神经切断术

（一）鼻后神经切断术

【手术方法】

1．0°鼻内镜下收缩鼻腔黏膜，依据术者习惯不同选用呋麻剂或稀释后的盐酸肾上腺素棉片。

2．应用8872/8875号等离子射频刀头，沿上颌窦后囟后上方探及腭骨垂直板后弧形切开黏骨膜至骨面。

3．以8872/8875号等离子射频刀头背面向后方向沿腭骨垂直板钝性分离黏骨膜瓣，暴露出蝶腭孔的血管神经束。

4．由前向后切断穿出蝶腭孔的血管神经束（按蝶腭孔分型不同，Ⅰ型及Ⅲ型蝶腭孔可能需要去除筛骨嵴突及中鼻甲后部骨质）。也可保留蝶腭孔血管神经束，环绕切断血管神经束周围黏膜组织。

5．绕蝶腭孔环形消融直径0.5cm范围内黏骨膜，同时切断可能存在的小穿骨血管及神经。

6．以等离子射频刀头充分凝闭蝶腭动脉断端。

7．可吸收性止血海绵局部覆盖保护创面（图5-2-3）。

【术中常见问题及处理】

1．蝶腭孔寻找困难　术前充分阅读鼻窦CT片，对蝶腭孔分型及走行充分了解，熟练鼻内镜手术操作技术。

2．术野暴露不清　对于下鼻甲肥大蝶腭孔区域暴露不良的，可先行同侧下鼻甲骨折外移，以充分暴露术野。

3．消融范围掌握　因一些神经束不通过蝶腭孔单独从骨管穿出，故消融范围以蝶腭孔中心点直径范围不小于0.5cm；消融深度为完全切断黏骨膜至腭骨垂直板。

4．术中出血　蝶腭动脉如未充分凝闭直接误伤切断，会引发较迅速出血，可以双极或单极电凝止血。

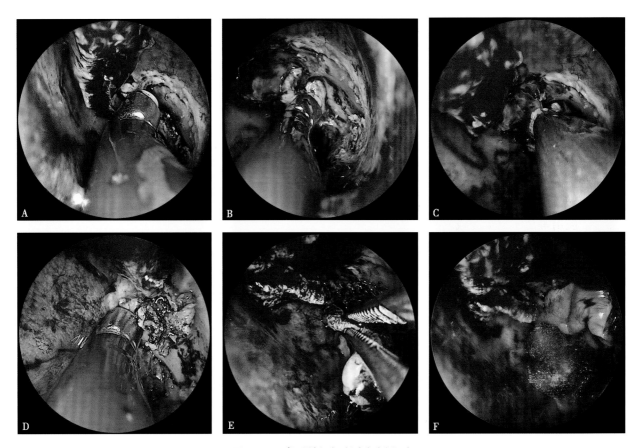

图 5-2-3　鼻后神经切断术（病例 c）

A. 应用 8872/8875 号等离子射频刀头，于上颌窦后囟后方，弧形切开腭骨垂直板黏骨膜至骨面；B. 暴露出蝶腭孔的血管神经束；C. 去除中鼻甲根部部分骨质，以 360°充分暴露蝶腭孔血管神经束；D. 切断出蝶腭孔的血管神经束，并对断端充分凝闭止血；E. 取游离中鼻甲根部黏骨膜瓣；F. 游离黏骨膜瓣覆盖于蝶腭孔区域血管断端，表面覆盖可吸收性止血海绵。

【术式优点】

1. 出血微量，损伤小。

2. 术腔无须填塞，术后不适反应轻微。

3. 精准、有效切断终末效应神经而确保不会损伤翼腭神经节及泪腺支。

【术式缺点】

1. 鼻后神经大部分与蝶腭动脉分支伴行，一些神经束则不通过蝶腭孔单独从骨管穿出。

2. 鼻后神经丛上鼻甲支及伴行血管束位于蝶腭孔前上方的骨缝中，位置隐蔽，是术后症状复发的主要原因。

【术后处理】

1. 术后给予围手术期常规抗感染治疗。术后 1 周内给予生理盐水鼻腔冲洗。

2. 术腔伪膜无须频繁清理，分别于术后第 2 周、术后 1 个月清理即可。

【术后并发症】

出血　术后原发极少见，术后继发出血偶有术后结痂脱落时发生，出血量较大，需行电凝止血。

（二）翼管神经切断术

【手术方法】

1. 0° 鼻内镜下收缩鼻腔黏膜，依据术者习惯不同选用呋麻剂或稀释后的盐酸肾上腺素棉片。

2. 如下鼻甲骨性肥大阻碍中鼻甲根部暴露或影响中鼻甲根部手术操作，可先行术侧下鼻甲骨折外移。

3. 应用 8872/8875 号等离子射频刀头，沿中鼻甲根附着端由下向上消融。

4. 消融中鼻甲根部附着部位腭骨蝶突表面黏骨膜，至暴露腭骨蝶突上端游离缘。

5. 定位腭鞘管上口处腭骨蝶突表面的体表投影位置。

6. 去除腭鞘管前壁的腭骨蝶突骨质，充分暴露腭鞘管内血管神经束。

7. 尽可能向下暴露并靠近腭鞘管下口。

8. 应用等离子射频刀或针状电刀凝闭、切断腭鞘管的血管神经束（按腭鞘管宽度决定使用有源器械种类）。

9. 沿蝶窦前壁腭鞘管压迹向上向外寻找翼管。

10. 暴露翼管神经血管束，以等离子射频刀头或针状电刀凝闭切断之。

11. 可吸收性止血海绵局部覆盖保护创面（图 5-2-4）。

等离子射频高选择性翼管神经切断手术

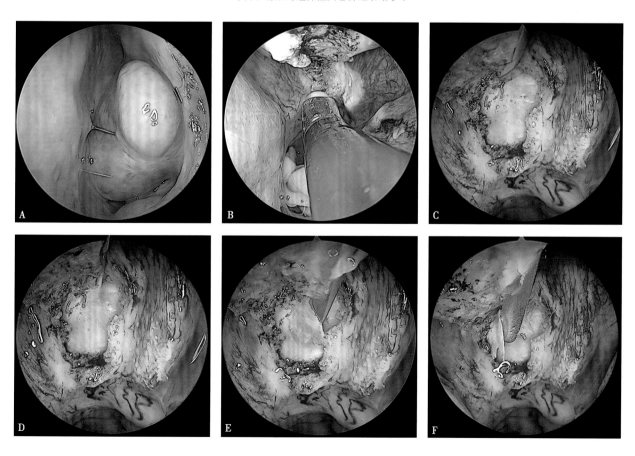

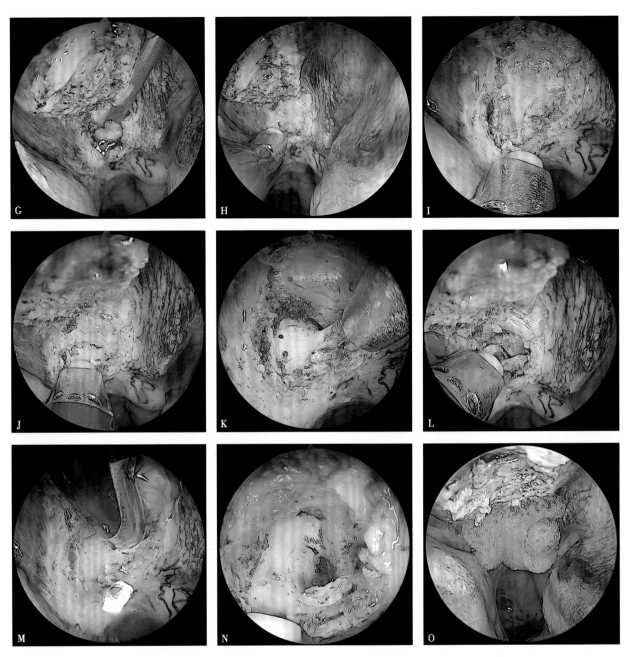

图 5-2-4 翼管神经切断术（病例 d）

A. 变应性鼻炎患者鼻腔黏膜苍白肿胀，下鼻甲肥大；B. 8872/8875 号等离子射频刀头消融中鼻甲根部组织（不包括骨性中鼻甲）；C. 消融中鼻甲根部附着处的黏骨膜，至暴露腭骨蝶突；D. 以小剥离子沿腭骨蝶突上端游离缘插入腭骨蝶突与蝶骨的间隙中，定位腭鞘管方向；E. 以小剥离子向前剥离骨片；F. 剥离开的腭骨蝶突，呈不规则薄骨片；G. 向鼻咽方向继续剥离腭骨蝶突，以充分暴露腭鞘管；H. 以等离子射频刀沿腭鞘管走行继续消融腭骨蝶突前壁附着的黏骨膜，去除腭鞘管前壁，向下暴露至腭鞘管骨管下端开口处；I. 暴露腭鞘管内血管神经束，可见血管走行；J. 以等离子射频刀于腭鞘管近鼻咽开口处进行切断，在腭鞘管外上方向可见部分翼管骨性开口；K. 腭鞘管骨性后壁外上方向清晰可见翼管骨性开口及其内血管神经束；L. 以 8872/8875 号等离子射频刀头 7 挡消融键凝闭并离断翼管血管神经束；M. 凝闭离断翼管血管神经束时，等离子射频刀头紧贴骨面操作；N. 充分暴露的骨性翼管前门；O. 明胶海绵覆盖创面，术毕。

【术中常见问题及处理】

1．腭鞘管寻找困难　术前充分阅读鼻窦 CT 片，充分了解蝶腭孔的走行，熟练鼻内镜手术操作技术。少见腭鞘管发育不良近于闭塞的病例。

2．术野暴露不清　去除中鼻甲根部软组织，可以充分暴露术野。

3．消融范围掌握　以中鼻甲根部附着处为起始点，沿腭鞘管走行逐步向下向内消融蝶骨前壁黏骨膜，消融深度为完全切断黏骨膜至腭骨蝶突。

4．于翼管前口处凝闭切断翼管神经血管束时不宜进入翼管内过深。

5．术中出血　术中较易涉及蝶腭动脉的鼻后中隔动脉支，以等离子止血 3 挡凝闭止血多能取得良好效果，蝶腭动脉如未充分凝闭直接误伤切断，会引发较迅速出血，可以双极或单极电凝止血。

【术式优点】

1．出血微量，损伤小。

2．术腔无须填塞，术后不适反应轻微。

3．精准、有效切断终末效应神经。

【术式缺点】

1．存在继发性出血的风险。

2．部分患者术后出现一过性眼干，多于术后 1～3 个月内自行缓解。

3．暂无随访患者观察组 5 年以上的长期疗效资料。

【术后处理】

1．术后给予围手术期常规抗感染治疗。术后 1 周内给予生理盐水鼻腔冲洗。

2．术腔伪膜无须频繁清理，分别于术后第 2 周、术后 1 个月清理即可。

【术后并发症】

出血　术中出血微量，术后原发性出血极少见，术后继发出血偶见于术后 2 周左右结痂脱落时发生，如出血量较大，需行电凝止血。

（三）筛前神经切断术

【手术方法】

1．0° 鼻内镜下收缩鼻腔黏膜，依据术者习惯不同选用呋麻剂或稀释后的盐酸肾上腺素棉片。

2．以 8872 号等离子射频刀头消融功能 7 挡，将鼻丘前方鼻腔外侧壁黏膜近水平方向消融直至骨面（约 1.0cm×0.4cm 范围）。

3．以 8872 号等离子射频刀头止血功能 3 挡，将与鼻丘相对的中鼻甲表面局部凝固至黏膜色白。

4．以 8872 号等离子射频刀头止血 3 挡功能，将与鼻丘对应中隔黏膜凝固至黏膜色白（图 5-2-5）。

【术中常见问题及处理】

鼻中隔黏膜手术创面与同侧中鼻甲手术创面尽量避免在同一水平面上，以防止术后可能出现的鼻腔粘连，如两者创面在同一水平面且邻近，可于两个创面之间垫隔明胶海绵。

【术式优点】

手术微创，术中基本无血，术后无须特殊药物治疗。

【术式缺点】

筛前神经切断术临床效果暂不确切，不做临床推荐使用[12]。

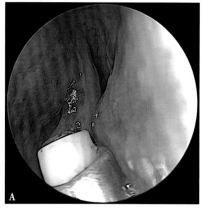 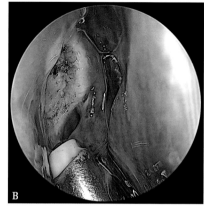 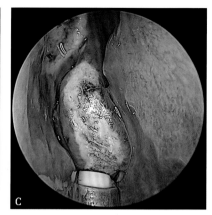

图 5-2-5 筛前神经切断术（病例 e）

A. 鼻腔黏膜苍白、肿胀，等离子射频刀头于鼻丘前方确定手术操作部位。B. 以等离子射频刀头消融功能 7 挡，于鼻丘前外方鼻腔外侧壁，消融部位深达骨面。C. 以等离子射频刀头止血功能 3 挡，凝固中鼻甲游离缘至黏膜色白。

【术后处理】

术后给予围手术期常规抗感染治疗。术后 1 周内给予生理盐水鼻腔冲洗。

【术后并发症】

鼻腔粘连　可以冷器械锐性分离粘连带，明胶海绵垫隔 48h。

（李丽明　张庆丰）

参考文献

[1] BROZEK J L，BOUSQUET J，BAENA-CAGNANI C E，et al. Allergic rhinitis and its impact on asthma（ARIA）guidelines：2010 revision. J Allergy Clin Immunol，2010，126（3）：466-476.DOI：10.1016/j.jaci.2010.06.047.

[2] 中华耳鼻咽喉头颈外科杂志编辑委员会鼻科组，中华医学会耳鼻咽喉头颈外科学分会鼻科学组. 中国变应性鼻炎诊断和治疗指南（2022 年，修订版）. 中华耳鼻咽喉头颈外科杂志，2022，57（2）：8-31.DOI：10.3760/cma.j.cn115330-2021228-00828.

[3] ZHANG Y，ZHANG L. Prevalence of allergic rhinitis in China. Allergy Asthma Immunol Res，2014，6（2）：105-113.

[4] BERGMANN K C，RING J. 过敏科学史. 刘光辉，译. 武汉：华中科技大学出版社，2019.

[5] 中华耳鼻咽喉头颈外科杂志编辑委员会鼻科组，中华医学会耳鼻咽喉头颈外科学分会鼻科学组. 变应性鼻炎诊断的治疗指南（2015，天津）. 中华耳鼻咽喉头颈外科杂志，2016，51（1）：6-24.

[6] LI J，ZHANG Y，ZHANG L. Discovering susceptibility genes for allergic rhinitis and allergy using a genome-wide association study strategy. Curr Opin Allergy Clin Immunol，2015，15（1）：33-40.

[7] 张罗，王成硕，韩德民. 皮肤试验和特异性 IgE 检测在儿童变应性鼻炎诊断中的意义. 中华耳鼻咽喉头颈外科杂志，2011，46（1）：12-14.

[8] 谭国林，马艳红，刘更盛，等. 鼻内镜下翼管神经切断术治疗中 - 重度持续性变应性鼻炎的远期临床疗效. 中华耳鼻咽喉头颈外科杂志，2011，46（6）：449-454.

[9] 冀永进，张艳廷，赵长青，等. 鼻内镜下经蝶窦翼管神经切断术的手术探讨. 中国耳鼻咽喉颅底外科杂志，2014，20（6）：483-486.

[10] 刘怀涛，马瑞霞，闫小会，等. 鼻后神经切断术治疗高反应性鼻病的临床观察. 中华耳鼻咽喉头颈外科杂志，2013，48（12）：1032-1034.

[11] 蔡智谋，于超生，文忠. 鼻内镜下鼻后神经切断术研究进展. 中国耳鼻咽喉颅底外科杂志，2020，26（1）：105-108.

[12] 余少卿，王向东，徐睿，等. 变应性鼻炎的外科手术治疗专家共识（2022，上海）. 中华耳鼻咽喉头颈外科杂志，2022，28（1）：7-17.

第三节 等离子射频辅助功能性内镜鼻窦手术

慢性鼻窦炎的研究多年以来一直都是耳鼻咽喉科的焦点问题之一。大多认为慢性鼻窦炎、鼻息肉的病因不清，可能是多种因素共同作用的结果，但其中感染和变态反应是众多因素中最主要的因素。慢性鼻窦炎涉及了一个非常广泛的疾病实体，很难用文字非常准确地揭示慢性鼻窦炎的内涵。鼻窦炎的一般定义是：非单一因素引起的鼻腔和鼻窦黏膜的炎症状态，常表现为鼻塞、流涕、头面部疼痛、嗅觉障碍等临床症状；病程在 12 周以内属于急性，病程超过 12 周为慢性。根据组织学检查发现，炎症黏膜呈现的是一种炎性细胞的混合浸润，在急性状态下以中性粒细胞为主，在慢性状态下以淋巴细胞和慢性粒细胞为主[1]。

自 1971 年德国 Wolf 公司生产鼻内镜开始，鼻窦外科手术进入了一个新的发展阶段，基本告别了传统的鼻窦手术，进入了鼻内镜鼻窦手术的阶段。20 世纪 80 年代 Kennedy 对鼻窦炎及鼻息肉的手术治疗提出了功能性内镜鼻窦手术（functional endoscopic sinus surgery，FESS）的新概念，这使得鼻内镜鼻窦手术进一步完善，并迅速推广，使微创外科在耳鼻咽喉科得到了广泛发展。时至今日，FESS 仍然是慢性鼻窦炎的重要治疗手段之一。功能性鼻窦手术的含义就是通过一系列纠正鼻腔鼻窦解剖学异常、清除不可逆病变、改善鼻腔鼻窦的通气和引流的手术方式，创造一个能够促进炎性病变黏膜良性转归的局部环境，并在规范化药物治疗的基础上达到恢复鼻腔鼻窦功能的目的。近年来，等离子射频技术陆续用于耳鼻咽喉头颈外科的咽部手术、喉部手术及鼻腔鼻窦肿瘤手术，均取得很好的疗效。低温等离子辅助下的功能性内镜鼻窦手术（coblation-assisted FESS，CAFESS）是在鼻内镜下应用低温等离子射频技术，并遵循 FESS 技术的内涵，清除不可逆病变，保留可逆性的炎性病变黏膜，改善和重建鼻腔、鼻窦通气引流通道并尽可能保留鼻腔、鼻窦的基本结构，以达到治愈的目的。

【手术适应证】

1. 阻塞性疾病 影响中鼻道通气和引流的阻塞性病变。

2. 慢性鼻窦炎（伴或不伴鼻息肉） 经保守治疗症状无明显改善的慢性鼻窦炎。

【术前准备】

1. 鼻窦冠状位 CT 观察鼻腔和鼻窦的解剖变异、病变组织的部位及与相邻组织的关系。

2. 全麻术前常规准备。

3. 8872/8875 号等离子射频刀头。

4. 术前抗生素的应用。

5. 鼻腔的局部处理。

6. 鼻内镜手术系统。

【手术方法】

1. 麻醉及体位 经口气管插管全麻；患者仰卧，头略偏向右侧，术者在患者的右侧。

2. 鼻内镜手术技术的选择

（1）Messerklinger 技术：Messerklinger 技术的手术顺序是从前向后开放 / 切除鼻窦，即切除钩突、开放 / 切除前组筛窦（包括筛泡、筛泡上隐窝、额隐窝和额窦口开放）、上颌窦口开放术、开放 / 切除后组筛窦，最后扩大蝶窦口。在实际操作中，术者可根据患者病情和解剖特点对顺序做一些变化，总体的原则还是符合从前向后的手术顺序。目前也是多数医师采用的手术技术。

（2）Wigand 技术：Wigand 技术的手术顺序是从后逆行向前开放 / 切除鼻窦，即先向前开放蝶窦口或切除蝶窦前壁，然后转而向后开放后组筛窦，继而开放前组筛窦和额窦，最后完成上颌窦口开放术。

3. 手术步骤

（1）鼻内镜下以 1% 丁卡因加肾上腺素棉片局部浸润收缩鼻腔内黏膜。并将等离子射频仪调至切割能量应用 3～7 挡，止血 3～5 挡，若病变硬韧，血运丰富，可上调切割及止血挡位。

（2）钩突切除术：首先确定钩突的解剖位置，钩突和前方上颌骨额突的衔接缘，通常呈现一个弧形的切迹，从中鼻甲腋下方开始，应用 8872 号等离子射频刀沿此凹陷轨迹做一弧形切口，直至钩突尾端，下鼻甲附着之上，切开钩突，边切割边止血，并将钩突推向内侧，使之与中鼻道外侧壁分离完全，应用咬切钳取出，完整切除钩突。注意等离子射频刀与黏膜表面应保持一定距离，避免刀头与黏膜粘连。

（3）上颌窦口开放术：应用 8872 号等离子射频刀按上述方法切除钩突中部和下 1/3 部，敞开筛漏斗，显露鼻囟门和上颌窦自然口，以上颌窦自然口为起点和中心应用等离子射频刀扩大。如果存在副口，可从副口开始向前扩大到自然口。开窗大小多在 10mm×10mm 以内，单纯的上颌窦口开放，刀头尽量避免朝向筛窦，避免损伤筛泡。

（4）筛窦开放术：按 Messerklinger 技术，先用 8872 号等离子射频刀切除钩突，然后应用等离子射频刀靠近中鼻甲处切开筛泡表面黏膜，逐层切割，直至开放前组筛泡。如果病变侵及后组筛窦，继续向后切除中鼻甲基板，向后开放后组筛房，术中需配合应用咬切钳将筛泡切除。

（5）蝶窦手术：根据病变范围确定手术方式。累及筛窦及蝶窦的病变，可按 Messerklinger 技术应用等离子射频刀逐一开放前组筛窦、后组筛窦，进而探查蝶窦口，应用 8872 号等离子射频刀切除窦口黏膜，边切割边止血，并扩大蝶窦口。如病变仅累及蝶窦，为孤立性蝶窦炎，则可外移中鼻甲，显露其后上方之上鼻甲，消融上鼻甲后端，显露蝶筛隐窝，探查蝶窦口，并应用等离子射频刀切除窦口黏膜，开放蝶窦口，并扩大蝶窦口，如窦壁骨质较厚，可配合应用骨钻扩大蝶窦口，必要时生理盐水冲洗蝶窦。

（6）额窦手术：额窦和额隐窝位于筛窦的最前方，额窦后壁是前颅底，解剖位置的隐蔽及内部结构的复杂和多变，使之手术也相对复杂。额窦底可切除的范围即是额窦口扩大的界限，等离子射频刀虽然可弯曲刀头，能达到切削系统所达不到的位置和角度，但是由于等离子射频刀相对较电动切削系统粗，行额窦开放术有一定局限性。

（7）合并鼻息肉的手术：位于中鼻道的息肉，可应用 8872 号等离子射频刀自息肉表面直接消融，逐步消融息肉，直至中鼻道，然后再依从上述方法手术。对于嗅裂区的鼻息肉，应用等离子射频刀切除可能操作空间有限，对这部分病变进行处理时主要应注意防止等离子射频刀头误伤中隔黏膜，勿将等离子射频刀头的切割面对向中隔面。

（8）应用凝血功能充分止血后，术后仅在中鼻道填塞少量可吸收性止血海绵，无须填塞鼻腔。

【术中常见问题及处理】

1. 对于慢性鼻窦炎Ⅰ型（1、2 期）、Ⅱ型（1、2 期）的患者，我们的经验是较适用于此术式，而对于Ⅰ型（3 期）、Ⅱ型（3 期）及Ⅲ型的复杂病情的患者仍适用于联合应用电动切割系统的手术方式，才能将病变彻底切除。

2．使用低温等离子射频刀头的熟练程度及鼻内镜的熟练程度决定了术中可逆黏膜的保留程度及手术的切除范围。

3．当术中遇到蝶窦前壁骨质较厚的患者，可能仍需结合骨钻来开放蝶窦前壁，以达到开放蝶窦的目的。

【术式优点】

1．出血少，视野清晰。

2．切除范围容易控制，等离子射频刀可按需最大限度地弯曲刀头，能达到切削系统所达不到的位置和角度。

3．低温下操作，对周围组织的热损伤小，有效避免对正常的鼻腔黏膜的损伤。

4．术后无须鼻腔填塞，减少患者痛苦。

【术式缺点】

1．当内移中鼻甲后中鼻道仍有狭窄时，由于8872号低温等离子射频刀前端比切吸系统钻头粗，操作不慎可损伤鼻腔的正常黏膜及结构。

2．8872号等离子射频刀头虽有诸多优点，但是它没有电动切割系统耐用。

3．8872号等离子射频刀头对于复杂的、复发的鼻窦炎有一定局限性，需结合电动切割系统共同完成手术。

【术后处理】

1．术后处理与常规鼻内镜功能性鼻窦手术相同；术后进软食。

2．术后24h开始清理鼻腔，保证鼻腔通畅。

3．口服小剂量抗生素（大环内酯类），合并鼻息肉患者口服糖皮质激素（泼尼松30mg，晨起空腹顿服）6d。

4．术后第8天再次在鼻内镜下清理鼻腔，并开始局部外用激素喷鼻3个月。

5．所有患者在术后第1个月每周鼻内镜检查1次，第2个月每2周鼻内镜检查1次，第3个月以后每个月检查1次，直至患者黏膜恢复正常。

【术后并发症】

无特殊并发症，同传统FESS手术基本相同。

1．鼻内并发症　包括术腔粘连闭塞，窦口闭锁。

2．眶眼并发症　包括视神经损伤、眶内血肿或积气、眼球运动障碍及泪道的损伤。

3．颅底并发症　脑脊液鼻漏等。

【典型病例介绍】

患者女性，41岁，因"反复左侧头痛伴流脓涕5年"入院，无打喷嚏、鼻痒等症状，无反复鼻出血，无嗅觉减退。查体为鼻外观无畸形，鼻中隔无偏曲及穿孔，双侧下鼻甲无肥厚，左侧中鼻道见少许脓性分泌物。鼻窦CT提示左侧上颌窦低密度影填充，密度较均匀，未见钙化（图5-3-1）。应用8872号等离子射频刀进行鼻内镜下左侧上颌窦功能性手术（图5-3-2）。

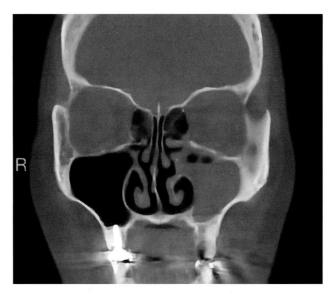

图 5-3-1　鼻窦 CT 显示左侧上颌窦低密度影填充，密度较均匀，未见钙化

等离子射频辅助功能性内镜鼻窦手术

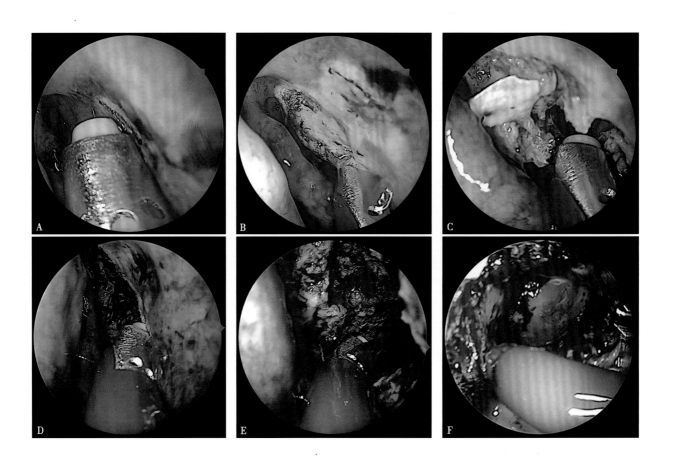

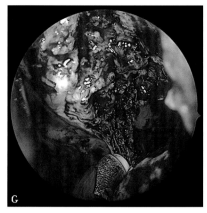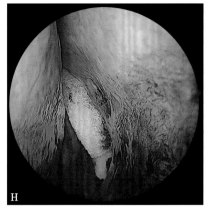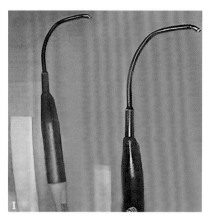

图 5-3-2　左侧上颌窦功能性手术

A. 鼻内镜下显露左侧中鼻道，应用等离子射频刀开始切割消融；B. 切除左侧钩突；C. 切除钩突后，开放左侧上颌窦口；D 和 E. 扩大左侧上颌窦口；F. 适当弯曲等离子射频刀，清除窦内病变，并冲洗左侧上颌窦；G. 将术区彻底止血，未见活动性出血；H. 术毕，应用明胶海绵填塞左侧中鼻道；I. 术中弯曲的等离子射频刀，且能量并未减少。

（张楠楠　张庆丰）

参考文献

[1] 中华耳鼻咽喉头颈外科杂志编辑委员会鼻科组，中华医学会耳鼻咽喉头颈外科学分会鼻科学组，中国慢性鼻窦炎诊断和治疗指南（2018）. 中华耳鼻咽喉头颈外科杂志，2019，54（2）：81-100.

第四节　等离子射频手术治疗真菌性鼻窦炎

真菌性鼻窦炎是鼻科临床常见的一种特异性感染性疾病，其临床分型以病理学为依据分为非侵袭性真菌性鼻窦炎（noninvasive fungal rhinosinusitis，NIFRS）和侵袭性真菌性鼻窦炎（invasive fungal rhinosinusitis，IFRS），NIFRS 又分为真菌球（fungus ball，FB）和变应性真菌性鼻窦炎（allergic fungal rhinosinusitis，AFRS），IFRS 分为急性侵袭性真菌性鼻窦炎（acute invasive fungal rhinosinusitis，AIFRS）和慢性侵袭性真菌性鼻窦炎（chronic invasive fungal rhinosinusitis，CIFRS）。各种不同分型真菌性鼻窦炎治疗原则均首选手术治疗，AFRS 术后给予糖皮质激素类药物控制病情，IFRS 术后必须使用抗真菌药物[1]。NIFRS 在彻底清除鼻窦病变基础上建立受累鼻窦宽敞引流通道，而 IFRS 在彻底清除鼻腔和鼻窦内病变组织外还需广泛切除受累的鼻窦黏膜和骨壁。

因 FB 是临床上最常见的真菌性鼻窦炎类型，本章节予以重点介绍，FB 病理学特征是真菌感染局限在鼻腔或鼻窦腔内，鼻窦黏膜和骨壁无真菌侵犯。FB 占真菌性鼻窦炎的 92% 以上，女性发病率明显高于男性，且多见于中老年人群，糖尿病是真菌性鼻窦炎发病的危险因素之一，最常见于上颌窦，其次为蝶窦，少数发生于筛窦及额窦，鼻腔结构异常可能是发病诱因之一[2-3]。临床表现缺乏特异性，多以发病部位疼痛为首发症状，可伴有单侧鼻塞及鼻腔分泌物增加，偶有涕中带血或咯出干酪样分泌物，少数患者可伴有溢泪、视力下降等。

鼻窦 CT 往往有特征性改变：①病变窦腔软组织密度影内可见散在的斑点状、片状或条状钙化影，软组织窗表现更为明显，病变鼻窦密度增高影像中的钙化斑是真菌球型鼻窦炎最有价值的诊断依据；②骨质破坏与骨质增生并存，受累窦壁常有明显骨质增生、硬化现象，而窦口周边受累骨质可见吸收破坏；③少部分病例鼻窦 CT 提示窦内病变无明显钙化斑，也无明显窦壁骨质变化，在影像上与慢性鼻窦炎不易鉴别[4]。结合病史、临床表现及特征性的 CT 改变多可明确临床诊断，但诊断的金标准仍为鼻窦分泌物真菌检测/病理检查。

FB 的治疗首选手术治疗，传统手术方式为上颌窦根治术，手术进路分经鼻侧、唇龈沟、眉弓。分述如下。

（1）经鼻侧入路：适用于筛窦和上颌窦真菌球型鼻窦炎。可直视下操作，有利于充分暴露术腔。不足之处为术中损伤较大，遗留面部瘢痕。

（2）经唇龈沟入路：适用于上颌窦真菌球型鼻窦炎，充分地尖牙窝造口有利于暴露上颌窦窦腔及病变清理，术中行下鼻道造口以利于术后复查及鼻腔内堵塞物取出。但术后遗留上唇麻木感。

（3）经眉弓入路：适用于额窦真菌球型鼻窦炎，术后遗留颜面瘢痕。

（4）等离子鼻内镜下鼻窦开放术：随着手术设备及器械的进步，鼻内镜操作技术日益完善，对上颌窦、筛窦、蝶窦、额窦内的真菌球病变，均可以充分开放窦口、彻底清除病变组织。经鼻内镜手术的优点是微创、精准，最大限度保留鼻窦功能，同时利用不同角度内镜，各组鼻窦均可在直视下进行手术操作。

鼻内镜下行 FB 手术治疗目前术中多使用冷器械，如鼻窦动力系统、吸切钳等，可以充分开放鼻窦窦口，但因冷器械及病变局部炎症影响，术中出血较多，可能影响术野暴露及病变组织的清除，作者应用低温等离子射频辅助进行 FB 手术，充分利用等离子射频鼻刀头集消融、止血、吸引于一体的优势，在鼻腔鼻窦这一狭窄空间进行操作。应用等离子射频鼻刀头进行手术可以明显减少术中出血，但对于如鼻额管骨性狭窄、蝶窦口骨性窦口扩大等骨组织操作仍需鼻窦骨钻或咬骨钳等辅助进行。等离子射频技术已广泛应用于鼻甲减容术、鼻腔鼻窦肿瘤切除术及咽喉部位手术中，作者有选择性地将等离子射频技术应用于真菌性鼻窦炎手术中，效果良好，低温等离子射频技术在 FESS 具体应用范围还有待于临床进一步探索实践。

【手术适应证】

真菌性鼻窦炎的手术治疗。

【术前准备】

1. 术前行鼻内镜及鼻窦 CT 检查明确鼻窦病变范围及性质（图 5-4-1）。

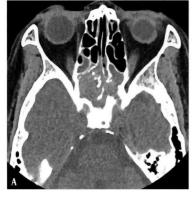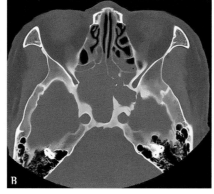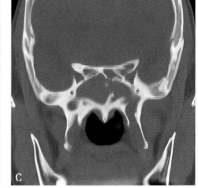

图 5-4-1　鼻窦 CT 表现

A. 软组织窗见蝶窦内条块样钙化影；B. 骨窗见蝶窦内条块样钙化影；C. 冠状位见蝶窦间隔骨质受压变薄。

2. 全身麻醉鼻科术前常规准备。

3. 8872/8875 号等离子射频刀头。

【手术方法】

1. 以盐酸肾上腺素盐水棉片收缩鼻腔黏膜。

2. 于鼻内镜引导下，应用 8872/8875 号等离子射频刀头（图 5-4-2）。

（1）上颌窦：以等离子射频刀头切除钩突后暴露上颌窦自然口，保留上颌窦自然口的前上壁，向后、向下方向扩大上颌窦自然口，可与副口融合成一个大口，清理窦内分泌物。

（2）蝶窦：以等离子射频刀头消融部分上鼻甲游离缘处软组织，充分暴露蝶窦自然口，以等离子射频刀头向内、向下扩大蝶窦口，向下消融蝶窦前壁黏骨膜，充分暴露蝶窦前壁骨质，以咬骨钳扩大骨性蝶窦口。

（3）筛窦：以等离子射频刀头切除钩突后，消融筛泡表面黏膜，暴露筛窦间隔骨质并以鼻窦钳取出，逐层开放筛窦气房至充分暴露病变，将真菌团块组织钳取、吸引或以生理盐水冲洗出窦腔。

（4）额窦：基于前组筛窦开放基础上进行，以等离子射频刀头消融窦口水肿增厚的部分黏膜（大部分黏膜处于等离子削薄状态，未完全消融）。

等离子射频手术治疗真菌性鼻窦炎

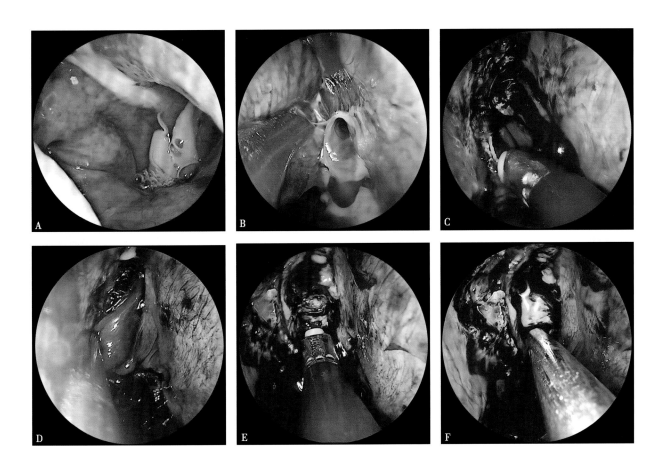

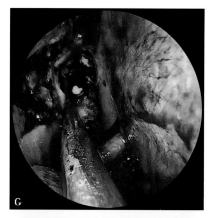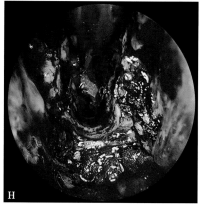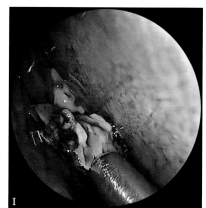

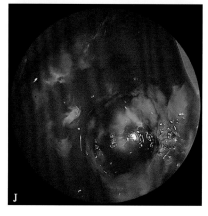

图 5-4-2　鼻内镜下等离子射频辅助真菌性鼻窦炎手术治疗（病例 a）

A. 嗅裂区脓涕流入鼻咽部；B. 右侧蝶窦前壁见息肉样新生物，边缘大量脓性分泌物附着；C. 8872 号等离子射频刀头消融去除右侧中鼻甲根部；D. 右侧蝶窦口处黏膜水肿息肉样变，堵塞蝶窦口引流；E. 钳取部分息肉样变组织送病理检查后以 8872 号等离子射频刀头消融右侧蝶窦口周围黏骨膜，暴露蝶窦自然口；F. 扩大右侧蝶窦自然口后见大量脓性分泌物涌出；G. 8872 号等离子射频刀头扩大蝶窦自然口，并暴露蝶窦下壁骨质；H. 由扩大蝶窦自然口可见窦内黄褐色干酪样分泌物积存，蝶窦前壁呈慢性骨炎骨质增厚改变；I. 冲洗出窦内大量真菌球分泌物；J. 清理后的右侧蝶窦腔。

【术中常见问题及处理】

1. 窦口开放范围　在额窦、蝶窦、上颌窦的开放治疗过程中，窦口在安全前提下尽可能扩大，以利于建立通畅的长期自然引流通道，筛窦气房开放要彻底。

2. 窦内黏膜的保留　因 FB 真菌未侵犯窦腔黏膜，部分水肿增厚的鼻窦黏膜在通畅引流后可能恢复正常状态，故从鼻窦功能恢复的角度考虑，尽可能保留窦腔内黏膜。

3. 出血　术中扩大窦口的过程中，因窦口范围要尽可能扩大，故上颌窦后囟的蝶腭动脉小分支、蝶窦下壁的鼻后中隔动脉可以提前凝闭阻断，额窦口后壁的筛前动脉要提前予以重视保护。鼻窦黏膜创面出血量少，多于鼻窦开放良好后自止。

4. 对于侵袭性真菌性鼻窦炎，在彻底清除窦内病变的基础上，在 CT 影像指引下用鼻窦骨钻彻底去除病变鼻窦骨壁。

【术式优点】

1. 等离子射频刀头集消融、吸引、止血为一体，便于在鼻腔鼻窦这样的骨性狭窄腔隙内操作，与冷器械对照，术中出血少，视野清晰。

2. 8872/8875 号等离子射频刀头可以进行大角度（最大约 115°）弯曲，有利于清除如上颌窦底处病变的处理。

3. 鼻窦创缘经等离子消融止血，术腔可少填塞或不填塞，患者术后体验良好。

【术式缺点】

1. 等离子射频刀头在进行骨质消融治疗方面效果还有待于进一步研究讨论，在去除鼻窦窦壁骨质时仍需鼻窦骨钻或咬骨钳等冷器械辅助。

2．等离子射频消融创面恢复期较冷器械创面恢复期稍长。术后3～4周创面伪膜脱落，黏膜覆盖再生正常。

【术后处理】

1．常规鼻科围手术期局部处理。

2．FB术后需抗感染治疗，无须抗真菌治疗；AFRS术后给予糖皮质激素类药物控制病情；IFRS术后必须使用抗真菌药物。

3．术后2周、4周分别复诊清理术腔分泌物。

【术后并发症】

1．出血　术后原发性出血极少见，继发性出血少见，可发生于术腔感染或过度清理，导致创面伪膜过早撕脱。

2．窦口闭锁　少见，可见于术中窦口开放范围过小、窦口黏膜呈环形损伤、术后清理不及时等。

（李丽明　张庆丰）

参考文献

[1] DUFOUR X，KAUFFMANN—LACROIX C，FERRIC J C，et al. Paranasal sinus fungus ball: epidemiology，clinical features and diagnosis. A retrospective analysis of 173 cases from a single medical center in France，1989—2002. Med Mycol，2006，44（1）：61-67.

[2] 李雪盛，钱进，李厚恩. 真菌球型鼻窦炎临床分析及术后生活质量调查. 中国耳鼻咽喉颅底外科杂志，2016，22（1）：24-26.

[3] 刘大为. 鼻-鼻窦真菌球与鼻腔解剖结构异常关系的临床分析. 中国耳鼻咽喉头颈外科，2014，21（6）：2.

[4] 张健梅，李洁，文姝，等. 鼻内镜手术治疗非侵袭性真菌性鼻窦炎. 中国耳鼻咽喉头颈外科，2011，18（5）：196-199.

第五节　等离子射频手术辅助治疗后鼻孔闭锁

先天性后鼻孔闭锁是临床上少见的先天性畸形，发病率为1：7 000～1：8 000，女多于男，单侧多于双侧，闭锁板大部分为骨性，少部分为膜性闭锁或混合性闭锁[1]。先天性后鼻孔闭锁最早由Roederer（1755）加以描述，Otto（1829）在尸检中证实[2]，Emmert（1853）首先采用手术方法治疗本病[3]。随着医学影像学的发展，该病的诊断并不困难，手术清除闭锁组织，恢复鼻腔通气是唯一的治疗方法。

【临床治疗】

以往传统手术主要是经鼻或硬腭两种入路。硬腭入路由于视野受限，不能充分暴露鼻咽部，手术出血多，损伤硬腭骨，影响面容发育[4-6]。随着鼻内镜技术的发展，鼻腔入路完成后鼻孔、鼻咽部区域手术已成为主流技术[7-8]。鼻内镜下可近距离观察手术区域情况，但容易受术区情况干扰。如术区出血或分泌物过多，沾染镜头模糊视野，反复擦拭镜头使手术时间延长。鼻腔黏膜血运丰富，即使采用控制性低血压及局部肾上腺素收缩血管，仍无法完全杜绝出血。故保持术区清洁是鼻内镜操作技术的重点及难点[9]。先天性后鼻孔闭锁患者无论是骨性、膜性或混合性闭锁，手术时均需先行切开表面被覆的黏膜，黏膜切缘出血的控制成为保持术区清洁、术野清晰的关键。电凝、激光等高温止血技术会导致黏膜创缘组织炭化、焦煳，影响术者对方向和位置的判断，增加手术副损伤（非手术区域组织的误伤或高温下周边组织变性），且 Kamel（1994）认为激光应用于后鼻孔闭锁治疗较其他方法较易发生再狭窄[10]。低温等离子射频具有在切割、消融的同时有效止血的作用，且不同于激光、微波治疗等产生高温，低温等离子射频治疗温度低（40～70℃），因而对周边组织的热损伤最小[11]。鼻腔手术应用的 8872/8875 号刀头前端同时具有吸引的功能，并可间断喷出氯化钠注射液，既可冲洗术野，又能及时清除积血积液。因此低温等离子射频逐渐成为治疗该疾病的最佳方法[11-15]。

【手术适应证】

1．凡新生儿有周期性呼吸困难，哭时症状消失，并有哺乳困难。

2．用硅胶管自鼻前孔插入鼻腔，进入 3cm 即有阻隔，表现有后鼻孔闭锁。

3．双侧后鼻孔闭锁，为保持呼吸道通畅，防止窒息，应立即设法去除闭锁，恢复鼻腔生理功能。

4．儿童及成人单侧或双侧后鼻孔闭锁已习惯用口腔呼吸，儿童手术不宜时间过晚，因长期张口呼吸将影响患儿体质与颌面部发育；鼻腔较宽，较易见到闭锁隔者尤佳。

5．鼻咽部恶性肿瘤患者，放疗后鼻咽部瘢痕形成导致的后鼻孔闭锁，亦可以通过手术治疗。

【术前准备】

1．行鼻咽部 CT 检查，确认鼻咽部情况及闭锁性质（图 5-5-1）。

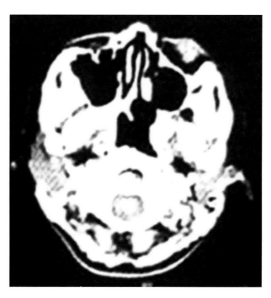

图 5-5-1　鼻咽部 CT 表现

2．全麻术前常规准备。

3．8872/8875 号等离子射频刀头。

4．骨钻。

【手术方法】

1．经口气管插管全麻，肾上腺素棉片充分收缩鼻腔黏膜。

2．鼻内镜下暴露后鼻孔病变处（图 5-5-2A）。

3．使用 8872 号等离子射频刀沿鼻底将鼻腔最后方相当于后鼻孔区域的黏膜消融切除至接近正常后鼻孔大小，暴露闭锁的骨组织（图 5-5-2B）。

4．使用磨钻将骨壁击穿，将骨窗边缘修整圆钝并扩大至正常大小（图 5-5-2C）。

5. 可吸收性止血海绵放置于手术区域, 术毕(图 5-5-2D)。

等离子射频手术辅助治疗后鼻孔闭锁

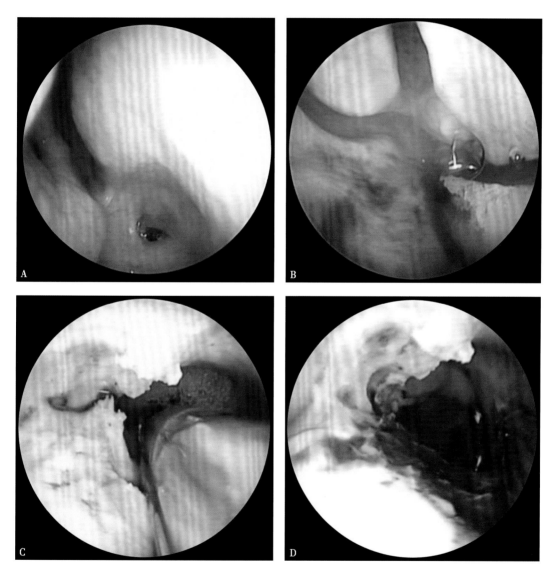

图 5-5-2　等离子射频手术辅助治疗后鼻孔闭锁手术步骤
A. 后鼻孔病变表现; B. 暴露闭锁的骨组织; C. 磨钻将骨壁击穿, 将骨窗边缘修整圆钝并扩大至正常大小;
D. 术毕情况。

【术式优点】

1. 等离子射频刀头集切割、消融、冲洗、止血、吸引等功能于一体,避免了多种器械反复进出鼻腔,对鼻腔黏膜损伤小,降低术后鼻腔黏膜粘连的概率。

2. 切除范围容易控制,术后创面不形成焦痂和炭化。

3. 局部治疗温度较低，对周围黏膜无热损伤，符合微创理念。

4. 切割黏膜时可随时进行止血，保持术野清晰，便于术者观察及正确判断位置及方向。

5. 术中根据需要结合骨钻尽量扩大后鼻孔，防止术后狭窄。

6. 手术造成的黏膜创面迅速被白膜覆盖，无明显活动性出血，无须填塞止血，可减轻患者痛苦。

7. 术后定期清理鼻腔及后鼻孔区域的分泌物即可，无须放置支撑物（图5-5-3）。

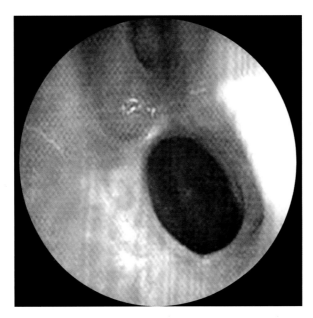

图 5-5-3　后鼻孔闭锁治疗术后情况

【术式缺点】

8872/8876号等离子射频刀头相对较大，应用于鼻腔较为狭小的患者或儿童易遮挡视野。故术中需充分收缩鼻腔，应用较细的鼻内镜方能更好地暴露后鼻孔区，帮助完成手术。

【术后处理】

1. 全身应用抗生素，预防感染。

2. 使用鼻喷激素类药物及海盐水喷鼻。

3. 术后定期清理鼻腔及后鼻孔区域的分泌物即可，无须放置支撑物。目前对术后是否需留置扩张管及留置时间尚有争论，放置时间过长易诱发肉芽生长，导致再狭窄或闭锁。Cumberworth等于1995年报道的3例术后均未放置支撑管，也未发生狭窄或闭锁[16]。我们治疗的2例术后均未放置扩张管，其中1例因未及时清理鼻腔而出现瘢痕闭锁，经再次手术并及时清理鼻腔后未再出现狭窄。在未放置扩张管的情况下及时清理鼻腔是防止术后闭锁的关键。

【术后并发症】

1. 术后早期可能并发出血、脑脊液鼻漏、局部感染甚至脑膜炎等。预防要点是术中予以妥善止血，注意操作方向及深度，以中鼻甲后缘为标志，在中鼻甲平面的下方、内侧及鼻底上方、鼻中隔外侧范围内操作，切勿损伤腭部或颅底的大动脉，亦勿伤及颈椎或颅底骨质，术后加强抗感染治疗。

2. 术后最主要并发症为闭锁复发，其导致原因可能有：①术中扩大新后鼻孔不足。②术后创面肉芽形成或瘢痕挛缩。③骨性闭锁患儿术后再闭锁率及肉芽增生可能均明显高于膜性闭锁及混合闭锁患儿。

　　预防要点：①在无损周围重要组织的前提下，应尽量扩大新建成的后鼻孔。②根据王传喜等（2018）报道，保留创面边缘的正常黏膜组织，有利于降低后鼻孔再闭锁的发生率[17]。③术后定期清理鼻腔，按时复诊检查术区恢复情况。

　　【应用前景】

　　针对儿童先天性后鼻孔闭锁的鼻内镜下配合使用等离子射频刀和切吸钻进行后鼻孔重建术，在临床上已得到越来越多的应用[18-19]。近年来随着鼻咽癌放射治疗的普遍化，放射性后鼻孔闭锁作为放疗后常见的并发症逐渐被我们熟知。放疗易引起鼻腔黏膜与鼻咽黏膜对放射线的炎性反应，表现为局部组织充血、水肿、渗出以及非典型增生，使细胞弹性功能逐步丧失、组织纤维化，胶原沉积，加之后鼻孔、鼻咽空间狭小，继而形成后鼻孔闭锁、鼻咽狭窄，其多为膜性纤维组织闭锁，若合并感染，则加快闭锁的形成[20-22]。

　　有文献报道可使用丝裂霉素 C 局部多点注射和涂抹治疗，但丝裂霉素 C 可导致骨髓抑制、胃肠道反应，少数患者可出现肝、肾功能障碍等并发症，且高浓度的丝裂霉素 C 会引起黏膜严重损害，可导致狭窄加重[23]。亦有人在鼻内镜下使用钬激光手术治疗，但激光治疗会产生不可避免的热损伤，需严格保护鼻咽顶部以及外侧壁的咽鼓管咽口黏膜，且术后鼻腔有一定的反应性水肿，会有一些纤维渗出物和表层坏死物组成的假膜，术后若清理不及时，仍会造成新的狭窄[24]。因此，我们有理由认为，鼻内镜下使用等离子射频刀手术治疗放疗后的后鼻孔闭锁，是一种安全有效的治疗方法，值得我们进一步研究探讨。

（崔树林　张庆丰）

参考文献

[1] VERMA R K, LOKESH P, PANDA N K. Congenital bilateral adult choanal atresia undiagnosed until the second decade: How we did it. Allergy Rhinol（Providence），2016，7（2）：82-84.

[2] GULSEN S, BAYSAL E, CELENK F, et al. Treatment of congenital choanal atresia via transnasal endoscopic method. J Craniofac Surg，2017，28（2）：338-342.

[3] ROJE Z, RACIĆ G, KARDUM G. Efficacy and safety of inferior turbinate coblation-channeling in the treatment of nasal obstructions. Coll Antropol，2011，35（1）：143-146.

[4] LAWSON W, KAUFMAN M R, BILLER H F. Treatment outcomes in the management of inverted papilloma: an analysis of 160 cases. Laryngoscope，2003，113（9）：1548-1556.

[5] KROUSE J H. Development of a staging system for inverted papilloma. Laryngoscope，2000，110（6）：965-968.

[6] PIERSON B, POWITZKY R, DIGOY G P. Endoscopic coblation for the treatment of advanced juvenile nasopharyngeal angiofibroma. Ear Nose Throat J，2012，91（10）：432-438.

[7] YE L, ZHOU X, LI J, et al. Coblation-assisted endonasal endoscopic resection of juvenile nasopharyngeal angiofibroma. J Laryngol Otol，2011，125（9）：940-944.

[8] CANNON D E, POETKER D M, LOEHRL T A, et al. Use of coblation in resection of juvenile nasopharyngeal angiofibroma. Ann Otol Rhinol Laryngol，2013，122（6）：353-357.

[9] RUIZ J W, SAINT-VICTOR S, TESSEMA B, et al. Oblation assisted endoscopic juvenile nasopharyngeal angiofibroma resection. Int J Pediatr Otorhinolaryngol，2012，76（3）：439-442.

[10] JOSHI H, CARNEY A S. use of coblation in otolaryngology, head and neck surgery. Br J Hosp Med（Lond），2011，72（10）：565-669.

[11] LI K K, POWELL N B, RILEY R W, et al. Temperature-controlled radiofrequency tongue base reduction for sleep-disordered breathing: long-term outcomes. Otolaryngol Head Neck Surg，2002，127（3）：230-234.

[12] DI RIENZO BUSINCO L，DI RIENZO BUSINCO A，LAURIELLO M. Comparative study on the effectiveness of coblation-assisted turbinoplasty in allergic rhinitis. Rhinology，2010，48（2）：174-178.

[13] STOKER K E，DON D M，KANG D R，et al. Pediatric total tonsillectomy using coblation compared to conventional electrosurgery：a prospective，controlled single-blind study. Otolaryngol Head Neck Surg，2004，130（6）：666-675.

[14] SYED M I，MENNIE J，WILLIAMS A T. Early experience of radio frequency coblation in the management of intranasal and sinus tumors. Laryngoscope，2012，122（2）：436-439.

[15] BHATTACHARYYA N，KEPNES L J. Clinical effectiveness of coblation inferior turbinate reduction. Otolaryngol Head Neck Surg，2003，10，129（4）：365-371.

[16] 赵利敏，倪坤，陈芳，等. 鼻内镜下切吸器联合低温等离子射频消融刀治疗儿童先天性后鼻孔闭锁. 中国眼耳鼻喉科杂志，2019，3（19）：121-123.

[17] 谢利生，黄正华，李琦，等. 鼻内镜下后鼻孔重建术治疗 46 例先天性后鼻孔闭锁患儿的疗效观察. 临床耳鼻喉咽喉头颈外科杂志，2019，33（8）：742-745.

[18] 佘翠萍，张庆丰. 鼻内镜下低温等离子射频治疗鼻腔血管瘤. 中华耳鼻咽喉头颈外科杂志，2010，45（3）：197-199.

[19] 张湘民，滕以书，文卫平. 鼻内镜下鼻咽纤维血管瘤切除术. 中华耳鼻咽喉头颈外科杂志，2006，41（8）：579-582.

[20] 陈美均，李劲松. 不同术式对慢性肥厚性鼻炎治疗的临床观察. 重庆医学，2012，41（24）：2517-2519.

[21] 郝少娟，张天宇，林岳鑫. 鼻内镜下治疗鼻咽囊肿 13 例. 中国眼耳鼻喉科杂志，2011，11（1）：47-72.

[22] 蔡晓岚，刘言训，刘洪英. 儿童阻塞性睡眠呼吸暂停低通气综合征手术前后生活质量调查. 中华耳鼻咽喉头颈外科杂志，2005，40（2）：141-145.

[23] 丁吉女，蒋建华，周国文. 鼻内镜下钬激光治疗放射性后鼻孔闭锁的疗效观察. 临床耳鼻喉咽喉头颈外科杂志，2011，12（23/24/25）：1100-1101.

[24] 王晋超，杨丽，唐亮，等. 手术及丝裂霉素 C 局部用药治疗放疗后鼻孔闭锁的初步报告. 中国耳鼻咽喉头颈外科，2016，8（7）：473-475.

第六节　等离子射频鼻腔血管瘤切除术

一、鼻腔血管瘤的病理与治疗概述

鼻腔血管瘤是来源于脉管组织的常见鼻腔良性肿瘤之一。本病可发生于任何年龄，但多见于青壮年。患者往往会出现反复鼻腔出血，严重时还会导致鼻腔闭塞[1]。

【病理类型】

1. 毛细血管瘤　最为多见，约占全部鼻腔鼻窦血管瘤的 80%，多发生于鼻中隔前部、下鼻甲前端、外鼻皮肤等处。大多瘤体较小，有细蒂或广基，色鲜红或暗红，质软有弹性，触之易出血。

2. 海绵状血管瘤　多发生于鼻腔侧壁、上鼻甲前部、鼻骨，有时可累及鼻窦，尤其是上颌窦。瘤体较大，多广基，质软可压缩，常无包膜，可直接侵犯周围骨质。原发于上颌窦者可呈出血性息肉状突出于鼻腔。

3. 静脉血管瘤　少见，肿瘤由小的厚壁静脉组成，多数含有平滑肌，静脉之间为纤维组织，也可掺杂少量平滑肌细胞。

4. 良性血管内皮瘤　肿瘤一般较小、息肉样、紫红色、质软。病理见毛细血管密集，形成小叶，血管被覆数层内皮细胞，细胞相对均匀一致，呈圆形或短梭形，管腔常消失。网状纤维染色证明网状纤维膜位于内皮细胞巢外为本病的特征。部分肿瘤发展虽慢，但浸润性强，具有局部破坏力，并可侵入鼻窦、眼眶及颅底，但不发生转移。

5. 血管球瘤　在鼻腔极罕见，由高度特殊的外皮细胞组成，细胞大小不一致，呈圆形或梭形围绕血管。患者以反复鼻出血为突出表现，出血量不等，多者可继发性贫血，若病程长、病变范围广，还可以出现单侧进行性鼻塞。鼻腔检查可见紫红色的新生物，瘤体质软，多有压缩性和推让性，触之易出血，但无浸润表现。如有继发感染，其表面糜烂、坏死和伴有息肉。

【治疗】

鼻腔鼻窦血管瘤的治疗以手术治疗为主，非手术治疗为辅。等离子技术辅助下的血管瘤切除手术具有出血少、视野清晰、术后恢复快等特点，相对比现有的其他技术优势显著。

1. 手术治疗　鼻腔鼻窦血管瘤的手术入路及手术技术的变革一直在不断进行并日趋完善。

（1）手术入路：根据肿瘤部位和侵犯范围，需采用不同的手术入路。

1）前鼻孔入路：对中、下鼻甲和鼻中隔中前段血管瘤，可经前鼻孔切除。

2）鼻侧切开、柯 - 陆术式或面中掀翻入路：对瘤体较大或位于鼻窦者，为减少术中出血，可采取术前或术中颈外动脉结扎，也可术前动脉造影后颌内动脉栓塞，术中控制性低血压减少出血，并选择侧切开、柯 - 陆术式或面中掀翻入路鼻手术切除肿瘤。

3）鼻内镜手术：通过鼻腔使用鼻内镜监视系统将病变部位尤其是肿瘤根蒂部清晰显示出来，克服了传统术式创伤大、恢复慢、肿瘤整体窥视不清的缺点。

（2）手术技术：微波、激光、等离子射频等技术现已广泛应用于各种临床手术，适合治疗鼻腔内较小的、暴露比较好的血管瘤，对创面基底部及周围黏膜会造成一定的热损伤。

1）微波：是一种波长为 1~100mm 的电磁波，这种电磁波在组织内产生热效应，瞬间使局部组织温度升高、血管闭塞、组织变性、凝固坏死至脱落；在治疗中，被处理的组织边界清楚，周围组织反应轻。且可配不同型号、角度的微波头。可根据需要改变其形态，使微波刀头深入到鼻腔各个部位，方便手术的操作。手术中可首先对血管瘤的基底部进行充分热凝，可减少出血甚至不出血，然后完整摘除血管瘤。对于侵犯鼻中隔、下鼻甲、中鼻道黏膜表面的血管瘤，可先用筛窦钳将瘤体从基底部摘除，创面用微波治疗仪行微波热凝清除残余肿瘤组织并止血。

2）激光：鼻腔鼻窦血管瘤手术中，常用的是 Nd∶YAG 激光。Nd∶YAG 激光在血液中吸收系数低，可以透过血液封闭直径为 0.5mm 左右的血管。一般选用带光纤的 YAG 激光器，可以控制汽化面积和深度，同时能凝固血管。将其对准病变区域、对病灶进行汽化或切除。鼻中隔、中下鼻甲范围不大的毛细血管瘤是激光的最佳适应证。

3）等离子射频：详见"二、鼻内镜下等离子射频鼻腔血管瘤切除术"。

2. 非手术治疗　主要包括放射治疗、冷冻治疗、硬化剂注射治疗等。这些非手术治疗在目前的鼻腔鼻窦血管瘤治疗中仅仅作为辅助治疗手段，因为手术技术逐渐成熟，已被临床淘汰。

二、鼻内镜下等离子射频鼻腔血管瘤切除术

自 2010 年始有较为详细的报道 [2]，作者采用低温等离子射频手术治疗了 15 例鼻腔血管瘤，肿瘤的原发部位分别位于鼻中隔中上部、鼻中隔后方、中鼻道、中鼻甲和下鼻甲，肿瘤的病理类型 12 例为毛细

血管瘤、1例为蔓状血管瘤、2例肉芽肿型毛细血管瘤。血管瘤最小者直径约1.0cm,最大者为5.0cm。所有患者均一次完整切除病变,除累及鼻窦的大范围鼻腔血管瘤出血较多(约150mL),及位于鼻中隔后部的血管瘤因操作难度大出血略多(20～30mL)外,余者出血少量,平均2.25mL,术毕创面即形成白膜,以敷有红霉素软膏的可吸收性止血海绵保护创面,未另行填塞止血。术后无出血,术后1周更换可吸收性止血海绵,创面于术后20天左右完全愈合,无并发症发生,随访10年均无复发。其后研究热度不减,陆续有报道出现[3-6]。

鼻腔血管瘤好发于鼻中隔、中鼻甲、下鼻甲、鼻底等部位[7],若彻底切除肿瘤常需切至软骨或骨面,而软骨或骨组织内等离子发挥作用所需的电解液很少,且刀头头端为马蹄环形,工作温度低,便于切割消融血管瘤的同时分离其基底,因而应用等离子射频刀切除血管瘤可以做到彻底切除肿瘤的同时不伤及鼻中隔软骨或鼻腔骨质,此与激光、电灼等可产生的不必要的热损伤不同,更不是传统手术所能比拟的,有效避免了并发症的发生。术后患者反应轻、愈合快,充分显示出其微创的优势。

【手术适应证】

起源于鼻中隔、下鼻甲、中鼻道及部分鼻窦的肿瘤,在收缩鼻腔或开放鼻窦后能清楚暴露肿瘤基底时可以完全应用等离子射频刀将肿瘤整块手术切除。

【术前准备】

1. 术前鼻内镜及CT或MRI检查确定肿物范围。

2. 全麻术前常规准备。

3. 8872号等离子射频刀头。

4. 单极或双极电凝止血设备。

【手术方法】

1. 全麻鼻内镜下以稀释的肾上腺素盐水棉片或纱条充分收缩患侧鼻腔,暴露肿瘤基底(图5-6-1),肿瘤的基底部位于左侧下鼻甲前端(图5-6-2)。

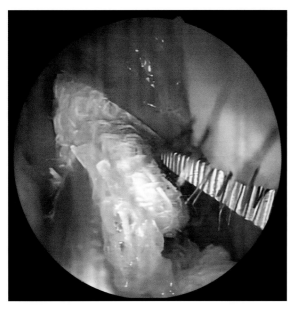

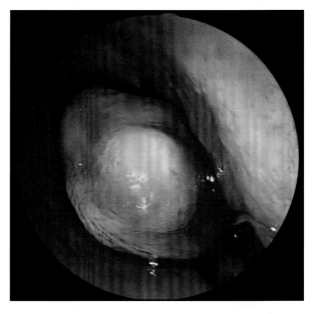

图5-6-1 以稀释的肾上腺素盐水纱条收缩左侧鼻腔　　图5-6-2 显露肿瘤的基底位于左侧下鼻甲前端

2. 采用 8872 号等离子射频刀在肿瘤周缘保持约 5mm 的安全缘切开黏膜，出现小的渗血点要及时止血，切割能量设置为 7～9 挡，止血为 3 挡，自上而下或者自前向后切割肿瘤基底，直至完全切断基底附着处的连接，整块切除并取出肿瘤（图 5-6-3）。

等离子射频鼻腔血管瘤切除术

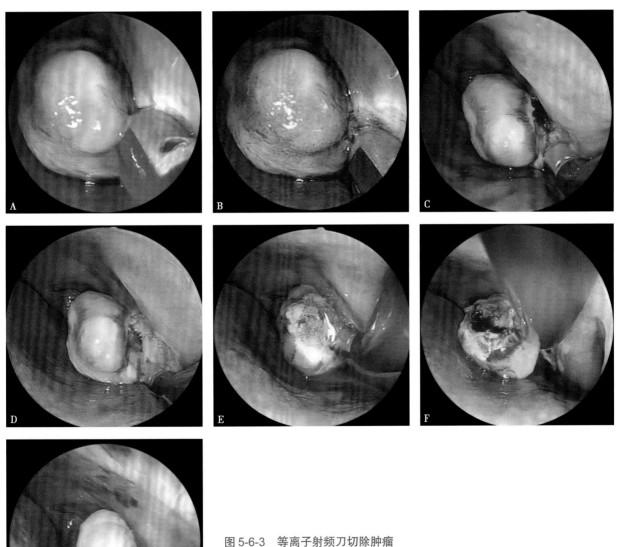

图 5-6-3　等离子射频刀切除肿瘤
A. 用等离子射频刀自左侧下鼻甲前端肿瘤的基底处开始切割；B. 继续向下方及深部切割肿瘤的基底，注意刀头斜面对应于下鼻甲组织，不要进入血管瘤体；C. 继续向下鼻甲深部切割肿瘤的基底；D. 继续自上而下、自前向后切割肿瘤基底，切割过程中少许渗血；E. 已经离断大部分肿瘤基底；F. 完全离断肿瘤基底；G. 整块切除并取出肿瘤。

3. 再以等离子射频刀将基底处及其周缘至少 0.3cm 的安全缘黏膜做消融切除,基底处再以等离子射频刀充分止血,并消融切除周缘可能不安全的部位直至满意的安全界限(图 5-6-4)。如肿瘤起源于鼻腔外侧壁则消融至骨面,如起源于鼻中隔则消融至黏软骨膜下。等离子射频刀清理下鼻甲肿瘤附着的基底部(图 5-6-5)。

4. 以敷有红霉素软膏的可吸收性止血海绵 1 片覆盖下鼻甲创面,不需另行填塞(图 5-6-6)。

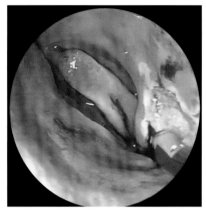
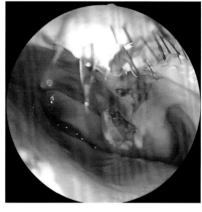
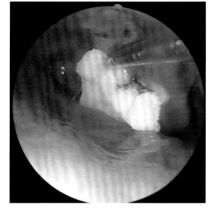

图 5-6-4　将基底处及其周缘至少 0.3cm 的安全缘黏膜做消融切除直至下鼻甲骨面并止血

图 5-6-5　下鼻甲肿瘤附着的基底部处理完毕的鼻腔情况

图 5-6-6　可吸收性止血海绵覆盖下鼻甲创面

5. 术后 1 周更换可吸收性止血海绵。术后 20 天左右创面可完全愈合。

【术中常见问题及处理】

1. 出血　术中出血就会造成术野模糊而影响手术的顺利完成。由于血管瘤血供丰富,术中出血多是等离子射频刀进入肿瘤瘤体进行切割所致,另外,收缩鼻腔时擦伤瘤体也会导致出血。

处理方法:等离子射频刀沿肿瘤基底进行切割,勿进入肿瘤实质,可以避免出血。在收缩鼻腔时,一定要仔细小心,避免肿瘤的擦伤。在处理基底时有时会出现肿瘤主要血供的血管出血,此时可用等离子射频刀进行止血,如果为较大的血管出血,单纯应用等离子射频刀头难以完全止血时,则可加用电凝止血。

2. 基底暴露困难　清晰地暴露基底是完成手术的关键。血管瘤多起源于鼻中隔、下鼻甲,少数来源于中鼻道,鼻腔应用肾上腺素盐水棉片仔细收缩常可看到肿瘤的基底,且术中常可见到如下情况:尽管肿瘤较大,但基底常较局限,少有超过 2cm 者,等离子射频刀只要将基底附着处切断游离,就可整块取出肿瘤。如果肿瘤较大经过收缩仍难以暴露基底而导致操作困难的,则不宜单纯应用等离子射频刀完成手术。可采取切开入路切除大部分肿瘤,在视野暴露清楚的情况下再辅助应用等离子射频刀处理基底部以防止复发并止血。对于起源于鼻中隔后方的血管瘤,因位置靠后,暴露肿瘤相对困难,但只要基底清楚,仔细操作仍可以完成手术。

3. 焦痂堵塞刀头　在切割组织时常可遇见焦痂堵塞刀头,反复清理焦痂不仅使手术时间延长,也可损害刀头而减弱等离子效应。

处理方法:在不影响手术操作视野的基础上,尽量维持较大流量的氯化钠注射液,另外,刀头接强力吸引器也可避免刀头堵塞而形成焦痂。一旦焦痂堵塞刀头,可通过与刀头连接的吸引器管进行冲洗排除刀头上的结痂。

4. 切割深度及范围　对于起源于下鼻甲及中鼻道等处鼻腔外侧壁的肿瘤,为防止复发,切割深度宜达到骨质。对于起源于鼻中隔的肿瘤,切割深度到达黏软骨膜下为宜,不宜过深,不要损伤软骨,以防止术后继发鼻中隔穿孔。切割的能量挡位越低,则每次切割的深度越浅,术者越易控制深度。因此,对于起源于鼻中隔的肿瘤,切割时能量挡位要低,对于操作不熟练者,可从 3 挡开始,视熟练程度逐渐增加挡位至 7～9 挡,要轻触黏膜,轻柔操作,避免用力后导致切割过深。切割范围达到肿瘤周缘 0.3cm 即可。对于起源于下鼻甲及中鼻道的肿瘤,因基底位于骨质,不涉及软骨损伤及中隔穿孔等问题,则可直接用 7～9 挡切割至骨面。

【术式优点】

1. 出血少,损伤小,手术操作简单,风险降低。

2. 可以整块切除肿瘤,符合肿瘤的治疗原则。

3. 视野清晰,更易达到彻底切除病变,在肿瘤完整切除后可以进一步消融处理基底及其周围,减少复发。

4. 术后疼痛轻微、痛苦小、恢复快、更微创。对于病变范围广,累及鼻窦者不需行动脉结扎、栓塞便可做到彻底切除病变的同时无大出血。

【术式缺点】

1. 对于病变广泛而不能暴露基底的肿瘤,单独应用等离子射频刀完成手术较为困难。

2. 若等离子射频刀术中不慎进入肿瘤实质,则可引起出血而致视野模糊,导致手术完成困难。

【术后处理】

术后鼻腔反应与 FESS 手术相似,基底位于下鼻甲及中鼻道的肿瘤术后早期有干痂及轻度水肿,基底位于鼻中隔的肿瘤术后中隔创面有少许干痂,无明显水肿,术后每周更换可吸收性止血海绵 1 次,其他处理同 FESS 手术相同。约 2 个月术区达到上皮化。

【典型病例介绍】

患者女性,52 岁,因“间断性左侧鼻腔少量出血及鼻塞半年”入院,不伴有其他不适。查体:左侧鼻腔总鼻道可见一淡红色表面光滑的新生物,触之易出血,收缩鼻腔后见肿物基底位于鼻中隔中上部,鼻窦 CT 检查鼻窦未见异常,诊断为鼻腔血管瘤,于全麻下行鼻内镜下等离子射频肿物切除术,术中见肿物基底位于鼻中隔中上部,将肿物整块切除,见肿物近于椭圆形,大小约 2.5cm×1.5cm,术中出血约 2mL,术毕应用敷红霉素软膏的可吸收性止血海绵 1 片覆盖术区,术后创面开始有少许干痂,无明显水肿,每周更换可吸收性止血海绵 1 次,2 个月后创面完全愈合,术后病理为毛细血管瘤。术后 1 年随访肿物无复发,鼻中隔无穿孔(图 5-6-7)。

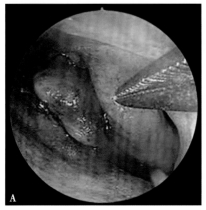
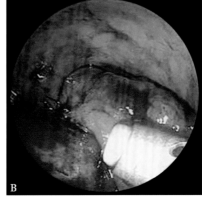
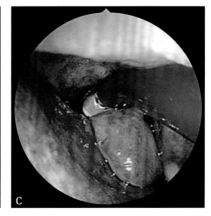

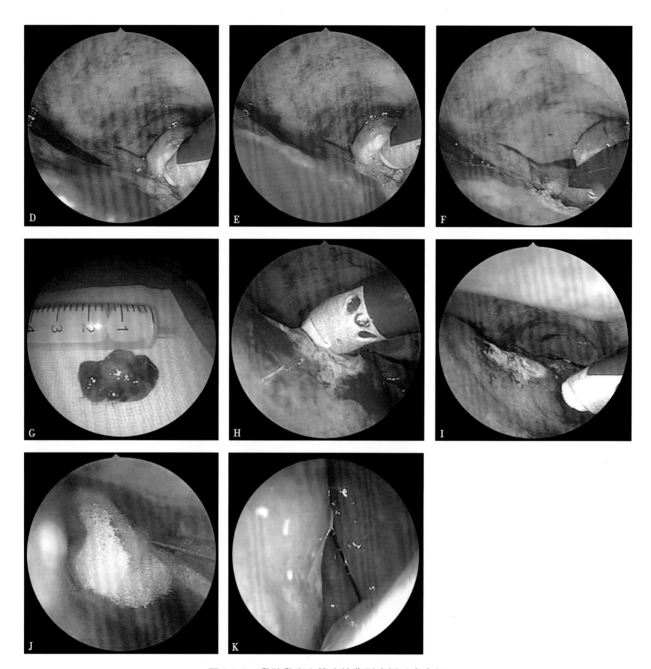

图 5-6-7 鼻腔鼻窦血管瘤的典型病例手术介绍

A. 收缩左侧鼻腔，见肿瘤位于中鼻道与鼻中隔之间；B. 肿瘤基底位于鼻中隔中上部；C. 将刀头置于肿瘤基底与起源之鼻中隔黏膜之间，自肿瘤的基底上方开始切割，切割能量为 5 挡，在操作不熟练时先选择低挡位，防止挡位高误伤中隔软骨导致术后鼻中隔穿孔；D. 继续自上而下切割基底部，注意用等离子射频刀头一边向外侧推压肿瘤以便清晰地显露基底，一边切割操作；刀头方向朝向鼻中隔，轻触作用部位不要用力；E. 大部分肿瘤基底已经与鼻中隔离断；F. 全部肿瘤基底已经与鼻中隔离断；G. 整块取出的肿瘤；H. 整块切除肿瘤后，进一步扩大消融切除至鼻中隔黏软骨膜下并止血；I. 术区处理完毕所见；J. 以敷有红霉素软膏的可吸收性止血海绵覆盖创面；K. 术后 1 年复查见鼻中隔无血管瘤复发，轻度瘢痕，无中隔穿孔。

（张欣然 佘翠平 张庆丰）

参考文献 ————

[1] KIM J H, PARK S W, KIM S C, et al. Computed tomography and magnetic resonance imaging findings of nasal cavity hemangiomas according to histological type. Korean J Radiol, 2015, 16 (3): 566-574.

[2] 佘翠萍, 张庆丰, 宋伟, 等. 鼻内镜下低温等离子射频治疗鼻腔血管瘤. 中华耳鼻咽喉头颈外科杂志, 2010, 45 (3): 197-199.

[3] 谢珂, 胡家军, 向玉芽. 鼻内镜下等离子系统治疗鼻腔血管瘤疗效观察. 中国耳鼻咽喉颅底外科杂志, 2011 (2): 148.

[4] 李王伟, 陶跃进, 周义兵. 鼻内镜下低温等离子射频治疗鼻腔血管瘤. 中国卫生标准管理, 2015 (15): 67-69.

[5] 郭守明. 鼻内镜下低温等离子消融术治疗鼻腔血管瘤的临床疗效分析. 中国医学文摘-耳鼻咽喉科学, 2016 (4): 4.

[6] 左晓晖, 陈俊曦, 陈舒. 鼻内镜下低温等离子消融治疗鼻腔血管瘤的临床效果. 血管与腔内血管外科杂志, 2019 (3): 203-207.

[7] 陈晓栋, 方满昌, 石照辉, 等. 经鼻内镜鼻腔血管瘤切除术 57 例临床疗效分析. 中国耳鼻咽喉头颈外科杂志, 2020 (3): 145-147.

第七节　等离子射频鼻腔鼻窦内翻性乳头状瘤切除术

鼻腔鼻窦内翻性乳头状瘤(sinonasal inverted papilloma, SNIP)是较多见的发生于鼻腔外侧壁及鼻窦的黏膜上皮源性肿瘤, 占鼻腔肿瘤的 0.5%～4%, 多发生于中年男性患者, 男女比例为 3:1 或 5:1, 单侧发病多见, 术后易复发, 多次手术及年龄较大者易产生恶变, 恶变率为 7%。

【病因及病理】

本病病因和发病机制不清, 学说较多。肿瘤的发生可能与炎症刺激、人乳头状瘤病毒或者 EB 病毒感染和黏膜腺体内鳞状上皮细胞化生有关, 是一种转化或内生的肿瘤。病理特点为表层上皮过度增生, 向基质内呈乳头状增生, 可表现为鳞状上皮、移行上皮及纤毛柱状上皮同时存在。上皮向内翻转, 形成实体性细胞巢或细胞团块, 但基底膜完整, 瘤细胞的异型性并不严重。在肿瘤组织结构上虽属良性, 但有很强的生长力, 可以呈多中心发生, 易破坏周围组织和骨质, 向邻近器官扩展, 切除后易复发, 有恶变倾向, 为上皮组织边缘性肿瘤或交界性肿瘤。

【影像学诊断】

CT 对 SNIP 的定性诊断有一定限度, 但对于确定病变部位、累及范围、帮助制订合适的手术方案等有很大作用。部分病例起源部位可呈现出骨质毛糙、模糊或增生的表现[1-2]。MRI 于 SNIP 诊断具有重要意义, 在 T_2 加权相(T_2WI)和强化的 T_1 加权相上(T_1WI)SNIP 表现为特征性的高低信号交替的脑回征(convoluted cerebriform patterns, CCP), 这与 SNIP 大体标本上形成的沟回样外观相一致[3-4]。同仁团队研究发现, MRI 的 T_2WI 和增强 T_1WI 上, 肿瘤主体表现为相间条纹征, 从起始部位向终末端呈辐射状分布, 肿瘤起源点即位于辐射中心, 而 CCP 分布于肿瘤终末端[5]。

【临床治疗】

制订一个简明、客观、易被临床医师掌握的 SNIP 临床分期标准可客观地评价不同手术方式对 SNIP 的治疗效果, 并有益于鼻内镜技术在 SNIP 治疗上的推广应用[6]。曾有多位作者先后对 SNIP 进行分期, 目前文献报道多采用 Krouse 的分期标准, 即: ①Ⅰ期: 肿瘤局限于鼻腔一个解剖部位; ②Ⅱ期: 肿瘤局限于窦口鼻道复合体、筛窦和/或上颌窦的内壁, 同时可累及鼻腔; ③Ⅲ期: 肿瘤位于上颌窦外侧壁、下壁、上壁、前壁或后壁,蝶窦和/或额窦,可以累及上颌窦内壁、筛窦或鼻腔;④Ⅳ期:病变侵犯鼻腔鼻窦外结构或恶变。2009年首都医科大学附属北京同仁医院根据肿瘤发生部位及复发率建立分期系统,并根据分期推荐了相应的手术径路,对临床医师具有较大的指导作用[7]。

SNIP对放化疗不敏感,手术切除是最佳选择。切除不彻底是术后复发的关键因素。对其基底及浸润组织周围的正常组织应切除足够的安全界,有时辅以局部冷冻或激光治疗。术式的选择以暴露充分、操作方便、无碍面容以及尽量不影响鼻腔功能为原则。

目前SNIP的手术治疗方式主要分为三种。①鼻外径路,以往所采取的手术方式分别为鼻侧切开术(lateral rhinotomy)、柯-陆氏手术(Caldwell-Luc)、鼻内入路肿瘤切除术、面中部掀翻手术(extended sublabial incision)、骨瓣成形术(osteoplastic flap)[8],国内外文献报道手术方式不同治疗效果不一,采用Caldwell-Luc手术复发率为30%～60%,行鼻侧切开术复发率较低,为10%～30%,因而以往多数学者主张采用鼻侧切开手术,以彻底切除肿瘤减少复发[9-10]。②鼻内镜径路,近年来随着鼻内镜手术的广泛开展,影像学对病变的准确定位和新的手术器械的应用,为经鼻内镜准确和彻底切除肿瘤提供了基础。鼻内镜技术治疗SNIP首推Stammberger(1981,1983),之后Wigand(1989,1990)发表了第一篇内镜下SNIP切除术的报道,此后国内外相继将鼻内镜技术应用于NIP的治疗上,鼻内镜下手术治疗的复发率为0%～20%。鼻内镜下NIP的方式有经典式鼻内镜手术,经中鼻道上颌窦开窗、联合开窗,鼻内镜下鼻腔外侧壁切除、鼻内镜下泪前隐窝入路,Draf Ⅱb或者Draf Ⅲ内镜鼻窦手术,翼突径路内镜鼻窦手术。③联合径路包括鼻内镜联合鼻侧切开术,鼻内镜联合柯-陆氏手术,鼻内镜联合鼻外径路额窦手术。

手术方式的选择取决于术者的经验和技巧、设备条件、病变程度和范围等。在这些条件和前提下,合理选择手术方式,最终目的是彻底切除病灶。手术需要注意以下有关问题:①术者需具备熟练的鼻内镜手术技术和经验;②术前仔细阅读CT和MRI,初步确定瘤体与阻塞性病变区域的关系,选择合适的手术术式;③由于肿瘤最常发生的部位为鼻腔外侧壁,切除肿瘤的重点在于鼻腔、筛窦和上颌窦内壁,必要时包括中鼻甲和下鼻甲;④术中注意判断瘤体组织与阻塞性病变组织,彻底切除瘤体及可疑处黏膜组织,肿瘤基底部位可辅以激光烧灼或电灼;⑤病变涉及处的黏膜要彻底清除,不可姑息;⑥中鼻甲并非一定切除,保留与否视肿瘤侵犯的区域而定;⑦原发于或累及上颌窦的肿瘤可采用中下鼻道联合开窗入路,或者在鼻内镜下行上颌窦内侧壁切除术。原发部位的窦黏膜需全部去除;⑧肿瘤未侵犯区域的结构和黏膜要予以保留,以利于鼻腔功能的恢复。

SNIP术后复发率的高低直接与手术方法有关,切除不彻底是肿瘤复发的根本原因。与下列因素有关:①受周围解剖关系的限制,肿瘤未能彻底切除;②SNIP的多中心起源;③患者因前一次手术造成肿瘤种植;④肿瘤边缘有化生改变,术中没有彻底切除这些病变;⑤SNIP表现的细胞不典型增生。

SNIP恶变目前尚未有统一的结论。乳头状瘤与癌同时并存,还是进一步发展后恶变为癌,有几种考虑:①可能癌细胞和乳头状瘤发生在同一部位,未引起明显的癌变;②乳头状瘤中包含着一个癌灶;③乳头状瘤治疗后发生了癌变,但尚无乳头状瘤复发。本病多于反复手术后恶变,恶变率为3%～4%。临床遇到下列情况应怀疑恶变:①全部切除后迅速复发;②较快侵犯邻近组织;③反复鼻衄;④头面部疼痛,提示有骨质和神经受累。

应用等离子射频行鼻腔及鼻窦NIP的治疗自2009年至今有少许报道,作者对按照Krouse的分期标准为Ⅰ、Ⅱ、Ⅲ、Ⅳ期的肿瘤进行治疗,同时参照同仁团队分期系统。应用8872号等离子射频刀实施手术。各期手术方法如下。

（1）Ⅰ、Ⅱ期肿瘤：起源于鼻中隔的肿瘤，于肿瘤周缘0.5cm开始切开中隔黏膜，直至肿瘤基底，达到软骨膜层，将肿瘤完整切除。起源于中鼻道上颌窦自然口周围的肿瘤处理方法是将等离子射频刀头置于肿瘤基底与起源之中鼻道骨质之间，自上而下边切割边向下按压肿瘤以逐渐暴露基底，直至将基底附着处之连接完全切断，将肿瘤整块取出，再以等离子射频刀将周缘至少0.5cm的安全缘黏膜做消融止血直至术区骨面暴露，一般保留鼻中隔软骨膜。起源于鼻道复合体和筛窦的，切除筛泡及钩突，开放部分筛窦及上颌窦，吸净窦内分泌物后检查窦腔有无病变，并根据病情进行进一步的处理，对于不是必须保留的骨质建议做切除处理。对于部分上颌窦内侧壁的肿瘤不易暴露的，可以扩大上颌窦口，更换70°内镜，弯曲等离子射频刀头或选择不同角度的自动切割钻，手术不难完成。Ⅰ、Ⅱ期肿瘤术中一般出血较少，等离子兼有切割止血的功效，可以妥善止血，术区以敷有红霉素软膏的可吸收性止血海绵填塞即可。

（2）Ⅲ期肿瘤：由于病变范围广、存在正常内镜径路下不能窥及的死角，此时式径路的选择尤其重要。对于上颌窦下壁、前壁、内侧壁、牙槽隐窝和泪前隐窝的病变，泪前隐窝入路是被证实疗效最确切的内镜下径路。对于累及额窦的病变，Draf Ⅱb或者Draf Ⅲ手术或联合鼻外径路能做到比较彻底切除。病变累及蝶窦的，开放蝶窦并扩大蝶窦口，外侧壁黏膜予以剥离，余处黏膜可消融切除。对于病变累及蝶窦外侧隐窝的，翼突径路可获得完整的视野。

（3）Ⅳ期肿瘤：Ⅳ期肿瘤需要根据CT、MRI，初步判断肿瘤的范围，选择合理的术式，必要时选择内镜鼻窦径路＋鼻外径路以达到完全切除肿瘤的目的。等离子射频刀此时可作为辅助手段，对处理血管神经及周围的病变具有一定的优势。

作者总结了以下治疗经验。

（1）以鼻用8872号刀头操作，因该型号刀头操作头较细，不易遮视野。且需调节好用于产生等离子效应的氯化钠注射液的流速，因为流出量少则易形成焦痂堵塞刀头，流量过大则影响术野操作。常用7挡切割，3挡止血，若出血明显也可调整为4挡止血。

（2）充分收缩患侧鼻腔，暴露肿物基底非常重要。对于Ⅰ、Ⅱ级肿瘤，以等离子射频刀或鼻纱条下压肿物多可清晰暴露基底，继而在肿物基底与附着处之间切割、同时将基底部主要血供的责任血管用等离子切断后凝血，这样可保证术野清晰，最大程度地减少出血，进而整块彻底切除肿瘤。术中注意勿在肿瘤实质中操作，以避免出血及残留。

（3）为彻底切除肿瘤，防止残留和复发，将肿瘤切除后在周缘至少0.5cm以上区域以等离子射频刀进一步处理直至骨面暴露，同时切除钩突或筛泡，开放并扩大相应的窦口，以暴露窦腔有无病变。

（4）对于鼻中隔的病变，切割深度宜达到中隔软骨膜，不易过深，防止等离子效应可能继发中隔软骨和黏膜血运障碍，致坏死、穿孔。

（5）对Ⅰ、Ⅱ级的NIP等离子射频手术可完全做到整块切除而不需应用电动切割器，但对于病变广泛、基底难以暴露的Ⅲ级以上NIP，若单纯以等离子射频手术切除肿瘤则较难完成，可先以电动吸割器做肿瘤的大部分切除后再将残余之基底以等离子做进一步的切割、止血。

应用等离子射频治疗SNIP具有的优势是：出血少、术野清晰、可达到肿瘤整块彻底切除、损伤小、手术时间短、术后疼痛轻微，是一种更微创治疗SNIP的手术方法[11]。由于该术式开展时间短，作者所治疗的病例数尚有限，远期复发率如何目前还未见报道，尽管如此这一术式为NIP的微创治疗提供了一种新的治疗手段。

【手术适应证】

1. Ⅰ级及Ⅱ级肿瘤（图 5-7-1），在清楚暴露肿瘤基底时可以完全应用等离子射频刀将肿瘤整块手术切除。

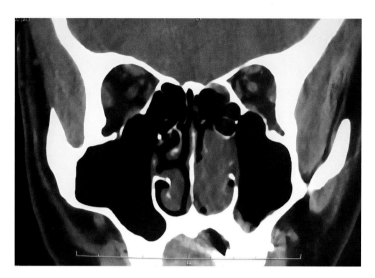

图 5-7-1　患者鼻窦冠状位 CT
患者左侧中鼻道、总鼻道可见密度增高影。

2. Ⅲ级肿瘤可以先应用切吸钻切除大部分肿瘤，基底再用等离子射频刀进一步切除和处理，即切吸钻结合等离子射频完成手术。

【术前准备】

1. 术前鼻内镜及 CT 或 MRI 检查确定肿物范围。

2. 全麻术前常规准备。

3. 8870 号等离子射频刀头。

4. 单极或双极电凝止血设备。

【手术方法】

1. 全麻鼻内镜下以肾上腺素注射液盐水棉片充分收缩患侧鼻腔，暴露肿瘤基底，肿瘤基底多位于中鼻道上颌窦自然口周围（图 5-7-2A）。

2. 将 8872 号等离子射频刀头置于肿瘤基底与起源之中鼻道骨质之间，自上而下边切割边向下按压肿瘤以便更加清晰暴露基底，直至将基底附着处之连接完全切断（图 5-7-2B、C）。

3. 将肿瘤整块取出（图 5-7-2D）。

4. 再以等离子射频刀将基底处及其周缘至少 0.5cm 的安全缘黏膜做消融切除直至术区骨面暴露并止血（图 5-7-2E）。

5. 如上颌窦有阻塞性炎症，则切除钩突，开放上颌窦自然口（图 5-7-2F、G）。

6. 以敷有红霉素眼膏的可吸收性止血海绵 1 片填塞鼻腔，不需另行填塞（图 5-7-2H）。

等离子射频鼻腔内翻性乳头状瘤切除术

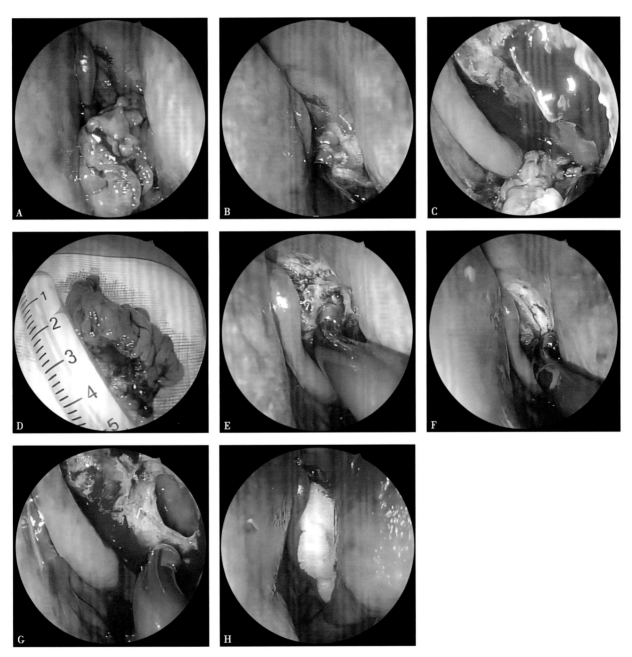

图 5-7-2　左侧鼻腔内翻性乳头状瘤手术步骤
A. 肿瘤基底位于左侧中鼻道上颌窦自然口处；B. 将 8870 号等离子射频刀头置于肿瘤基底与中鼻道骨质之间，自上而下边切割边向下按压肿瘤；C. 将基底附着处之连接完全切断，肿瘤落至总鼻道下方；D. 肿瘤整块取出，基底长约 1.5cm；E. 切开钩突黏膜；F. 切除钩突；G. 开放上颌窦自然口；H. 手术结束时鼻腔情况。

【术中常见问题及处理】

1. 出血　术中出血就会造成术野模糊而影响手术的顺利完成。由于内翻性乳头状瘤血供丰富，术中出血多是等离子射频刀进入肿瘤瘤体进行切割所致，另外，收缩鼻腔时擦伤瘤体也会导致出血。

处理方法：等离子射频刀沿肿瘤基底进行切割，勿进入肿瘤实质，可以避免出血。在收缩鼻腔时，一定要仔细小心，避免肿瘤的擦伤。在处理基底时常常会涉及肿瘤主要血供的血管出血，此时可用等离子射频刀进行止血，如果为较大的血管出血，单纯应用等离子射频刀头难以完全止血时，则可加用电凝止血。

2. 基底暴露困难　清晰地暴露基底是完成手术的关键。内翻性乳头状瘤多起源于中鼻道上颌窦自然口周围，对于侵及范围小的Ⅰ级及Ⅱ级肿瘤，鼻腔应用肾上腺素盐水棉片仔细收缩常可看到肿瘤的基底，且术中常可见到如下情况：尽管肿瘤较大，但基底并不广泛，常仅局限于中鼻道，等离子射频刀只要将基底附着处切断游离，就可整块取出肿瘤。由于肿瘤质地软，有时呈分叶状，可以阻视野而影响操作，此时可用纱条或等离子射频刀刀柄下压肿瘤以保持视野清晰。对于肿瘤较大经过收缩仍难以暴露基底时，则单纯应用等离子射频刀完成手术将很困难，此时可以先应用切吸钻切除大部分肿瘤，残余少量肿瘤及基底再用等离子射频刀处理更为合适（图 5-7-3）。

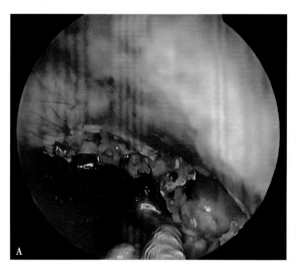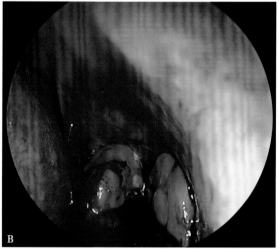

图 5-7-3　肿瘤基底暴露困难的处理技巧
A. 借助于纱条下压肿瘤暴露术野；B. 用刀柄下压肿瘤暴露肿瘤基底。

3. 焦痂堵塞刀头　在切割组织时常可遇见焦痂堵塞刀头，反复清理焦痂不仅使手术时间延长，也可损害刀头而减弱等离子效应。

处理方法：在不影响手术操作视野的基础上，尽量维持较大流量的氯化钠注射液。另外，刀头接强力吸引器也可减少焦痂形成的机会。

【术式优点】

1. 出血少。

2. 可以整块切除肿瘤，符合肿瘤的治疗原则。

3. 在肿瘤完整切除后可以进一步消融处理基底及其周围，深度可达到骨面，达到彻底切除肿瘤的目的，减少复发机会。

4. 损伤小，术后疼痛轻微，更微创。

【术式缺点】

1. 对于病变广泛而不能暴露基底的肿瘤单独应用等离子射频刀完成手术较为困难。

2. 对于广泛侵及鼻窦的肿瘤,尤其是肿瘤起源于上颌窦外下方或前下方的肿瘤,因刀头的弯曲程度所限难以到达肿瘤部位,故难以彻底切除窦腔肿瘤。

【术后处理】

术后鼻腔反应与 FESS 手术相似,早期有干痂及水肿肉芽组织增生处理与 FESS 手术相同。术后 2 个月左右术区达到上皮化(图 5-7-4)。

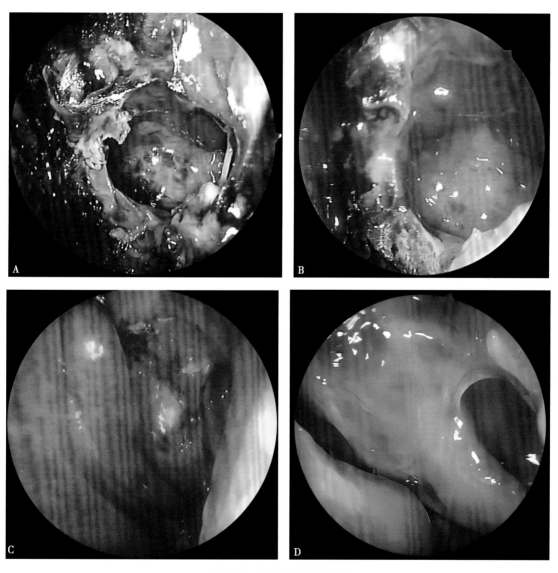

图 5-7-4　术后复查鼻腔状态

A. 术后 1 周可见上颌窦自然口周围干痂;B. 术后 2 周见仍有少许干痂,黏膜轻度水肿;C. 术后 1.5 个月部分患者术区可见少许肉芽增生(经病理证实非肿瘤残留和复发);D. 术后 2 个月见术区上皮化良好,有轻度瘢痕,上颌窦自然口开放良好。

【典型病例介绍】

患者男性，51 岁，因左侧鼻腔渐进性鼻塞 3 个月入院，全身检查无明显异常，入院后查体见左侧中鼻道有淡红色表面不光滑的新生物，鼻窦冠状位 CT 见左侧中鼻道及上颌窦有略低密度软组织影，诊断为左侧鼻腔肿物，应用 8870 号等离子射频刀行肿物切除术，术中见肿物基底位于左侧中鼻道，应用等离子射频刀在正常边界处切开，将肿瘤基底离断，肿瘤整块取出，见左侧上颌窦腔内为白色黏稠分泌物，吸除分泌物，应用等离子射频刀将左侧中鼻道肿瘤基底处软组织进一步切除直至骨面，术区可吸收性止血海绵填塞。术后病理回报为内翻性乳头状瘤。术后 2 个月复查，见左侧上颌窦自然口内上方淡红色略不光滑凸起，取病理证实为肉芽组织，未进一步处理。术后 13 个月复查，术区光滑，肿物无复发（图 5-7-5）。

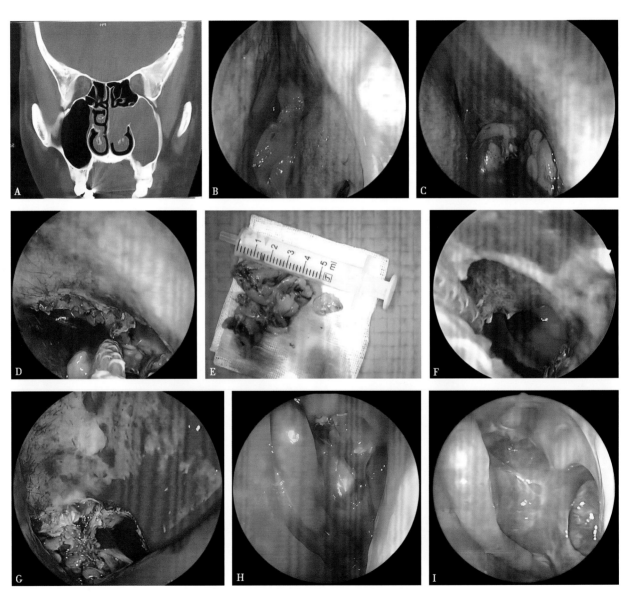

图 5-7-5　内翻性乳头状瘤的典型病例介绍

A. 鼻窦冠状位 CT 所见；B. 术前所见肿瘤基底位于左侧中鼻道；C. 术中见肿物基底位于左侧中鼻道；D. 应用等离子射频刀在正常边界处切开，将肿瘤基底离断；E. 整块取出肿瘤；F. 左侧上颌窦腔内为白色黏稠分泌物；G. 应用等离子射频刀将左侧中鼻道肿瘤基底处软组织进一步切除直至骨面；H. 术后 2 个月复查所见；I. 术后 13 个月复查，肿物无复发。

（张　悦　佘翠平　张庆丰）

参考文献 ————————————————————————

[1] BHALLA R K, WRIGHT E D. Predicting the site of attachment of sinonasal inverted papilloma. Rhinology, 2009, 47 (4): 345-348.

[2] LEE D K, CHUNG S K, DHONG H J, et al. Focal hyperostosis on CT of sinonasal inverted papilloma as a predictor of tumor origin. AJNR Am J Neuroradiol, 2007, 28 (4): 618-621.

[3] OJIRI H, UJITA M, TADA S, et al. Potentially distinctive features of sinonasal inverted papilloma on MR imaging. AJR Am J Roentgenol, 2000, 175 (2): 465-468.

[4] JENO T Y, KIM H J, CHUNG S K, et al. Sinonasal inverted papilloma: value of convoluted cerebriform pattern on MR imaging. AJNR Am J Neuroradiol, 2008, 29 (8): 1556-1560.

[5] 房高丽, 王成硕, 张罗. CT 和 MRI 对鼻腔鼻窦内翻性乳头状瘤的诊断价值. 中国耳鼻咽喉头颈外科, 2015, 22 (8): 422-425.

[6] 王艳杰, 耿志刚, 赵长青, 等. 鼻腔鼻窦内翻性乳头状瘤的临床分期及术式选择. 中国中西医结合耳鼻咽喉科杂志, 2020, 28 (4): 75-79.

[7] MENG Y, FANG G, WANG X, et al. Origin site-based staging system of sinonasal inverted papilloma for application to endoscopic sinus surgery. Head Neck, 2019, 41 (2): 440-447.

[8] PENG R, THAMBOO A, CHOBY G, et al. Outcomes of sinonasal inverted papilloma resection by surgical approach: an updated systematic review and meta-analysis. Int Forum Allergy Rhinol, 2019, 9 (6): 573-581.

[9] LAWSON W, KAUFMAN M R, BILLER H F. Treatment outcomes in the management of inverted papilloma: an analysis of 160 cases. Laryngoscope, 2003, 113 (9): 1548-1556.

[10] KROUSE J H. Development of a staging system for inverted papilloma. Laryngoscope, 2000, 110 (6): 965-968.

[11] 张庆丰, 佘翠萍, 宋伟, 等. 鼻内镜下鼻腔内翻性乳头状瘤低温等离子射频手术治疗的初步观察. 中华耳鼻咽喉头颈外科杂志, 2009, 4 (7): 543-545.

第六章

等离子射频手术在鼻咽部疾病治疗中的应用

鼻咽，前以后鼻孔为界，与鼻腔相通；顶为蝶骨体及枕骨底部；后壁相当于第1～2颈椎；前下为软腭，与口咽相通。鼻咽部黏膜自内向外分为黏膜层、纤维层、肌肉和外膜层。

第一节　等离子射频鼻咽囊肿切除术

鼻咽囊肿（nasopharynx cyst）为耳鼻咽喉科并不常见的鼻咽部良性肿物，一般病程较长，初期症状隐匿，不易被发现，较多患者没有及时就诊，囊肿增大产生不适感是就诊的主要因素。在尸体解剖中鼻咽囊肿患者的发现率为3.3%，影像学发现率达5%，随着纤维鼻咽镜、鼻内镜在临床的广泛应用和专科医师对于该病的重视，鼻咽囊肿的发现率有增高的趋势。

【临床类型】

1. 鳃裂囊肿　发源于第2鳃裂，常位于鼻咽侧壁，也称为"侧壁剩余囊肿"。此种囊肿覆以纤毛柱状上皮。

2. Thornwaldt病　多年来对此病认识模糊不清。其特点为鼻后持续性溢脓、结痂，为咽滑囊炎症所致，咽滑囊为鼻咽后部中线的袋状或憩室状凹陷，向后上深入，盲端达枕骨结节。关于此滑囊的形成，有以下论点：①或为胚胎脊索与咽外胚层的粘连；②成人的滑囊为咽上皮增生所致；③为一种潴留囊肿，多认为此为Thornwaldt病的最常见的原因。

3. 颅颊囊（Rathke囊）囊肿　颅颊囊为原口凹外胚层内翻，移向后上，最后与漏斗凹陷融合，称为垂体的前叶，在解剖上称为颅咽管。在正常情况下，此种凹陷将最终阻塞，但有以下各种变异。

（1）颅咽管保持不闭塞，Rathke（1839）曾报告1例大脑疝，经蝶骨小体，后命名此孔为Rathke囊。此管经垂体窝底中线，向下经蝶窦间至咽部开口，或延至犁骨中。

（2）颅咽管有部分残留时，可形成肿瘤，名为"颅咽瘤"。常为鞍上型，也可为鞍内型。

（3）此管下半部残留，可使蝶窦下壁与咽部相通。

（4）垂体肿瘤：颅咽管下端残留，并有垂体组织发生。

（5）囊肿发生于此管的径路上。

【临床表现】

由于部位相同，故鼻咽囊肿的症状相似。头痛为较为常见的症状，部位多位于枕部，与蝶窦炎相似。

当鼻腔后部脓涕流向咽部，引起恶心不适，可伴有鼻腔异味。有时鼻咽部有压迫胀满感及疼痛，颈后肌肉酸痛、僵直。当分泌物堵塞咽鼓管咽口时，引起耳鸣、耳闷及听力下降。当囊肿较大堵塞后鼻孔时，可发生鼻塞。囊肿可破裂，此时头痛症状迅速减轻，故头痛可呈周期性变化。

【临床治疗】

发现鼻咽囊肿后药物治疗无效，治疗方式以手术治疗为主，治疗原则为彻底清除囊壁组织。按照手术入路分为经口腔、经腭和经鼻入路[1]。

1. 经口入路　可采用间接鼻咽镜或70°鼻内镜，其优点在于避免了器械对于鼻腔黏膜的损伤，不损伤软腭的功能。而应用70°鼻内镜更能充分显示肿物、鼻咽、后鼻孔及其解剖关系，可选用腺样体刮匙、微波热凝、等离子等。

2. 经腭入路　经软腭切口，暴露鼻咽部，切开黏骨膜，切除囊肿。因创伤较大，目前已较少采用。

3. 经鼻入路　应用鼻内镜经鼻入路，视野清晰，手术器械可选用腺样体刮匙、自动切割钻等，此方法出血相对较多，一般需要辅助电凝止血。另有揭盖法、穿刺抽吸、注入硬化剂及涂抹硝酸银的方法，均易复发。笔者团队采用70°鼻内镜下5874号等离子射频切除鼻咽囊肿，具有切割、止血、吸引为一体，减少手术时间，减少出血，术后疼痛轻，并能消融囊肿附着处，避免复发而不过度损伤。

【手术适应证】

鼻咽囊肿致鼻塞、口臭、头痛、耳鸣等症状，经过保守治疗无效。

【术前准备】

1. 术前行电子鼻咽镜、CT或MRI检查以确定囊肿的范围。

2. 全麻。

3. 5874号等离子射频刀头。

4. Davis开口器及导尿管。

5. 70°鼻内镜。

【手术方法】

1. 经口插管全麻。

2. Davis开口器撑开咽腔，分别以两条导尿管自前鼻孔导入，经后鼻孔自口咽部导出，系紧前后端，拉拢软腭，以更好地暴露鼻咽（图6-1-1）。

3. 处理鼻咽顶壁及后壁囊肿

（1）以70°鼻内镜钳钳取部分组织送检，进行术后病理检查（图6-1-2A）。

（2）用5874号等离子射频刀直接消融切除，能量7挡，止血3挡，类似揭盖法。值得注意的是等离子射频刀应该轻附于囊肿黏膜表面，而不能按压，否则易造成出血或过度损伤。对于术中的小出血点应及时止血，以保证术野清晰（图6-1-2B）。

（3）基底部的处理应格外注意，既要保证完全切除囊肿，又不能过度破坏周围组织。手术要求消融至纤维层，注意消融时应缓慢进行，亦不应采用更高挡的能量，防止肌肉组织的损伤或周围组织的过度损伤（图6-1-2C）。

4. 切除鼻咽侧壁囊肿　可于基底部开始切除，此时助手持鼻内镜，术者左手持钳，右手持5874号等离子射频刀，将囊肿拉向健侧，以更好地显露囊肿与周围组织的界限，此种方法易将囊肿完整切除（图6-1-3）。

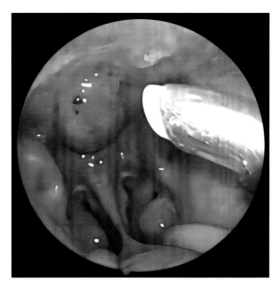

图 6-1-1　暴露鼻咽

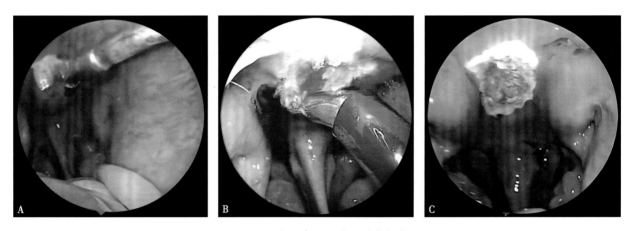

图 6-1-2　处理鼻咽顶壁及后壁囊肿

A. 70° 鼻内镜钳取部分组织；B. 可清晰地显示囊肿底壁；C. 消融至纤维层。

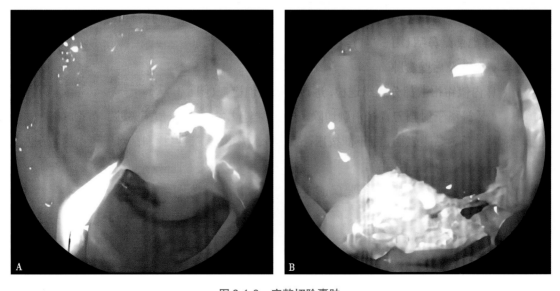

图 6-1-3　完整切除囊肿

A. 右手持 5874 号等离子射频刀，将囊肿拉向健侧，以更好地显露囊肿与周围组织的界限；B. 完全切除囊肿。

等离子射频鼻咽囊肿切除术

【术中常见问题及处理】

1. 囊肿粘连界限不清　对于感染性囊肿，基底易与周围组织粘连而界限不清，此种情况增加了手术的难度，此时除了切除应缓慢，更应熟悉鼻咽部的解剖关系。当等离子射频刀作用于肌肉组织时，可见咽上缩肌的运动，此时应慎重操作。过度切除可能致肌肉、筋膜损伤，术后患者会产生头痛、颈间隙感染等并发症。

2. 巨大囊肿暴露困难　完全阻塞后鼻孔，导尿管不能通过，此时可于 Davis 开口器下先行穿刺抽吸囊液，暴露视野后再行手术切除（图 6-1-4）。

3. 靠近后鼻孔的组织不易切除　对于鼻咽顶、靠近后鼻孔的囊肿，5874 号等离子射频刀限于角度问题，有时难以切除基底部的组织，此时可将刀头前端轻度弯曲而不影响等离子效应，从而达到切除肿瘤的目的。

4. 术中应将生理盐水流量调整至合适大小，流量过大则容易污染视野，流量过小则难以充分发挥等离子效应（图 6-1-5）。

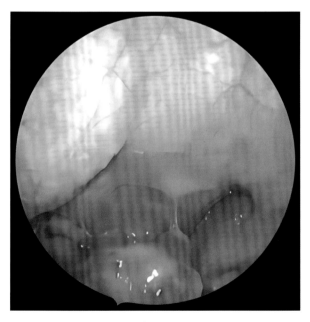

图 6-1-4　于 Davis 开口器下先行穿刺抽吸囊液，暴露视野

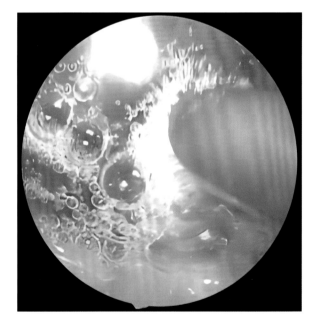

图 6-1-5　术中视野

【术式优点】

1. 出血少，创伤小　减少了对鼻咽部黏膜组织的不必要损伤，最大可能地保留了鼻咽部黏膜组织和结构的完整性，术后患者疼痛轻微。

2. 减少手术并发症,降低手术风险　5874 号刀头的吸引及凝血功能,可以保证术区清洁,有效避免主观误差。

3. 缩短手术时间,降低手术难度　应用此种术式,可在单人操作的情况下短时间完成手术操作,大大降低了手术时间和难度。

4. 降低复发概率　对于囊肿基底部的处理,5874 号等离子射频刀具有独特的优势,能充分切除可能残留的囊壁,而不造成过多的热损伤,降低了复发概率。

【术式缺点】

由于囊肿多为广基,故不易完整切除。

【术后处理】

进软食。感染性囊肿与周围组织粘连明显者可适当地进行预防感染治疗。

【术后并发症】

1. 复发　多由于手术经验不足,囊壁切除不完全。

2. 术后出血　若术中发现大的供应支血管,可能发生术后出血,术中可增加双极或单极电凝止血,以使止血更充分可靠,术后应注意预防术后出血。

【典型病例介绍】

患者,男性,43 岁,因"鼻塞、咳痰半年"入院。查体鼻咽部偏右可见直径约 1.5cm 大小的新生物,表面光滑,与周围组织界限清楚(图 6-1-6A)。诊断为鼻咽囊肿。行等离子射频鼻咽囊肿切除术。术中见肿物为囊性,有白色囊液,包膜完整。行经口入路内镜下等离子射频鼻咽囊肿切除术,术中出血约 2mL(图 6-1-6B)。术后 3 周复查见鼻咽部光滑,少许瘢痕形成(图 6-1-6C)。

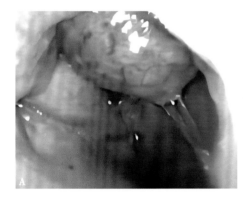 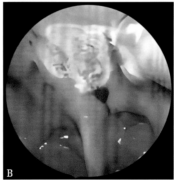 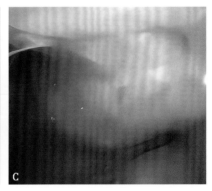

图 6-1-6　等离子射频鼻咽囊肿切除术

A. 查体见鼻咽部偏右可见直径约 1.5cm 大小的新生物,表面光滑,与周围组织界限清楚;B. 行经口入路内镜下等离子射频鼻咽囊肿切除术;C. 术后 3 周复查见鼻咽部光滑,少许瘢痕形成。

（张　悦　张庆丰）

参考文献

[1]　郝少娟,张天宇,林岳鑫. 鼻内镜下治疗鼻咽囊肿 13 例. 中国眼耳鼻喉科杂志,2011,11(1):47-72.

第二节　等离子射频腺样体切除术

腺样体又称咽扁桃体、增殖体，位于鼻咽顶壁与后壁交界处，两侧接近咽鼓管咽口，表面凹凸不平，形似橘瓣，是组成咽淋巴环的重要腺体。正常情况下，6～7 岁发育至最大，青春期后逐渐萎缩，成人仅有少量残体[1]。腺样体作为免疫器官，可制造具有天然免疫力的细胞核抗体，对从血液、淋巴及其他途径侵入人体的有害物质具有积极防御作用。当其受到抗原刺激时，增生肥大，表现出相应的症状，如张口呼吸、睡眠打鼾、鼻塞、流脓涕以及听力下降等，称为腺样体肥大（adenoid hypertrophy）[2]。

肥大的腺样体不同程度地阻塞后鼻孔和压迫咽鼓管，可引起如下临床症状[3]。

1. 鼻部症状　主要为鼻塞、流涕。由肥大的腺样体和局部积聚的分泌物堵塞引起[4-5]。

2. 耳部症状　腺样体肥大压迫咽鼓管咽口，引起咽鼓管阻塞，在炎症存在的情况下，病原微生物可逆行至中耳，引起分泌性中耳炎，产生耳闷、耳痛及听力下降等症状[6-8]。

3. 咽喉部症状　因分泌物下流并刺激呼吸道黏膜，引起咽喉部不适，产生阵发性咳嗽和支气管炎的症状[9]。

4. 全身症状　全身发育和营养状态差，睡眠多梦，易惊醒、磨牙、反应迟钝、注意力不集中和性情暴躁等。

腺样体肥大是儿童 OSA 最常见的病因之一，根据腺样体组织占据鼻咽腔面积的大小分为 4 度，分别为：≤25% 为Ⅰ度；26%～50% 为Ⅱ度；51%～75% 为Ⅲ度；>75% 为Ⅳ度。

无论是儿童还是成人的腺样体肥大，均会造成呼吸不畅，其危害在儿童尤为明显。腺样体肥大导致张口呼吸，对儿童的面容发育、认知功能及行为影响、对精神情绪均有明显不良影响[10-11]。儿童腺样体肥大的发病高峰为 2～6 岁。我国 2002—2003 年 8 个城市 28 424 名 2～12 岁儿童睡眠状况的流行病学调查显示，儿童睡眠打鼾发生率为 5.7%，其中 90% 以上的病因为腺样体和 / 或扁桃体肥大。因此腺样体切除术已成为治疗儿童鼾症的主要方法。

腺样体切除的手术方法有多种，传统的外科手术术式是腺样体刮除术，此种术式因为出血多、损伤大、容易残留和复发已经逐渐被摒弃。目前腺样体手术采用最多的方法主要是鼻内镜下应用电动切割器和等离子射频下的腺样体切除术。切割器切除腺样体术中易出血而影响手术操作，需要压迫或电凝止血，增加手术时间，术后患儿疼痛明显；对于圆枕周围的腺样体组织难以彻底切除，术后残留部分的腺样体组织容易再次增生肥大，导致复发；对鼻中隔后缘及后鼻孔黏膜可能造成损伤，增加后鼻孔粘连及闭锁的发生率[12]。

等离子射频腺样体切除术是自 5874 号等离子射频刀问世以后发展起来的，早期术者坐于患者头侧，用 Davis 开口器暴露口咽部，用硅胶管将软腭拉起以便显露鼻咽部，用头灯做光源照在间接喉镜上显露肥大的腺样体组织进行操作，这也是最初的直视下手术。因为光的亮度及视野有限，进而过渡到用显微镜代替头灯进行操作，但操作起来略为烦琐。经过实践摸索后，目前发展为以 70° 鼻内镜为光源进行操作，此法更加简便且视野更为清晰。鼻内镜下等离子射频腺样体切除术的优点是术中出血非常少，甚至不出血，大大缩短了手术时间，且手术视野暴露好，对咽鼓管咽口周围及突入后鼻孔的腺样体消融彻底，术后反应轻、恢复快、疗效好、复发率低，是一种微创的腺样体手术术式[13]。

【手术适应证】

1. 腺样体肥大引起夜间睡眠张口呼吸,打鼾,憋气,或有闭塞性鼻音。

2. 腺样体肥大伴鼻腔、鼻窦炎症反复发作,或上呼吸道反复感染。

3. 腺样体肥大堵塞咽鼓管咽口引起分泌性中耳炎或导致化脓性中耳炎,久治不愈。

4. 已经形成"腺样体面容",并有消瘦、发育障碍。

【术前准备】

1. 详细询问病史、体格检查 询问有无疾病过敏史及近期气道感染史,检查有无腭扁桃体肥大和 /或分泌性中耳炎、鼻窦炎。

2. 完善相关检查 可通过鼻咽侧位片、锥形束 CT、鼻内镜或电子鼻咽喉镜检查明确腺样体肥大,声阻抗及耳内镜检查明确有无分泌性中耳炎,以及入院常规检查。

3. 术前 4h 禁食水。术前半小时给予抗生素预防感染。

【手术方法】

手术在经口气管插管全身麻醉下进行,可以根据各地医院医疗条件的不同,选择不同的鼻咽部暴露方式,选用鼻内镜下手术为最佳。下面将不同的暴露方式加以简单介绍,并重点阐述经鼻内镜下手术方法。

1. 应用头灯及间接喉镜暴露鼻咽部方法 术者坐于患者头位前方,患儿仰卧,头正中后仰,用 Davis 开口器暴露口咽部,使用 2 根硅胶管,其中一端自鼻腔导入后经口咽腔导出,另一端留在前鼻孔之外,两端打结固定于前鼻孔处,以便将软腭及悬雍垂拉起显露鼻咽部,左手持间接喉镜置于口咽部,用头灯做光源照在间接喉镜上,调整间接喉镜的角度显露肥大的腺样体,后面的手术操作与鼻内镜下的手术相似(图 6-2-1)。

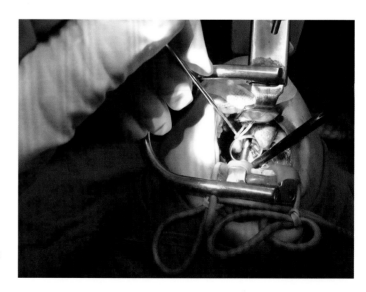

图 6-2-1 左手持间接喉镜置于口咽部,用头灯做光源照在间接喉镜上,右手持等离子射频刀进行手术

2. 应用显微镜及间接喉镜暴露鼻咽部方法 此种方法是用显微镜代替头灯作为光源照在间接喉镜上,其余操作与应用头灯及间接喉镜暴露鼻咽部方法相同。此种方法视野更加明亮清晰,但操作略为烦琐,需要调整显微镜的角度及放大倍数以便于有合适的视角及操作距离进行手术。后面的手术操作与鼻内镜下手术相似(图 6-2-2、图 6-2-3)。

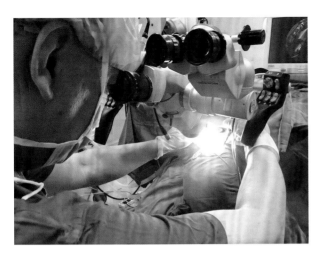

图 6-2-2　术者在显微镜下进行手术

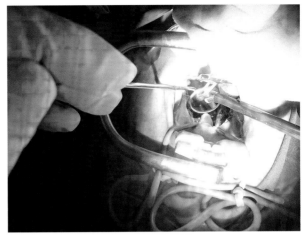

图 6-2-3　用显微镜代替头灯作为光源，照在间接喉镜上显露腺样体，视野更明亮清晰

3. 鼻内镜下腺样体切除术

（1）术者坐于患者头位前方术式

1）患儿体位及咽部暴露方法：患儿仰卧，头低位，用 Davis 开口器暴露口咽部。注意要选择长短合适的压舌板，且最好压舌板正中有压槽，可以放置麻醉插管，这样将压舌板置于舌体正中拉开开口器，可以很好地暴露口咽腔。开口器的弓形缺口最好位于右侧，这样便于等离子射频刀在右侧口角处前后左右变换位置时无障碍物阻挡。分别用 2 根粗细合适的硅胶管，一端自鼻腔导入后经口咽腔导出，另一端留在前鼻孔之外，两端打结固定于前鼻孔处，以便将软腭及悬雍垂拉起显露鼻咽部（图 6-2-4）。

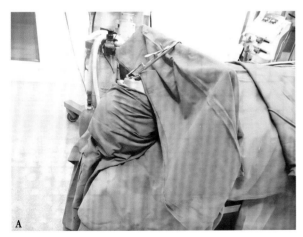

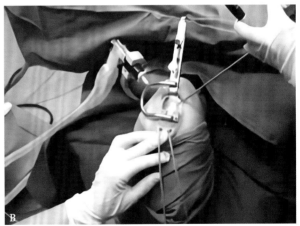

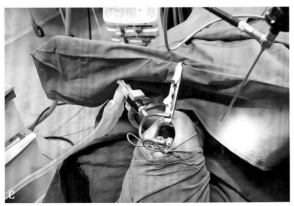

图 6-2-4　患者体位及咽部暴露方式

A. 患儿仰卧头低位，用缺口在右侧的 Davis 开口器暴露口咽部；B. 分别用两根粗细合适的硅胶管一端自鼻腔导入后经口咽腔导出，另一端留在前鼻孔之外两端打结固定于前鼻孔处；C. 硅胶管打结并将软腭及悬雍垂拉起，显露鼻咽部。

2）术者位置：坐于患者头位前方进行操作，左手持70°鼻内镜，右手持5874号等离子射频刀进行手术，术者的对面为显示器（图6-2-5）。

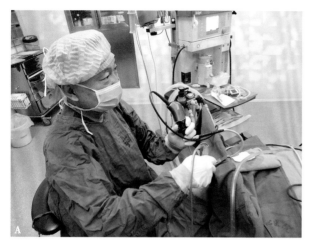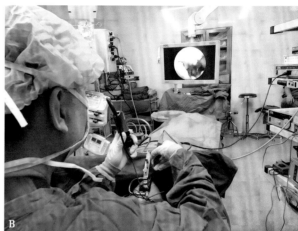

图6-2-5 术者位置

A. 术者坐于患者头位前方进行操作；B. 左手持70°鼻内镜，右手持5874号等离子射频刀进行手术，术者的对面为显示器。

3）手术方法：左手持70°鼻内镜，通过调整内镜的方位可在显示器上清晰窥见鼻咽部每个部位，右手持5874号等离子射频刀头，选7～9挡消融，3～5挡止血开始手术。先自肥大的腺样体下端与咽后壁交界处开始切割，从下至上，从左至右，由浅入深，逐层"蚕食样"消融切除。如果腺样体增生程度较重，也可采取部分组织块状切割和"蚕食样"消融切除相结合的切除方式。对于接近后鼻孔或者凸入到后鼻孔的腺样体组织，需要弯曲等离子射频刀前端刀柄才能到达此处的术区。经过逐层消融直至后鼻孔完全显露，两侧咽鼓管圆枕周围无肥大的淋巴组织，无明显出血后手术结束（图6-2-6）。

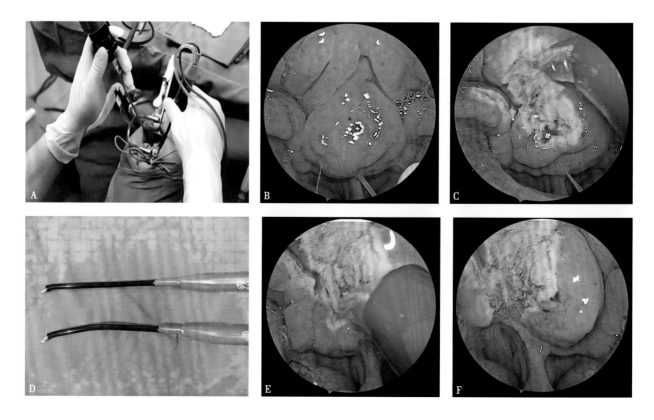

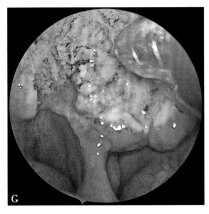 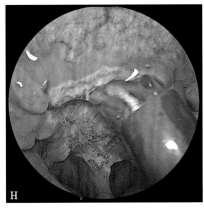 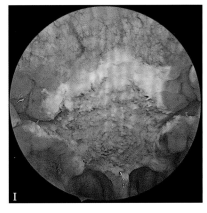

图 6-2-6　等离子辅助下的腺样体切除术的手术方法（术者坐于患者头位前方）

A. 左手持 70°鼻内镜，右手持 5874 号等离子射频刀头进行操作；B. 通过调整内镜的方位可在显示器上清晰窥见鼻咽部每个部位，选 7～9 挡消融，3～5 挡止血开始手术，先自肥大的腺样体下端与咽后壁交界处开始切割；C. 从下至上，从左至右，由浅入深，逐层"蚕食样"消融切除肥大的腺样体组织；D. 为了下一步切除鼻咽顶部及后鼻孔处腺样体组织，需要将等离子射频刀刀柄人为做一定弧度的弯曲以便能够到达术区，此图中上面为未弯曲的等离子射频刀，下面为弯曲后的等离子射频刀；E. 将等离子射频刀刀柄人为做一定弯曲后，继续向上切除接近后鼻孔处的左侧腺样体；F. 将鼻咽部左侧肥大的腺样体切除直至左侧后鼻孔上缘；G. 继续自下而上消融切除右侧半个肥大的腺样体组织；H. 右侧后鼻孔上缘显露；I. 手术结束，见创面光滑，双侧后鼻孔显露清楚，咽鼓管圆枕无损伤，无腺样体组织残留，无出血。

等离子辅助下的腺样体切除术

（2）术者站于患者右侧术式

1）患儿体位及咽部暴露方法：患儿平卧，头正中位，用 Davis 开口器暴露口咽部（图 6-2-7）。方法及注意事项同上所述。

2）术者位置：站于患者右侧进行操作，左手持 30°或 70°鼻内镜，右手持 5874 号等离子射频刀手术，术者的对面为显示器。术者可根据个人的习惯和角度内镜使用的熟练程度不同，选择能够得到最佳暴露的带角度内镜（图 6-2-8）。

3）手术方法：操作方法及注意事项与术者坐于患者头位前方的方法相似，也是自肥大的腺样体下端与咽后壁交界处开始切割，从下至上，从左至右，由浅入深，逐层消融切除直至两侧后鼻孔完全显露，两侧咽鼓管圆枕周围无腺样体组织残留，无出血，手术结束（图 6-2-9）。

【术中常见问题及处理】

1. 开口器的选择要合适　根据患儿年龄大小选择长短合适的压舌板，以利于很好地下压舌体和暴露口咽部，同时要根据术者的操作习惯选择开口器的开口方向。如果术者习惯右手操作，则应该选择右侧开口的开口器，反之亦然，以便于术中需要做左右或者前后移动等离子射频刀时不被开口器的弓形弯曲阻挡而有足够的活动空间。

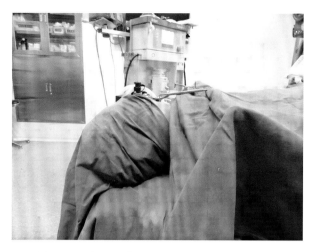

图 6-2-7 患儿平卧位,Davis 开口器显露口咽部

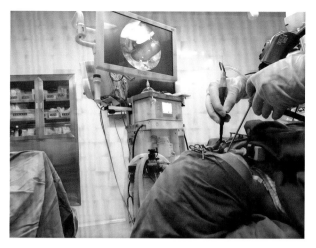

图 6-2-8 术者站于患者右侧进行操作

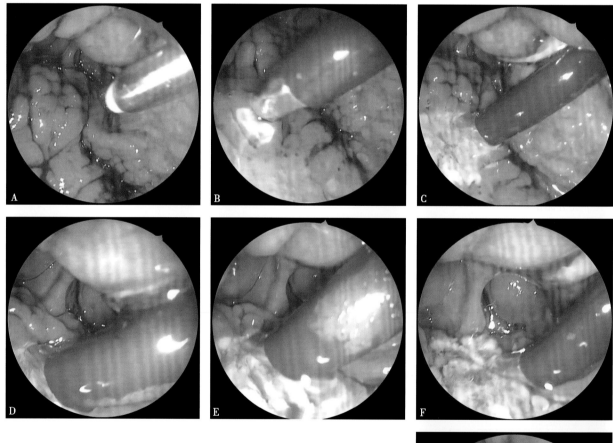

图 6-2-9 等离子辅助下腺样体切除术的手术过程(术者站于患者右侧)

A. 70°鼻内镜下显露肥大的腺样体及咽鼓管、后鼻孔情况,在患者的右侧操作所见图像与在患者头位前方操作所见镜像相反;B. 应用 5874 号等离子射频刀先自肥大的腺样体下端与咽后壁交界处开始消融切割;C. 继续自下而上、由浅入深消融腺样体组织;D. 一定将等离子射频刀刀柄人为做一定弯曲后,继续切除接近后鼻孔处的腺样体;E. 切除右侧后鼻孔处的腺样体组织;F. 切除左侧后鼻孔处的腺样体组织;G. 将两侧后鼻孔处及咽鼓管周围的腺样体组织完全切除,创面消融平整,无出血及病变残留,则手术结束。

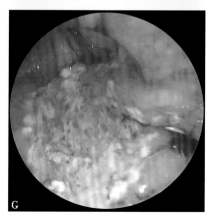

2. 挡位的选择　切割能量选择 7～9 挡，止血选择 3～5 挡。年龄越小，则腺样体越软，出血越少，需要的挡位相对较小；反之，年龄大的患儿，腺样体质地较硬，易出血，需要的切割和止血的挡位就越高。

3. 切割方式　主要采用使用等离子射频刀将肥大的腺样体逐层打薄消融直至椎前筋膜为主的切割方式，这里称之为消融切除。操作熟练者也可采用消融切除与块状切割相结合的方式进行，即自椎前筋膜与腺样体之间进行切割，将腺样体做大块状切除，再将其余的腺样体做消融切除，此种方式适用于腺样体较大且患儿年龄较大者。

4. 切割范围及深度　在 70° 鼻内镜下可以清楚地显露术野，因而可以将肥大的腺样体彻底切除而少有残留。注意向后深度不要超过椎前筋膜，向上达到可以后鼻孔显露清楚处，向两侧既不要损伤咽鼓管圆枕，也不要残留隐藏在咽鼓管内下方的淋巴组织，有时此处增生肥大的腺样体可以与咽鼓管尾端同时增生而阻挡后鼻孔外上方而可能影响术后鼻腔通气，此时可以将增生的两者一并切除，因为咽鼓管尾端距离咽鼓管咽口较远，不会因此而导致术后出现咽鼓管功能障碍。

5. 减少术中出血的方法　术中只要操作得当，可以做到无血或者仅有少许渗血，不需额外的止血设备处理出血。出血最常发生的部位是接近两侧后鼻孔上缘处。首先要注意等离子射频刀头轻触需要切除的腺样体即可，使刀头和欲切除的组织间形成有效的等离子层，因此而产生的低温可及时将小血管凝闭。其次，刀头移动的速度不要太快，以保证刀头和组织间有一定的切割和止血的作用时间。另外，在腺样体未完全切除的情况下若出现少量出血不要急于马上止血，因为出血点常隐藏在已经切割的部位和残留的腺样体组织的缝隙之间，出血点较隐蔽深在而难以做到有效止血。较为稳妥有效的做法是将出血部分周围残余的腺样体组织切割干净，创面平整，这样既有利于出血点的暴露和止血，也可在切割组织过程中自行止血。如果出血较剧烈，通过以上处理仍难以有效止血，可以应用前端为弯头的双极电凝或者带吸引器的单极电凝止血。

6. 等离子射频刀的有关处理　术中最常见的问题是焦痂堵塞刀头，此种情况不仅影响等离子效应的发挥，还因清洁刀头而浪费时间甚至损坏刀头，解决办法是用于产生等离子效应的生理盐水流量要大，同时吸引器动力要强，才能保证手术顺利流畅地实施。另外，由于刀头为直杆而无角度，因此对于接近后鼻孔区的腺样体难以到达术区，导致切割困难，较为有效的办法是将刀头前端人为弯曲成一定弧度，这样就可轻松地到达后鼻孔的手术区域。

【术式优点】

术野清晰，术中出血少，手术时间短，切除彻底，术后反应轻，恢复快，疗效好，复发率低，是一种微创的腺样体手术术式。

【术式缺点】

鼻内镜下的腺样体手术，因为是二维图像，若操作不熟练则切除的深度无法准确把握。若切除过浅，则残留的组织多，术后症状改善不明显，复发概率增加；若切除过深，易损伤椎前筋膜，导致术后颈部疼痛，术后一定时间内患儿不敢仰头。

【术后处理】

应用抗生素 1 周预防感染，鼻喷激素及高浓度盐水喷鼻 2 周。对于合并鼻窦炎、分泌性中耳炎的患儿，加用黏液促排剂。打鼾症状于术后第 1～7 天开始减轻。术前阻塞程度重且腺样体异常肥大者，与术前相比，术后第 1 天即有明显好转。而腺样体阻塞程度轻者，因术中硅胶管刺激鼻腔黏膜水肿，需要 1 周左右恢复，故于术后 1 周后开始有明显好转。术后 1 周左右多数患儿鼻腔有臭味，与术区白膜较厚、色泽污浊有关。白膜增厚的原因是等离子射频手术术中形成的白膜与术后创面形成的白膜叠加。因为鼻咽部位置隐蔽,难以对术区进行清洁,加之有部分患儿合并鼻窦炎,鼻腔分泌物不断刺激创面,故术后创面容易合并细菌感染,臭味的持续时间1周左右。术后创面完全愈合时间4周左右。

【术后并发症】

1. 原发和继发性出血　传统腺样体刮除术和吸切术的术中平均出血约30~50mL,术后出血的发生率为2%~5%,复发率为2%~4%,均明显高于等离子辅助下手术。原发性出血的原因主要是鼻咽顶部及接近后鼻孔处位置深在、术者操作不便或者深部创面的止血不牢靠有关,加之患儿术后哭闹,血压升高导致已经止血的血管再次迸裂。继发性出血的原因可能与腺样体创面伪膜脱落、术区感染及潜在的凝血功能障碍有关。笔者团队对治疗的近4 000例患儿进行随诊观察,术中出血0.5~5mL,平均1.5mL,术后无原发性出血,与术中仔细操作,彻底止血有关。有4例于术后3~15d出现继发性出血,其中1例可疑隐性血友病,于术后7d及15d分别少量出血2次,1次于鼻内镜下止血治疗,另一次药物治疗后好转而未予处理创面。另3例分别再次全麻内镜下止血。

2. 发热　多于术后当日及术后第1天开始发热,其中年龄较小而同时行扁桃体和腺样体切除的患儿多见,说明患儿年龄越小而手术切除的范围越大时,患儿身体的承受能力也越差,多属于术后吸收热,少部分患者为合并呼吸道感染。

3. 椎前淋巴结炎　患儿的主要症状是术后颈部疼痛,头不能后仰。可能与术前腺样体的炎症重,且腺样体组织切除过多导致椎前筋膜的损伤有关,故术中不要切除过深,避免损伤椎前筋膜,围手术期合理使用抗生素。

4. 鼻咽部粘连和狭窄　少见,只要术中无软腭的鼻咽面损伤,患儿非瘢痕体质,一般不会发生此种并发症。

【典型病例介绍】

患儿男性,5岁,1年前开始出现睡眠打鼾伴张口呼吸,偶有憋醒情况发生,偶有遗尿,日间活泼好动,于门诊就诊,诊断为腺样体肥大。入院后行等离子辅助下的腺样体消融术(图6-2-10)。

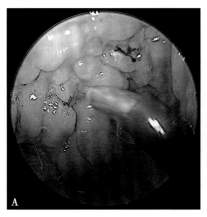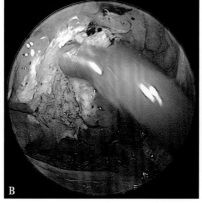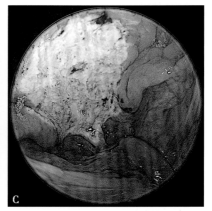

图6-2-10　等离子辅助下的腺样体消融术

A. 术中70°鼻内镜下见腺样体组织增生肥大,完全堵塞后鼻孔;B. 等离子射频刀逐层消融腺样体,从下到上,从左到右,达椎前筋膜,显露左侧后鼻孔;C. 完全消融腺样体组织后,术区平坦,后鼻孔显露,通气顺畅。

(张晶晶　佘翠平　张庆丰)

参考文献

[1] 金志鑫,蒋福山. 成人腺样体肥大32例. 中华耳鼻咽喉头颈外科杂志,2012(7):599-600.

[2] 孔维佳,周梁. 耳鼻咽喉头颈外科学. 北京:人民卫生出版社,2005.

[3] 黄选兆,汪吉宝,孔维佳. 实用耳鼻咽喉头颈外科学. 2版. 北京:人民卫生出版社,2011:608-609.

[4] 曹成,许昱. 腺样体肥大与变应性鼻炎的相关关系. 临床耳鼻咽喉头颈外科杂志,2019,33(4):381-384.

[5] 张迎俊,袁菲,刘颖慧,等. 腺样体肥大儿童的变应原检测及病因探讨. 临床耳鼻咽喉头颈外科杂志,2017,31(7):549-551.

[6] 赫莉,耿江桥,左路杰,等. 学龄前儿童腺样体肥大合并分泌性中耳炎的相关因素分析. 中华耳科学杂志,2020,18(5):852-856.

[7] 柯小英,张榕,陈国郝. 伴腺样体肥大儿童分泌性中耳炎诊疗策略探讨. 中华耳科学杂志,2019,17(1):77-81.

[8] 李秀国,张慧,张媛媛,等. 分泌性中耳炎合并腺样体肥大的外科治疗方法比较. 中华耳科学杂志,2019,17(3):347-352.

[9] 黄俣栋,谭嘉杰,韩晓燕,等. 儿童腺样体肥大与咽喉反流的相关性研究. 临床耳鼻咽喉头颈外科杂志,2018,32(12):899-904.

[10] STOKER K E,DON D M,KANG D R,et al. Pediatric total tonsillectomy using coblation compared to conventional electrosurgery:a prospective,controlled single-blind study. Otolaryngol Head Neck Surg,2004,130(6):666-675.

[11] TEMPLE R H,TIMMS M S. Paediatric coblation tonsillectomy. Int J Pediatr Otorhinolaryngol,2001,61(3):195-198.

[12] 蔡晓岚,刘言训,刘洪英,等. 儿童阻塞性睡眠呼吸暂停低通气综合征手术前后生活质量调查. 中华耳鼻咽喉头颈外科杂志,2005,40(2):141-145.

[13] 宋伟,吕萍,毕战胜,等. 应用低温等离子治疗儿童腺样体肥大后鼻孔黏膜超微结构变化的研究. 临床耳鼻咽喉头颈外科杂志,2020,34(11):1035-1036.

第三节　等离子射频鼻咽血管纤维瘤切除术

鼻咽血管纤维瘤(nasopharyngeal angiofibroma,NA)是易发生于男性青春期的起源于鼻咽部的良性肿瘤,因瘤体含有丰富血管,容易出血,故又名"男性青春期出血性鼻咽血管纤维瘤"。NA占全部头颈部肿瘤的0.05%～0.5%,占鼻咽部良性肿瘤的24.6%～40%,发病机制尚不明确,激素水平和遗传因素被认为是可能的发病原因[1]。

【病理】

发病部位在鼻腔后外侧壁中鼻甲附着处的蝶腭孔周围,蝶骨翼突和犁骨水平翼在此交汇。瘤体由胶原纤维和多核成纤维细胞交织成网状,其间散布大量管壁薄、无收缩能力的血管,无包膜侵袭性生长。肿瘤根部有正常结构的动脉和静脉进入瘤体,有时肿瘤周围也有血管长入瘤体,以致血液供应非常丰富。动脉主要来自颈外动脉系统的颌内动脉和蝶腭动脉、咽升动脉等,肿瘤破坏颅底侵及颅内时,也可有颈内动脉分支参与供血。NA虽为良性肿瘤,但局部扩展有恶性的侵袭性特点[2]。向前进入鼻腔、筛窦、上颌窦和眼眶,向后到鼻咽部,向后上进入蝶窦及颅中窝,向前上进入颅前窝,向外进入翼腭窝及颞下窝。

【临床分型】

根据肿瘤的扩展方向和侵及范围可将肿瘤进行分型分期。国内黄鹤年根据肿瘤扩展方向分4型。

1. 鼻咽前型　肿瘤侵及鼻腔、筛窦、上颌窦。

2. 鼻咽下型 肿瘤侵及软腭甚至到达口腔。

3. 鼻咽上型 肿瘤侵及蝶窦、眼眶、颅中窝、颅前窝。

4. 鼻咽侧型 肿瘤侵及翼腭窝和颞下窝。

【临床分期】

国际上有 Fisch 分期、Chandler 分期、Sessions 分期等。

1. Fisch 分期 Ⅰ期，肿瘤局限于鼻腔或鼻咽部，无骨质破坏；Ⅱ期，肿瘤侵犯翼腭窝或鼻窦伴骨质破坏；Ⅲ期，肿瘤侵犯颞下窝、眶区、海绵窦侧壁的蝶鞍旁区；Ⅳ期，侵犯海绵窦、视交叉或垂体窝。

2. Chandler 分期 Ⅰ期，肿瘤局限于鼻咽腔；Ⅱ期，肿瘤侵入鼻腔和 / 或蝶窦；Ⅲ期，肿瘤扩展至下列一个或多个部位：上颌窦、筛窦、翼腭窝、颞下窝、眼眶和 / 或颊部；Ⅳ期，侵入颅内。

3. Sessions 分期 Ⅰa 期，肿瘤局限于鼻咽腔和 / 或鼻腔；Ⅰb 期，肿瘤侵及一个或多个鼻窦；Ⅱa 期，肿瘤侵及部分翼腭窝；Ⅱb 期，肿瘤侵及整个翼腭窝伴或者不伴眼眶受侵；Ⅱc 期，肿瘤侵及颞下窝伴或不伴面颊受侵；Ⅲ期，肿瘤侵及颅内。

【临床治疗】

NA 应手术切除，可辅助放疗、化疗、激素和激素拮抗剂、硬化剂、冷冻等治疗[3]。

放疗适用于不能耐受手术者，或者病变侵犯颅内，手术不能彻底切除者。放疗后肿瘤退化较慢，但症状缓解相对较快。一般应用 3 000~4 000cGy 的剂量，放疗控制率可达 75%，但一般只作为手术的辅助治疗，如果以放疗作为主要治疗，会影响年轻患者的颅面部骨骼发育，并有致癌的潜在危险。激素、硬化剂和冷冻等只能使瘤体变小或血管成分减少，减小手术难度。

临床上 NA 的治疗以手术为主。选择手术要符合以下原则：视野足够大，可以充分暴露并彻底切除肿瘤，不影响面部骨骼的生长发育及相关组织结构的功能，创伤尽可能小，尽可能避免术后面部瘢痕和畸形等。术者要根据影像学提供的信息，根据肿瘤的部位和扩展范围、肿瘤的供血血管、栓塞效果、患者年龄及术者的经验设计手术入路。由于 NA 血供丰富，手术时瘤体出血凶猛，因而采取有效措施减少术中出血是保证手术顺利进行的关键。数字减影血管造影及瘤体供血动脉栓塞术是目前临床应用最广泛、效果最肯定的方法[4]。血管造影可以清楚地显示肿瘤范围及供血动脉，对来源于颈外动脉系统（常见为颌内动脉）的供血动脉进行选择性栓塞，可以有效地达到术中止血的目的。一般于手术前 2~3 天进行栓塞，栓塞材料通常采用弹簧圈或可吸收性明胶海绵。如果瘤体由颈内动脉系统及颈外动脉共同供血，则栓塞宜慎重，否则容易引起颅内并发症。NA 血供主要来自颈外动脉系统，因此结扎颈外动脉可明显减少术中出血。一般为术中暂时结扎，术后恢复供血[5]。另外，全麻控制性低血压也有助于减少出血，随着手术技术进步，目前部分医师已开展无血管栓塞下等离子射频辅助鼻咽血管纤维瘤切除治疗[6]。

手术入路分经腭、鼻腔、鼻侧、颈侧及颅面联合等，分述如下。

1. 经腭入路 适用于局限鼻腔和鼻咽部的肿瘤。可直视下操作，既易寻找肿瘤根部，又便于压迫止血。不损伤软腭的功能，鼻咽、后鼻孔与鼻腔的暴露较充分，但侧壁暴露受限。侵入翼腭窝的肿瘤也可适用此入路，将同侧硬腭切口绕磨牙后区延长至唇龈沟，翼腭窝可以得到良好暴露。

2. 经鼻内镜切除肿瘤 经过多年的临床经验积累和手术器械的更新，手术术式已逐渐摒弃创伤较大的术式而向微创手术发展，目前鼻内镜手术被认为是治疗Ⅰ、Ⅱ期 NA 的微创治疗方法，也有应用于治疗Ⅲ期 NA 的报道。鼻内镜下之所以能很好地完成此项难度较大的手术，除需术者具有熟练的鼻内镜应用经验及熟悉相关解剖外，得力的分离及止血设备也是完成手术的重要条件，其中有较多术者借助于带吸引器的电凝完成了该项手术。

鼻内镜下手术如果技术足够成熟，对病变局限于鼻腔、鼻咽、筛窦、上颌窦、部分侵及翼腭窝或颞下窝，未广泛侵及侧颅底和颅内，在鼻内镜下均可以彻底切除。当病变波及视神经、海绵窦、颈内动脉等重要结构时，只能行部分切除[7]。术前常规行数字减影血管造影动脉栓塞术，手术的关键是要充分扩大视野，根据肿瘤大小和部位选择性切除部分中鼻甲、上鼻甲、上颌窦内壁、鼻中隔等结构，在"大"视野下操作。

经鼻内镜手术的优点是创伤小，最大限度地保护组织结构和功能，而且术后随访有利于早期发现残留的肿瘤。缺点是对广泛侵犯颅底及涉及颅底的病变不易处理，而且对术者的技术要求较高。另外，鼻内镜技术也可对其他入路手术起辅助作用，可用于估计肿瘤侵犯范围与切除的可能性。

3. 鼻侧切开入路　此入路将上颌窦部分前壁和内壁去除，扩大鼻腔后进入鼻咽腔，操作方便，但术后面部遗留瘢痕并影响鼻腔正常生理功能。适用于病变侵犯鼻腔、鼻咽、鼻 - 鼻窦、翼腭窝或颞下窝而未侵犯颅内的病例。如果病变向颞侧侵犯的范围很大，也可将整个上颌骨外翻向外侧移位，充分暴露颞下窝及侧颅底，切除肿瘤后再将上颌骨复位。

4. 颅面或颅鼻联合入路　适用于病变侵犯范围较广，肿瘤不仅侵犯鼻腔、鼻咽、鼻窦、翼腭窝或颞下窝，同时还侵犯颅内的病例。首先开颅，在明视下切除颅内部分肿瘤，将颅内与颅外部分的治疗分开，然后经鼻侧切开或经鼻内镜切除颅外部分的肿瘤。当然，对严重侵犯海绵窦等重要结构的病变，为了手术的安全，只能行姑息部分切除，必要时术后辅以放疗[8]。

鼻内镜下应用低温等离子射频行鼻咽血管纤维瘤的手术治疗自 2009 年至今陆续有少量报道[9]，为减少术中出血，作者多于术前行数字减影血管造影及瘤体供血动脉栓塞，所有报道供血血管均为颌内动脉，有的术中还由麻醉师进行控制性低血压，作者治疗的病例多为Ⅰ期和Ⅱ期，有作者主张整块切除肿瘤，也有作者术中将大的肿瘤进行切割后分块切除，术中出血为 150～400mL 不等，所有病例皆未输血，术后部分病例未行鼻腔填塞，证实低温等离子射频具有的切割、吸引、清洗及止血集为一体等优势在这一疾病的治疗上得到了充分的发挥。总结治疗经验如下。

1. 术前数字减影血管造影后选择性动脉栓塞和术中控制性降血压是减少术中出血的有效措施。

2. 术中充分收缩鼻腔、暴露肿瘤的基底很重要。Ⅱ期 NA 基底较广，由于肿瘤的血运丰富，等离子射频刀头不宜直接进入肿瘤瘤体进行切割，以避免引起大量出血模糊视野而致操作和止血困难，应沿基底与附着之骨面之间开始切割，且边切割边止血，同时用等离子射频刀压迫分离，也可借助填塞纱条下压肿瘤暴露欲操作的术野。鼻腔部分的基底切割，如鼻中隔、鼻腔外侧壁及部分鼻咽顶壁、侧壁，可在鼻腔内完成操作，而鼻咽顶后壁及下壁的基底在鼻腔很难暴露清楚，此时可借助 Davis 开口器在口咽部用 70° 鼻内镜暴露术野更易于完成手术。

3. 应将肿瘤基底全部切断并游离之后将肿瘤整块取出，尽量避免基底离断不完全时硬性取出而致瘤体撕裂使出血增加。

4. 肿瘤切除后的断面应进一步消融切除至骨面并切除可疑残缘软组织，以避免残留复发。

5. 术中用于产生等离子效应的氯化钠流速应足够大，以免焦痂堵塞刀头影响等离子的切割和止血效应的充分发挥。

6. 需有更强力的止血设备，以备单用等离子射频难以止血时应用。

7. 应在具备丰富的内镜及等离子手术操作经验的基础上才能更好地完成手术。

综上所述，应用等离子射频完成 NA 的手术是 NA 治疗的一种微创的手术术式，由于 NA 的病例少，目前的报道仅限于治疗Ⅰ、Ⅱ期肿瘤，对于Ⅲ期以上的肿瘤，由于肿瘤范围侵及比较广泛，是否能完全应用等离子射频完成手术还有待于今后在临床实践中探索。但无论如何，目前的尝试为 NA 的微创治疗提供了一个新的思路。

【手术适应证】

1. Ⅰ、Ⅱ期 NA 的手术治疗。

2. Ⅲ期以上 NA 是否可单纯应用等离子射频刀切除有待进一步研究。

【术前准备】

1. 术前鼻内镜或电子鼻咽镜检查及 CT 或 MRI 检查确定肿物范围（图 6-3-1）。

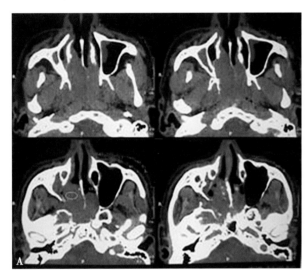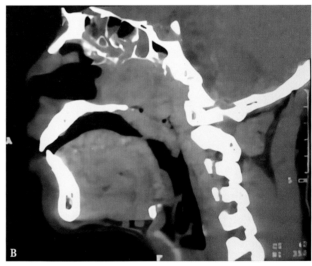

图 6-3-1　CT 检查表现
A. 术前鼻咽部轴位 CT 检查见肿瘤位于双侧鼻腔及鼻咽部；B. 同一患者矢状位 CT 检查所见。

2. 有条件的情况下，术前至少 24h 行 DSA 检查确定肿瘤的血供并行选择性动脉栓塞以减少术中出血（图 6-3-2）。

3. 全麻术前常规准备。

4. 备 8872 号和 5874 号等离子射频刀头，其中 8872 号用于完成侵及鼻腔的肿瘤基底切除，5874 号用于完成鼻咽部肿瘤的基底切除。

5. 单极或双极电凝止血设备。

6. 术中由麻醉师进行控制性降血压，血压可控制在 90/60mmHg 左右。

7. 常规备血。

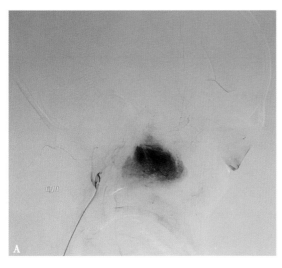
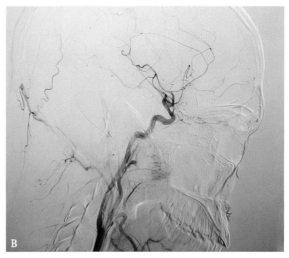

图 6-3-2 DSA 检查表现

A. 上述患者术前 24h 行 DSA 检查显示肿瘤血供丰富,主要来源于颌内动脉;B. 应用明胶海绵行选择性颌内动脉栓塞后肿瘤血供明显减少。

【手术方法】

1. 全麻鼻内镜下以稀释的肾上腺素盐水棉片充分收缩双侧鼻腔,暴露肿瘤基底及边界(图 6-3-3)。

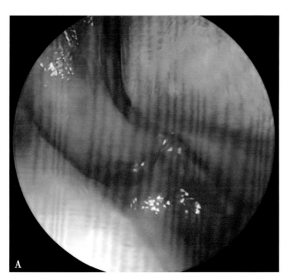
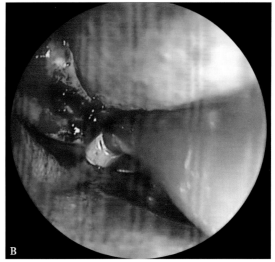

图 6-3-3 术前鼻腔情况

A. 鼻内镜下见位于左侧后鼻孔的肿瘤基底广泛,与左侧中鼻甲的中后方及鼻中隔左后方相连;B. 右侧后鼻孔的肿瘤同左侧相同,基底广泛,与右侧中鼻甲的中后方及鼻中隔右后方相连,两侧肿瘤均堵满后鼻孔。

2. 若肿瘤同时累及鼻腔及鼻咽部,可先在患侧鼻腔操作再进入鼻咽部操作。肿瘤的切割原则同鼻腔内翻性乳头状瘤及血管瘤,都是沿着肿瘤的基底正常边界进行切割而不要进入肿瘤的实质以避免出血。用 8872 号等离子射频刀,采用 7~9 挡能量,将鼻腔部分的基底切割离断之后再暴露鼻咽部。若肿瘤仅位于鼻咽部,则可经口腔 Davis 开口器下暴露鼻咽,应用 70° 鼻内镜暴露鼻咽部较为清楚,确认清楚肿瘤的基底后,用 5874 号等离子射频刀进行切割,离断肿瘤的基底,进而完整切除肿瘤(图 6-3-4)。

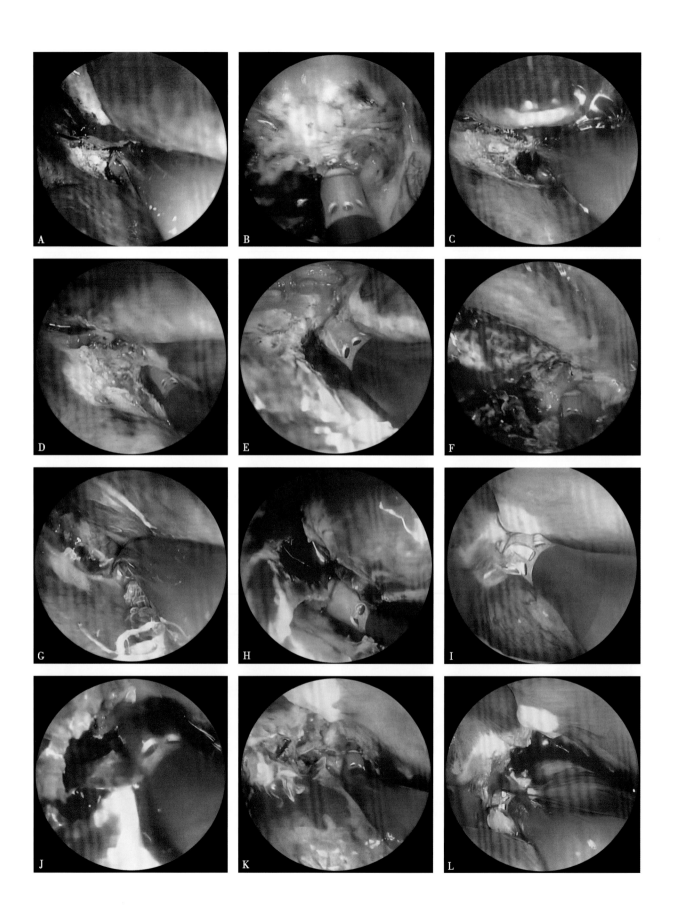

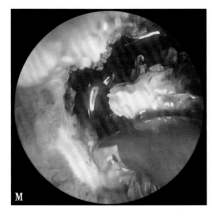
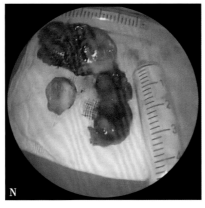

等离子射频鼻咽纤维血管瘤切除术

图 6-3-4　手术步骤

A. 用 8872 号等离子射频刀先将左侧中鼻甲中后方与肿瘤相接处基底离断；B. 自肿瘤与鼻中隔后方连接处自上而下开始切割鼻中隔；C. 继续切割鼻中隔中部及后鼻孔上方的肿瘤基底，肿瘤被推向下外方；D. 鼻中隔中后部的基底离断，继续切割后鼻孔上缘基底；E. 自前向后将后鼻孔上缘和鼻咽部的基底离断；F. 离断后鼻孔及鼻咽部外侧基底；G. 离断鼻中隔下方的肿瘤基底；H. 左侧鼻腔肿瘤的基底基本离断，肿瘤松动；I. 转至右侧鼻腔操作，与左侧相似，先切断肿瘤自右侧中鼻甲中后端的附着处；J. 离断右侧后鼻孔上缘肿瘤的基底；K. 将鼻中隔右后方肿瘤的基底切断；L. 切断右侧后鼻孔及鼻咽外侧壁肿瘤的基底；M. 右侧后鼻孔的肿瘤基底全部离断，肿瘤松动；N. 因肿瘤较大，分块取出。

3. 肿瘤完整取出后将可疑基底及周缘的软组织再次切割至骨面并止血（图 6-3-5）。

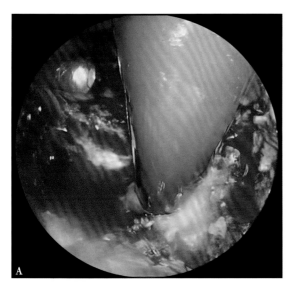
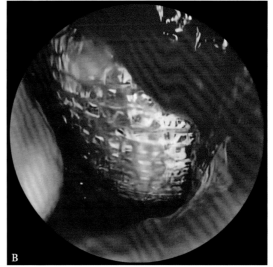

图 6-3-5　术后创面处理

A. 自口咽部应用 70° 鼻内镜检查鼻咽部有无肿瘤残留，同时应用等离子射频刀和电凝止血，术区操作均达到骨面；B. 因创面较大，骨面渗血明显，应用鼻腔气囊填塞压迫止血。

【术中常见问题及处理】

1. 出血　术中出血的主要原因一是肿瘤的实质被损伤，其次是瘤体的责任血管离断出血。处理方法：等离子射频刀沿肿瘤基底进行切割时一定要仔细小心，勿进入肿瘤实质，可以减少肿瘤出血。若出现肿瘤主要血供的血管出血，可用等离子射频刀进行止血，如果为较大的血管出血，单纯应用等离子射频刀头难以完全止血时，则可加用电凝止血。

2．基底暴露困难　清晰地暴露基底是完成手术的关键。若肿瘤同时累及鼻腔及鼻咽部，则鼻腔基底暴露相对容易。只要应用肾上腺素盐水棉片仔细收缩常可看到肿瘤的基底，术中常可见到肿瘤多数与鼻中隔和中鼻甲关系密切或与其相连。鼻咽部肿瘤暴露相对困难，但经口 Davis 开口器 70° 鼻内镜下多可获得良好的鼻咽部肿瘤暴露。有时肿瘤较大而难以看清基底时，可以应用等离子射频刀沿着骨面经过鼻咽后壁向后上推行性切割才可暴露基底部。也可应用等离子射频刀柄下压肿瘤暴露基底，如等离子射频刀头弯曲的角度不够而难以到达切割部位，则可根据需要人为弯曲刀柄而到达需要切割的部位。如果肿瘤较大经过收缩仍难以暴露基底而导致操作困难的，则不宜单纯应用等离子射频刀完成手术。术前要准备必要的切开入路手术，以免术中不能应用等离子射频刀完成手术时出现被动的情况。若采用传统的切开术式手术，在取出肿瘤后基底部可辅助应用等离子射频刀切割至骨面以防止复发并止血。

3．焦痂堵塞刀头　在切割组织时常可遇见焦痂堵塞刀头，反复清理焦痂不仅使手术时间延长，也可损害刀头而减弱等离子效应。处理方法：在不影响手术操作视野的基础上，尽量维持较大流量的生理盐水，另外，刀头接强力吸引器也可避免刀头堵塞而形成焦痂。一旦焦痂堵塞刀头，可通过与刀头连接的吸引器管进行冲洗而排除刀头上的结痂。另外，鼻咽血管纤维瘤若基底较广，经过多次切割止血后，等离子射频刀头的切割及止血效应可能会减弱，故手术中应准备 2～3 把刀头以备更换之用。

4．切割深度及范围　在肿瘤起源的部位皆应切割至骨面以防止复发，但要注意切割鼻咽部肿瘤时向两侧不要损伤咽鼓管咽口，以免术后造成医源性的分泌性中耳炎。切割鼻咽顶壁及顶后壁的肿瘤时，注意肿瘤是否有颅底及斜坡区的侵犯以免等离子射频刀误入颅内而出现严重的并发症。

【术式优点】

1．出血少。

2．可以整块切除肿瘤，符合肿瘤的治疗原则。

3．在肿瘤完整切除后可以进一步消融处理基底及其周围，减少复发机会。

4．损伤小，避免外切口，术后疼痛轻微，更微创。

【术式缺点】

1．对于病变广泛而不能暴露基底的肿瘤单独应用等离子射频刀完成手术较为困难。

2．若术中不慎等离子射频刀进入肿瘤实质则可引起出血而致视野模糊，导致手术完成困难。

3．单手操作，遇有较大的血管出血止血困难。

【术后处理】

术后鼻腔及鼻咽部术区的反应与 FESS 手术相似，早期有干痂及轻度水肿，并有白膜，白膜 2～4周脱落，约 2 个月术区达到上皮化。术后 8 个月鼻咽部可见瘢痕，肿瘤无复发，咽鼓管咽口瘢痕狭窄（图 6-3-6）。

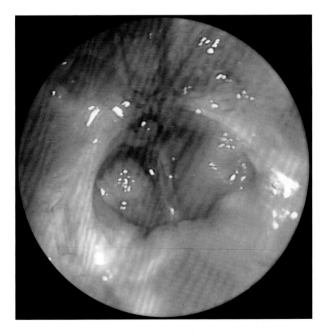

图 6-3-6　术后创面

【术后并发症】

1．若术中切割肿瘤时距离咽鼓管咽口较近或肿瘤累及咽鼓管咽口而致咽鼓管咽口损伤，加之术后瘢痕挛缩,可导致咽鼓管咽口狭窄或闭塞,从而继发分泌性中耳炎。

2. 若肿瘤累及鼻中隔两侧,则同时切除鼻中隔双侧黏膜或软骨可导致术后鼻中隔后端部分缺失或继发鼻中隔穿孔。

(张欣然　佘翠平　张庆丰)

参考文献

[1] PANDEY P, MISHRA A, TRIPATHI A M, et al. Current molecular profile of juvenile nasopharyngeal angiofibroma: first comprehensive study from India Laryngoscope, 2017, 127(3): 100-106.

[2] TRAPNELL C, HENDRICKSON D G, SAUVAGEAU M, et al. Differential analysis of gene regulation at transcript resolution with RNA-seq. Nat Biotechnol, 2013, 31(1): 46.

[3] LE T, NEW J, JONES J W, et al. Inhibition of fibroblast growth factor receptor with AZD4547 mitigates juvenile nasopharyngeal angiofibroma. Int Forum Allergy Rhinol, 2017, 7(10): 973-979.

[4] 戚跃勇,邹利光,王文献,等. 鼻咽部血管纤维瘤的血管内介入诊疗. 中国耳鼻咽喉颅底外科杂志,2005,11(2): 4.

[5] BOGHANI Z, HUSAIN Q, KANUMURI V V, et al. Juvenile nasopharyngeal angiofibroma: a systematic review and comparison of endoscopic, endoscopic-assisted, and open resection in 1047 cases. Laryngoscope, 2013, 123(4): 859-869.

[6] 应海岳,曾新力. 鼻内镜低温等离子切除鼻腔纤维血管瘤9例分析. 浙江医学,2016(15): 3.

[7] 化素玲. 鼻咽纤维血管瘤1例治疗体会. 河南外科学杂志,2016,22(4): 2.

[8] CHAN K H, GAO D, FERNANDEZ P G, et al. Juvenile nasopharyngeal angiofibroma: vascular determinates for operative complications and tumor recurrence. Laryngoscope, 2014, 124(3): 672.

[9] 张庆丰,佘翠萍,仝屹峰,等. 鼻内镜下低温等离子射频切除术治疗鼻咽血管纤维瘤的初步观察. 中华耳鼻咽喉头颈外科杂志,2010,45(7): 578-581.

第四节　等离子射频手术辅助治疗鼻咽粘连

口咽和鼻咽间的通道,由于软腭及腭咽弓与咽后壁粘连而变窄者,称鼻咽粘连(nasopharyngeal adhesion)。根据粘连程度不同可形成部分粘连和完全粘连,完全粘连不通者为鼻咽闭锁[1]。鼻咽粘连使鼻咽与口咽之间的正常通道闭塞,不能正常经鼻呼吸、发音[2],影响正常睡眠及生长发育,有的还出现嗅觉减退、听力损失。鼻咽狭窄多继发于扁桃体腺样体切除[3-4]、悬雍垂腭咽成形术(uvulopalatopharyngoplasty, UPPP)、鼻咽肿瘤放疗、感染、免疫病等。儿童术后鼻咽粘连多继发于扁桃体、腺样体切除术后,成人鼻咽粘连多继发于 UPPP 术后及鼻咽癌放射治疗后,发病率不高,但一旦发生,会导致严重的气道阻塞,给患者生理和心理造成伤害。

【临床治疗】

目前鼻咽狭窄的治疗无理想方案,报道均为个例或数例。因为鼻咽狭窄的方式、范围不同,外科医师技术水平有差异,所以治疗方法有多种:球囊扩张[5]、糖皮质激素局部注射、局部的咽侧皮瓣修复、咽部双黏膜瓣修复、Z 成形、面动脉肌黏膜瓣修复、软腭外翻等手术方法,也有采用前臂皮瓣和游离空肠瓣对粘连部位进行组织修复等[6-10]。

对于重度鼻咽粘连及鼻咽、口咽联合狭窄,治疗以手术为主,手术的难点在于防止术后再次粘连及狭窄。为减少再狭窄的发生,外科治疗应遵循以下原则:①去除引起气道阻塞的瘢痕;②咽狭窄瘢痕切除后,尽量用黏膜或上皮覆盖裸露创面;③狭窄咽腔扩大后,需保持狭窄气道持续开放,直至创面完全上皮化,并进一步防止瘢痕挛缩。在切除咽部瘢痕的过程中电凝、激光等高温有源器械会因高温导致黏膜创缘组织变性,甚至炭化、焦糊,增加手术带来的损伤(非手术区域组织的误伤或高温下周边组织变性),较易发生再狭窄。等离子射频具有在切割、消融的同时有效止血的作用,且治疗温度低(40~70℃),因而对周边组织的热损伤最小。咽部手术应用的5874号刀头前端同时具有吸引的功能,并可间断喷出氯化钠注射液,又可冲洗术野、辅助降温,又有能及时清除积血积液的优势,因此逐渐成为治疗该疾病的最佳方法。

【手术适应证】

1. 鼻咽粘连引起不能经鼻呼吸、发音。

2. 鼻咽粘连引起睡眠张口呼吸,打鼾憋气。

3. 鼻咽粘连堵塞咽鼓管咽口引起分泌性中耳炎或导致化脓性中耳炎,久治不愈。

4. 鼻咽粘连影响生长发育。

5. 儿童及成人单侧或双侧鼻后孔闭锁已习惯用口腔呼吸,儿童手术不宜时间过晚,因长期张口呼吸将影响患儿体质与颌面部发育。如鼻腔较宽,较易见到闭锁隔者尤佳。

6. 鼻咽粘连引起吞咽困难。

【术前准备】

1. 完善电子鼻咽喉镜检查及鼻咽部 CT/MRI 检查,确认鼻咽部情况及粘连的部位(图 6-4-1)。

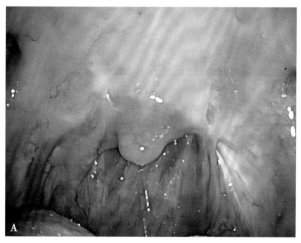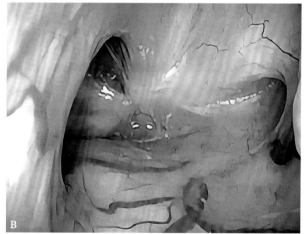

图 6-4-1 电子鼻咽喉镜检查所见

A. 口咽部粘连处;B. 鼻咽部粘连处。

2. 完善声阻抗及耳内镜检查明确有无分泌性中耳炎。

3. 全麻术前常规准备。

4. 5874 号等离子射频刀头。

5. Davis 开口器及导尿管。

6. 0° 和 70° 鼻内镜。

【手术方法】

1. 经口插管全身麻醉。

2. 患者仰卧位,术者坐于患者头前侧,使用 Davis 开口器暴露口咽部,结合鼻内镜充分显露咽腔(图 6-4-2)。

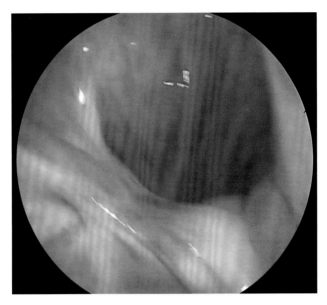

图 6-4-2　术中暴露粘连处

3. 应用 5874 号等离子射频刀切除瘢痕组织,采用横行切开、纵行缝合方式。以冷器械辅助松解咽侧壁瘢痕粘连,创面黏膜修剪后直接纵行缝合,封闭创面(图 6-4-3)。

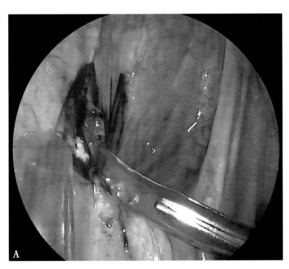 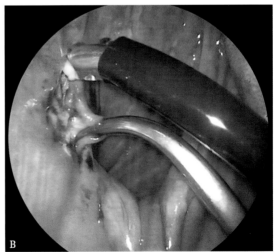

图 6-4-3　等离子射频刀切除瘢痕组织
A. 切开粘连处的黏膜并保留;B. 等离子射频刀切除瘢痕组织。

4. 裸露的扁桃体窝或咽侧壁创面,采用旋转咽后壁肌黏膜瓣或颊部黏膜瓣修复(图 6-4-4)。

5. 放置鼻咽支架,选用硅胶鼻口通气道作为鼻咽支架,术毕。术后复查恢复良好(图 6-4-5)。

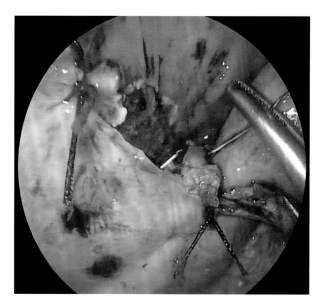

图 6-4-4　修复术区创面

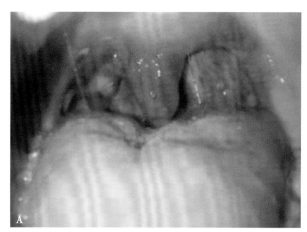
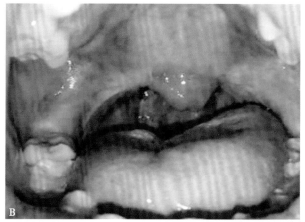

图 6-4-5　术后复查恢复良好
A. 术后第 15 天；B. 术后 2 个月。

【术中常见问题及处理】

1. 无法确认粘连范围　鼻咽狭窄源于软腭边缘后方与咽后壁及咽侧壁瘢痕粘连，粘连上方气道通常正常，用直角血管钳可探知正常气道横径。

2. 黏膜缺损过大　瘢痕切除要尽量保留正常黏膜，采用附近黏膜松解、转黏膜瓣方法尽量覆盖创面，口咽狭窄采用横行切开、纵行缝合方式。

【术式优点】

1. 等离子射频刀头集切割、消融、冲洗、止血、吸引等功能于一体，对鼻咽部黏膜损伤小，降低术后再次粘连的复发概率。

2. 切除范围容易控制，术后创面不形成焦痂和炭化。

等离子射频手术辅助治疗鼻咽粘连

3．局部治疗温度较低，对周围正常组织黏膜无热损伤，降低术后粘连复发的概率。

4．切割黏膜时可随时进行止血，保持术野清晰，便于术者观察及正确判断粘连的具体位置及方向。

【术式缺点】

初学者操作不熟练容易存在切割的创面宽大和深在的问题，加之反复止血，造成粘连周围的黏膜广泛损伤，术区不易完全封闭，大大增加了术后粘连复发的可能。严重的鼻咽部粘连患者，有些术后仍残留裸露创面，有些黏膜修复后可能部分感染、坏死等，术后仍可能出现瘢痕挛缩、鼻咽变窄等问题。

【术后处理】

1．全身应用抗生素，预防感染。

2．使用鼻喷激素类药物及鼻喷盐水喷鼻。

3．术后定期清理鼻咽部的分泌物。

4．术后第5天拆线。

5．术后放置鼻咽支架6个月以上，直至术区黏膜上皮化。

【术后常见并发症】

1．术后迟发性出血，多在术后9～12d，由术区伪膜脱落所致。

2．术后再次出现鼻咽粘连，术中将鼻咽部狭窄瘢痕切除后，尽量用黏膜或上皮覆盖裸露创面，术后放置鼻咽支架支撑到黏膜上皮化，可防止瘢痕挛缩，减少粘连复发。

3．术区感染，术后应适量应用抗生素预防感染，鼓励患者勤漱口，保持口腔卫生。

（傅洋洋 张庆丰）

参考文献

[1] 李五一，陈兴明，倪道凤，等．悬雍垂腭咽成形术后鼻咽瘢痕狭窄的治疗．中华耳鼻咽喉头颈外科杂志，2007，42（2）：100-103.

[2] KRESPI Y P，KACKER A. Management of nasopharyngeal stenosis after uvulopalatoplasty. Otolaryngol Head Neck Surg，2000，123（6）：692-695.

[3] MUDERRIS T，SEVIL E，BERCIN S，et al. Oropharygeal stenosis after transoral robotic lingual tonsillectomy. J Craniofacial Surgery，2015，26（3）：853-855.

[4] PRAGER J D，HOPKINS B S，PROPST E J，et al. Oropharyngeal stenosis：a complication of multilevel，single-stage upper airway surgery in children. Arch Otolaryngol Head Neck Surg，2010，136（11）：1111-1115.

[5] CHHEDA N N，POSTMA G N. Balloon dilation of an acquired nasopharyngeal stenosis. Otolaryngol Head Neck Surg，2009，140（6）：939-941.

[6] MCLAUGHLIN K E，JACOBS I N，TODD N W，et al. Management of nasopharyngeal and oropharyngeal stenosis in children. Laryngoscope，1997，107（10）：1322-1331.

[7] COTTON R T. Nasopharyngeal stenosis. Arch Otolaryngol，1985，111（3）：146-148.

[8] WAN D C，KUMAR A，HEAD C S，et al. Amelioration of acquired nasopharyngeal stenosis，with bilateral Z-pharyngoplasty. Ann Plast Surg，2010，64（6）：747-750.

[9] NANGOLE F W，KHAINGA S O. FAMM Flap in reconstructing postsurgical nasopharyngeal airway stenosis. Plast Surg Int，2014：276058.doi：10.1155/2014/276058.

[10] ABDEL-FATTAH G. Palatal eversion for the treatment of combined nasopharyngeal stenosis and tonsillar pillars adhesion. Int J Pediatr Otorhinolaryngol，2016，90：227-230.

第七章

等离子射频手术在口咽部疾病治疗中的应用

第一节　等离子射频扁桃体部分切除术

儿童阻塞性睡眠呼吸暂停的病因很多,扁桃体和腺样体肥大是最常见的导致阻塞的病变,因而扁桃体切除术是治疗该类疾病的常用手术方法。扁桃体切除术的诸多方法虽然均可取得相应的治疗效果,但由于患病儿童年龄较小,有些患儿很少发生扁桃体炎,而扁桃体在儿童发育过程中又有其特殊的生理功能,如何以最小的创伤达到最佳的治疗效果,应是临床医师探索的主要问题。

扁桃体是全身淋巴系统的一部分,是接触和防御细菌和其他外来致病因子的第一道防线,对人体具有防御保护功能。扁桃体是生成淋巴细胞的重要场所之一,能产生各种免疫球蛋白,包括 IgG、IgA、IgM、IgD 和 IgE,其中分泌型 IgA 是抵抗呼吸道黏膜局部感染的重要因素[1]。对于反复感染形成慢性炎症的扁桃体,已为病灶,若继续保留则弊大于利,应行扁桃体全切除术。而对于无反复炎症表现仅因增生肥大致妨碍呼吸的扁桃体,若行全部切除,则会导致其生理功能丧失而感惋惜。因而从既保留扁桃体生理功能又解除呼吸阻塞的角度考虑,应行扁桃体部分切除术。

扁桃体部分切除术这一术式在多年前已经开始实施,文献报道多是应用激光行扁桃体部分切除,但这一手术方式给临床医师带来的疑虑是:部分切除术能否达到与全切除术相似的治疗效果?术后是否会影响免疫功能?是否会出现再次增生和炎症反应?这些疑虑已经被国外学者的研究所打消。有作者报道应用传统术式[2]及 CO_2 激光[3]行扁桃体部分切除的报道,认为术后疼痛轻,疗效与全切除术式接近。对于扁桃体部分切除术后远期是否会出现再次增生或发生炎症等问题的回答,有学者将全切除术和部分切除术后10年做对比研究,认为再次增生及产生炎症反应的概率很低[4]。

应用等离子射频技术实施儿童扁桃体部分切除仅于近几年见到少量报道[5],这一术式的产生是在多年来成功实施扁桃体全切除术术式的基础上,从既保留扁桃体生理功能又解除呼吸阻塞的角度考虑发展起来的,国外学者又称为"扁桃体囊内切除术"。由于扁桃体的血液供应多集中在扁桃体被膜外的周围间隙中,应用等离子射频刀进行扁桃体全切除术时,若操作不慎则会误伤较大的血管而致出血,增加该类手术的危险性。而扁桃体部分切除术由于仅在扁桃体实质中进行切割操作,不进入扁桃体周围隙,因而可以规避误伤大血管的风险。同时,单纯增生肥大的扁桃体组织质地较软,容易切割且不易出血,因而使手术操作变得简单、安全。但这一术式与传统的扁桃体部分切除术术式一样存在着疗效、安全性、再次增生和炎症反应的问题。

有作者对并发扁桃体肥大的 89 例 OSA 患儿行等离子射频扁桃体部分切除术,并测定术前和术后 1 周、1 个月、3 个月、6 个月血清中 IgG、IgM、IgA、C3、C4 水平,以探讨儿童扁桃体部分切除术对免疫功能的影响 [6]。结果术后 1 周免疫球蛋白水平较术前无明显变化;术后 1 个月 IgG、IgM、IgA、C3、C4 水平较术前略下降,但差异无统计学意义,术后 3～6 个月免疫球蛋白水平恢复至正常,认为扁桃体部分切除对患儿机体的免疫力和局部的免疫水平并无影响。另有研究将并发扁桃体肥大的 160 例 OSA 患儿随机分为 2 组,实验组行腺样体切除联合扁桃体部分切除术,对照组行扁桃体全切术 [7]。对术前术后的睡眠监测结果、疼痛评分、术后并发症等进行比较。结果是两组术后 1 周和术后 3 个月的睡眠监测结果较术前均有明显改善,术后 4d 扁桃体部分切除者疼痛更轻,部分切除和全切除术术式患儿创面假膜脱落时间无明显差异,部分切除者术后无出血,短期内无再次增生等并发症发生。认为等离子射频扁桃体部分切除术具有出血少、术后睡眠呼吸阻塞症状改善明显、术区疼痛反应较轻、可保留原有扁桃体的生理功能等特点,适用于各年龄段扁桃体为增生肥大病变的 OSA 患儿。

一项关于扁桃体部分切除术和全切除术的比较的 Meta 分析结论为:就降低出血率、缩短手术时间和减少疼痛的短期措施而言,扁桃体部分切除术可能优于扁桃体全切除术 [8]。在缓解梗阻症状、生活质量或术后免疫功能方面没有显著差异。但从长远来看,就睡眠呼吸障碍复发率而言,扁桃体部分切除术的优势可能小于扁桃体全切除术。

目前已有的研究还没有手术切除范围的统一标准,已有的经验总结认为切除至扁桃体残体游离缘平腭咽弓即可有效扩大口咽腔,达到治疗的目的,且随访中观察到:经过数月后扁桃体残体要小于手术结束时的大小。分析原因可能为等离子效应有一定的作用半径,导致部分切割后遗留的扁桃体残缘组织受到等离子射频消融的影响,等离子体打断组织的分子键使部分组织解体,形成后遗的坏死、脱落、瘢痕挛缩,故而残体会进一步缩小。远期疗效如何未见报道。但至少从近期疗效及安全性上看,等离子射频扁桃体部分切除术是一种微创的治疗儿童 OSA 的术式。

【手术适应证】

1. 儿童患者,扁桃体肥大妨碍睡眠或吞咽。

2. 扁桃体无慢性炎症表现,仅以单纯肥大为主。

3. 3 度肥大或者接近 3 度肥大的 2 度肥大。

【术前准备】

1. 全身麻醉。

2. 5874 号等离子射频刀。

3. Davis 开口器。

【手术方法】

1. 经口气管插管全麻。

2. 患儿取仰卧头低位,术者位于患儿头上位置操作,Davis 开口器暴露口咽部,显露需要切除的扁桃体(图 7-1-1)。

3. 手术过程中等离子射频刀切割的能量选择 7～9 挡,止血为 3～5 挡。手术术式有 2 种,即:"整块切割法"和"蚕食切除法",下面分别加以介绍。

(1)"整块切割法"术式:也即是通过采用将肥大的扁桃体部分组织做整块切除达到缩小扁桃体、扩大口咽腔的效果。先用 Lucas 钳或者扁桃体抓钳钳夹术侧扁桃体,并向中线方向牵拉,用等离子射频刀沿着预定的切割线自下而上开始切割,将欲切除的部分扁桃体组织整块切割下来,使残留的扁桃体组织达到 1 度肥大。术中注意刀头轻触需要切割的扁桃体组织,而不必用力按压切割,缓慢操作,可以避免或者减少出血。此种术式较适合于较大年龄的儿童及扁桃体肥大明显者(图 7-1-2)。

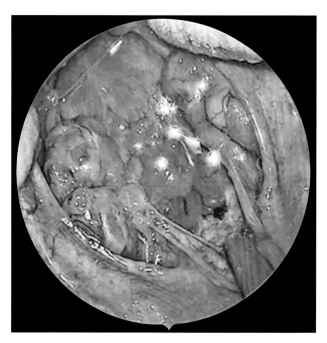

图 7-1-1　全麻后用开口器暴露口咽部,见右双侧扁桃体 2 度肥大,扁桃体表面光滑,无明显炎症反应

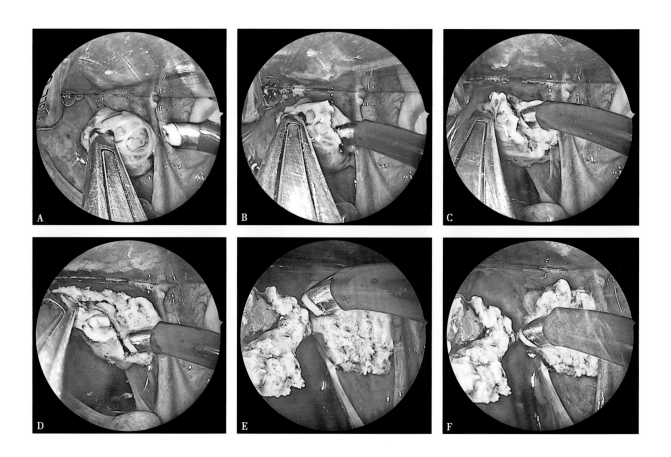

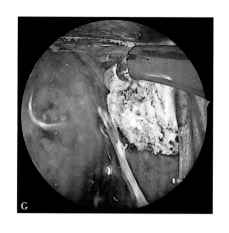

图 7-1-2 "整块切割法"手术方法

A. "整块切割法"右侧扁桃体部分切除术：先用 Lucas 钳钳夹右侧扁桃体并向中线方向牵拉；B. 用等离子射频刀沿着预定的切割线自下向上开始部分切割至扁桃体的中段；C. 继续切割至扁桃体上极处后继续向后切割；D. 继续切割至扁桃体后上方；E. 继续切割至扁桃体后下方，直至切断；F. 将肥大的部分扁桃体组织整块切除取出；G. 残留的扁桃体创面如果不平整，可以用等离子射频刀进一步消融处理直至创面平整。

等离子射频扁桃体部分切除术（整块法）

"整块切割法"右侧扁桃体部分切除术手术结束时，术区可见残余的扁桃体变为≤1 度肥大，表面有白膜。

（2）"蚕食切除法"手术术式：像"蚕食"一样用等离子射频刀将肥大的扁桃体部分组织消融切除至合适的大小。术中用等离子射频刀从扁桃体表面开始自下而上、自内向外、由浅入深逐层消融，将需要切除的扁桃体组织逐层消融打碎吸走，直至使残留的扁桃体组织达到 1 度肥大。此种术式较适合于年龄较小的儿童且扁桃体肥大不显著者（图 7-1-3）。

【术中常见问题及处理】

1. 扁桃体合并慢性炎症时，术中见炎性的扁桃体周围慢性充血，扁桃体组织质地较硬韧，这类患者不易行扁桃体部分切除术，而需行全切除术，从而避免术后炎症复发。

2. 焦痂堵塞刀头　由于口咽腔操作空间较大，手术操作的视野相对较宽阔，为了防止焦痂堵塞刀头，可以尽量维持较大流量的氯化钠注射液，另外，刀头接强力吸引器也可避免刀头堵塞而形成焦痂。一旦焦痂堵塞刀头，可通过与刀头连接的吸引器管进行冲洗而排除刀头上的结痂。对于单纯扁桃体肥大且年龄较小的患儿，扁桃体的质地较软，无论采用何种切割方式，一般都不会堵塞刀头。

3. 术中出血　扁桃体部分切除术术中很少会伤及较大的血管，术中多数可以达到无血的状态，或者出血不多于 2mL。术中注意刀头轻触需要切割的扁桃体组织，而不必用力按压切割，缓慢操作，可以避免出血。

4. 悬雍垂及软腭、舌根的损伤　由于悬雍垂及软腭、舌根均在术野之中，术中操作不慎，会误伤悬雍垂及软腭、舌根，重者导致误伤局部组织的部分缺失，因而，术中最好应用扁桃体拉钩或其他辅助器械将悬雍垂拉开或者保护以上结构，从而避免损伤的发生。

5. 需要切除的扁桃体范围无统一标准，目前尚在探索之中，国外学者在扁桃体被膜内将扁桃体做大部分切除，扁桃体被膜及贴近被膜的少部分扁桃体组织加以保留，称之为"囊内切除法"，我们的经验是：切除至扁桃体残体游离缘平腭咽弓，即剩余的扁桃体达到 1 度肥大即可有效扩大口咽腔，达到治疗的目的。

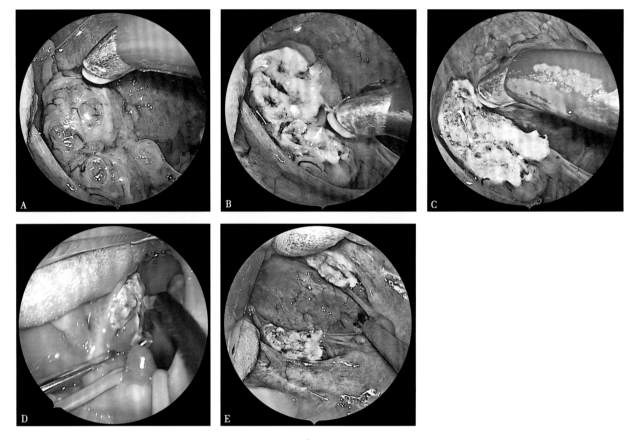

图 7-1-3　"蚕食切除法"手术方法

A. "蚕食切除法"左侧扁桃体部分切除术式：先用等离子射频刀自扁桃体下极开始消融扁桃体组织；B. 自下而上、自内向外消融扁桃体组织；C. 自下而上、自内向外、自前向后消融扁桃体组织。术中在操作至舌根及悬雍垂附近时注意避免造成舌根及悬雍垂、软腭的损伤；D. 显示为另一患儿用"蚕食切除法"手术，术中借助于扁桃体拉钩保护悬雍垂避免误伤悬雍垂；E. 同一患儿左侧扁桃体采用"蚕食切除法"行扁桃体部分切除，右侧扁桃体采用"整块切割法"行扁桃体部分切除，手术结束时双侧残留的扁桃体均达到 1 度肥大。

等离子射频扁桃体部分切除术（蚕食法）

【术式优点】

1. 出血少，损伤小，患儿术后痛苦小，疼痛轻，可进软食。

2. 手术操作简单，并发症少。

3. 既解决了咽部的阻塞，又保留了扁桃体的功能。

【术式缺点】

1. 少部分患儿术后会有再次的增生肥大。

2. 如果留取的扁桃体残体较大，术后咽部阻塞的症状改善可能不理想。

3. 远期是否会出现残体的炎症反应尚无发现，但未发现有扁桃体残体囊肿发生。

【术后处理】

术后处理主要注意饮食，与常规扁桃体切除术的饮食要求相同，但与常规扁桃体切除术相比，术区的白膜增厚，白膜一般于术后2～3周脱落。愈合后可见扁桃体表面有轻度的瘢痕增生，扁桃体隐窝口显示不清（图7-1-4）。

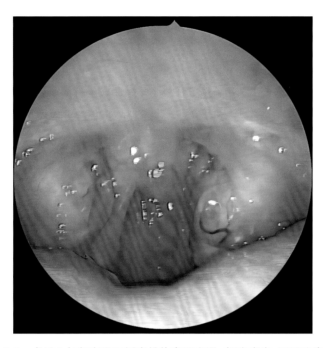

图7-1-4　术后1年复查见双侧扁桃体表面光滑，轻度瘢痕，可见隐窝开口

【术后并发症】

1. 出血　术后原发和继发性出血非常少见，少许出血可以观察，若出血量较多，则需再次应用等离子射频刀或者双极电凝止血治疗。

2. 感染　患儿若因疼痛不进食，或者饮水少，不能坚持漱口，可以导致术区白膜明显增厚、变黄、甚至污秽，故术后需鼓励患儿多饮水，勤漱口，适量应用抗炎药物治疗。

（程晨景　佘翠平　张庆丰）

参考文献

[1]　王天铎，樊忠. 实用耳鼻咽喉科学. 济南：山东科学技术出版社，1997.

[2]　SKOULAKIS C E, PAPADAKIS C E, MANIOS A G, et al. Tonsilloplasty in children with obstructive symptoms. J Otolaryngol，2007，36（4）：240-246.

[3]　DENSERT O, DESAI H, ELIASSON A, et al. Tonsillectomy in children with tonsillar hypertrophy. Acta Otolaryngol，2001，121（7）：854-888.

[4]　EVIATAR E, KESSLER A, SHLAMKOVITCH N, et al. Tonsillectomy vs. partial tonsillectomy for OSAS in children--10 years post-surgery follow-up. Gavriel H Int J Pediatr Otorhinolaryngol，2009，73（5）：637-640.

[5]　张庆丰，佘翠萍，李大伟，等. 低温等离子射频扁桃体部分切除术治疗儿童阻塞性睡眠呼吸暂停低通气综合征. 临床耳鼻咽喉头颈外科杂志，2011，25（3）：114-116.

[6]　李大伟，张庆丰，张欣然，等. 低温等离子射频扁桃体部分切除术对儿童免疫功能的影响. 临床耳鼻咽喉头颈外科杂志，2013，27（4）：212-213.

[7] 李大伟, 张庆丰, 张欣然. 低温等离子射频扁桃体部分切除术及全切术治疗儿童 OSAHS 的疗效比较. 临床耳鼻咽喉头颈外科杂志, 2013, 27 (6): 281-283.

[8] WANG H, FU Y Y, FENG Y M, et al. Tonsillectomy versus tonsillotomy for sleep-disordered breathing in children: A meta analysis. Plos One, 2015, 10 (3): 0121500.

第二节　等离子射频扁桃体全切除术

扁桃体位于呼吸道和消化道的起始部, 分为内侧面和外侧面, 外侧面较大, 为一结缔组织包膜所包绕, 此包膜与咽上缩肌相邻, 且附着不紧密, 形成一潜在腔隙, 称为扁桃体周围隙。扁桃体表面被覆复层鳞状上皮, 具有保护功能, 形成机体的天然免疫屏障。其表面有 8～20 个隐窝, 隐窝总面积为扁桃体口咽部暴露面积的 6～8 倍, 使之能与外界环境中的抗原和微生物广泛接触[1]。上皮下为淋巴组织, 隐窝深入扁桃体淋巴组织内, 且有分支, 其末端与上皮下组织之间的通道 - 上皮内通道相连通, 抗原物质可以进入通道内。隐窝上皮由扁平、多角形、有微嵴的细胞组成, 上皮内可见中性粒细胞、淋巴细胞、浆细胞和巨噬细胞等。隐窝内上皮细胞下可见淋巴细胞、浆细胞和巨噬细胞, 这些细胞也可突入上皮层。隐窝上皮细胞间有小孔, 称为微隐窝, 直径 1～50μm, 形成隧道样通路, 表面被覆鳞状上皮, 并有淋巴细胞浸润。这些微隐窝有的开口于隐窝内的上皮细胞连接之间, 有的开口于隐窝内具有微嵴的上皮细胞和"楔形"上皮细胞之间, "楔形"上皮细胞含有分泌颗粒和吞饮小泡, 是上皮细胞中主要摄取外来抗原和微生物的细胞。反复感染的扁桃体其"楔形"上皮细胞广泛被破坏, 从而影响扁桃体的免疫功能。

M 细胞位于隐窝上皮表面, 其胞质充满囊泡。M 细胞是指具有微折叠、微绒毛和薄膜细胞的总称。M 细胞可识别抗原, 并将抗原信息传递给淋巴细胞, 其功能类似于巨噬细胞。M 细胞的胞质内有丰富的管状囊泡系统, 正常情况下形成扁桃体的上皮防线, 反复感染的扁桃体网状上皮出现鳞状上皮化生, M 细胞数目减少, 胞质内管状囊泡系统缺失, 导致识别和捕捉抗原和微生物的能力降低, 上皮下产生免疫球蛋白的浆细胞数目也减少, 并使隐窝与淋巴细胞间的免疫学联系发生改变, 导致扁桃体局部抵抗微生物和抗原侵袭的能力下降, 细菌、病毒可顺利通过化生的网状上皮向上皮下的淋巴组织侵袭, 从而发生感染。感染又加重了上皮的化生, 如此形成恶性循环, 只有切除扁桃体才能阻断此循环[2]。

在儿童期, 扁桃体是个活跃的免疫器官, 它具有各个发展阶段的淋巴细胞, 包括 B 细胞、T 细胞、浆细胞、吞噬细胞等, 故具有主要的体液免疫作用, 产生各种免疫球蛋白(IgG、IgA、IgD、IgM、IgE), 也具有一定的细胞免疫作用。青春期后, 这些活动有减退倾向, 组织本身也逐渐缩小。一般认为, 在年长儿童和成人, 扁桃体的免疫功能逐渐被其他免疫器官所代替。由于扁桃体位于呼吸道和消化道的门户, 易接触大量微生物, 当它成为反复发作的感染灶, 或过度肥大影响了吞咽或语言功能, 或由于免疫反应过于强烈时害处大于益处, 应需考虑切除扁桃体。但到什么年龄扁桃体的功能才不重要, 尚无统一意见。有研究报道, 长期跟踪比较扁桃体切除术和未手术的儿童的免疫系统, 患儿的细胞和体液免疫能力与未进行扁桃体切除术的儿童相似, 显示扁桃体切除术在儿童期不会抑制免疫系统的发育[3]。也有报道指出成人做扁桃体切除术会导致 γ 球蛋白水平下降。总之, 应严格掌握扁桃体切除术的适应证。有些研究还发现, 反复发生扁桃体炎的患儿可能有免疫缺陷, 如做扁桃体切除术将会进一步损害免疫功能, 加重感染的次数和程度。

扁桃体炎也与全身疾病关系密切。现代免疫学证实,扁桃体作为重要的淋巴器官,不仅能产生各种重要的免疫球蛋白,还是合成和分泌许多细胞因子的重要场所。免疫球蛋白和各种细胞因子对机体的免疫应答和病理反应均有重要的调节作用,因而扁桃体本身的炎性反应除引起局部并发症外,还可以引起全身系统许多疾患,如风湿热、急性关节炎、心肌炎、肾炎等,这些并发症是机体对链球菌所产生的Ⅲ型变态反应。此外,扁桃体病灶还与其他全身性疾病,如肾、皮肤、骨关节等相关联。临床上常见的皮肤疾患,如掌跖脓疱病,此病是以手掌和足底表皮内形成无菌脓疱为特征的慢性复发性皮肤病,发病机制尚未明确,扁桃体病灶可能与此有关。扁桃体慢性感染还是银屑病的激发因素,54% 的银屑病患者在扁桃体发炎后加重,行扁桃体切除术后银屑病好转或治愈。骨关节疾患如胸、肋、锁骨肥厚症,慢性关节风湿症,而肾脏疾患多为 IgA 肾病,有时以上三者合并存在,此时称为"扁桃体病灶性皮肤、关节、肾综合征",在行扁桃体切除术后以上疾病治疗更为有效,因此,扁桃体切除的适应证已并非仅限于扁桃体本身病变,也为控制上述诸病的病情发展或减少急性发作的机会,将扁桃体作为上述诸病的诱发或加重因素而切除。

扁桃体的血供丰富,动脉血主要来自颈外动脉的分支(5 支),分别为:①腭降动脉,为上颌动脉的分支,分布于扁桃体上端及软腭。②腭升动脉,为面动脉的分支。③面动脉扁桃体支。④咽升动脉扁桃体支,来自颈外动脉。以上 4 支均分布于扁桃体及腭舌弓和腭咽弓。⑤舌背动脉的扁桃体支,分布于扁桃体下端。另外,颈外动脉偶以分支直接供应扁桃体。扁桃体静脉血先流入扁桃体包膜外的扁桃体周围静脉丛,经咽静脉丛汇入颈内静脉。扁桃体的静脉血尚可流入翼丛,间接与海绵窦相通。

扁桃体的手术方式包括两大类,一类是冷器械手术,包括传统的扁桃体剥离术和挤切术,另一类是热器械手术,包括应用激光、高频电刀、等离子射频、超声刀等的手术。传统手术,尤其是扁桃体剥离术对组织损伤大,术中易出血,对于反复炎症、粘连较重者解剖层次不清,易损伤咽缩肌及深部血管,扁桃体过大者容易遗留下极残体。为减少术中出血,减轻损伤,一系列用于减少术中出血的热器械不断应用于扁桃体的手术治疗中,等离子射频手术就是近年来在国内外应用较多的术式,有作者将等离子射频扁桃体切除术和传统的扁桃体剥离术做对比研究,评估两种手术方式在手术时间、术中出血量、术后疼痛、切口反应、修复时间和并发症情况等指标上的差异 [4]。认为等离子射频刀应用于扁桃体切除术,使用的是切割方式,而不是钝性剥离,同时可以边切割、边止血,特别对于炎症重、扁桃体被膜与周围组织粘连明显的病例,不需花过多的时间分解粘连、压迫止血,故能明显缩短手术时间,减少术中出血量。

扁桃体切除术后伤口疼痛常为神经末梢受刺激、炎症以及扁桃体下方肌肉纤维的牵拉和损伤所引起,等离子术中操作轻柔,牵拉挤压少,低温操作对周边组织热损伤范围是 $1.29\sim1.59mm^2$,损伤范围小,能减少对咽缩肌的反复挤压,对肌肉纤维损伤较小,对环绕扁桃体床的神经末梢(如迷走神经、舌咽神经)刺激较小,因此术后疼痛轻,伤口反应轻,咽部水肿不明显。在术后出血、感染情况上无明显差异,但等离子手术术后白膜形成较厚,原因可能是等离子通过内生热效应造成一定的组织热损伤而导致胶原变性 [5-6],形成扁桃体窝处的保护膜,减少刺激和疼痛,但这层隔离膜可阻碍组织损伤后纤维组织的生成及炎症细胞因子的保护作用,故白膜脱落时间较传统式式长、恢复慢 [7]。等离子射频扁桃体切除术按照被切除的扁桃体的范围分为全切除术和部分切除术,这里介绍的是等离子射频扁桃体全切除术,部分切除术已在本章第一节做单独介绍。

【手术适应证】

适用于所有传统术式的适应证。

【术前准备】

1. 全身麻醉。

2. 5874 号等离子射频刀。

3. Davis 开口器。

4. 备双极电凝止血设备。

【手术方法】

1. 经口或者经鼻气管插管全麻。

2. 患者仰卧，头正中后仰，术者坐于患者头前，Davis 开口器暴露口咽部，显露需要切除的扁桃体。

3. 用 Lucas 钳或者扁桃体抓钳钳夹欲切除的一侧扁桃体（图 7-2-1A），并用力向对侧牵拉，初步显露扁桃体的外边界（图 7-2-1B）。

4. 沿着腭舌弓黏膜切开，逐层缓慢进行切割。

5. 应用 5874 号等离子射频刀沿着腭舌弓黏膜切开（图 7-2-1C），逐层缓慢进行切割，直至扁桃体的外侧被膜处，暴露扁桃体周围隙（图 7-2-1D）。

6. 显露扁桃体上极，沿被膜继续切割（图 7-2-1E～F）。

7. 术中注意扁桃体牵拉方向，保证被膜显露清楚。

8. 切割过程中出现小的渗血点，及时应用等离子刀接触至出血创面，凝血止血（图 7-2-1G）。

9. 继续贴近扁桃体上极被膜处自上向后下开始切割，直至下极处切断（图 7-2-1H）。

10. 检查双侧扁桃体窝内有无出血，小的出血点应用等离子射频止血，较大的出血点应用双极电凝止血。

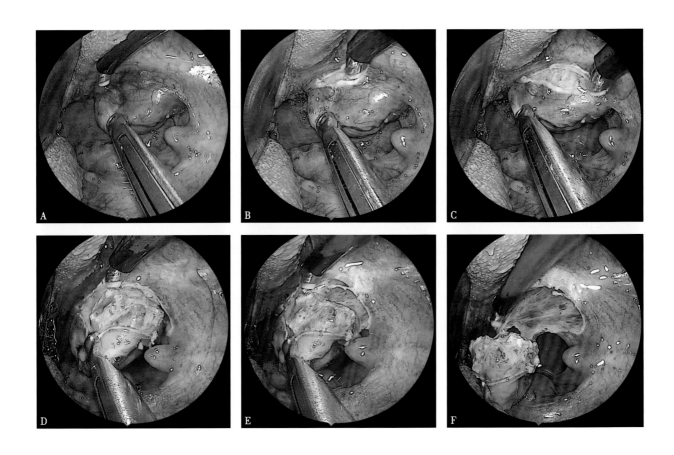

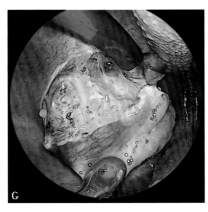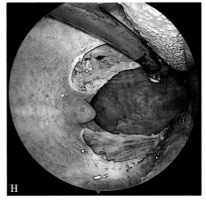

图 7-2-1　手术步骤

A. Davis 开口器暴露右侧扁桃体,用 Lucas 钳钳夹右侧扁桃体;B. 用 Lucas 钳钳夹并向左侧牵拉右侧扁桃体,显露腭舌弓边界;C. 应用 5874 号等离子射频刀沿着腭舌弓黏膜切开;D. 沿着腭舌弓黏膜切开,直至扁桃体的外侧被膜处,暴露扁桃体周围隙;E. 显露右侧扁桃体上极;F. 沿扁桃体被膜继续进行切割;G. 切割过程中出现小的渗血点,及时应用等离子接触至出血创面,踩凝血脚踏止血;H. 继续贴近扁桃体上极被膜处自上向后下开始切割,直至下极处切断。

等离子射频扁桃体全切除术

【术中常见问题及处理】

1. 扁桃体周围隙显示困难　扁桃体慢性炎症较重时会与周围组织有明显的粘连,从而导致界限不清。而清楚地显露扁桃体周围隙是完成手术的关键。术中应用等离子射频刀沿着腭舌弓黏膜切开后,应逐层缓慢进行切割,直至扁桃体的外侧被膜处,不要切割过深而进入扁桃体的实质中,同时要注意调整扁桃体的牵拉方向,尽量使需要操作的部位的扁桃体外侧边界得到最大程度暴露。之后沿着扁桃体外侧最突起处开始切割,此处即为扁桃体与其周围间隙的交界处。

2. 术中出血　扁桃体的血液供应较丰富,主要集中于扁桃体被膜外和咽旁间隙中,术中出血的主要原因一是切割速度快;二是切割过深,严重者可误入至咽旁间隙,导致大血管甚至颈动脉的损伤,造成严重后果。因此,术中注意控制手术速度,刀头轻触需要切割的组织,逐层进行切割,保持层次及视野清晰,这是预防出血的关键。一旦出血,小的渗血点用等离子刀即可止血,较大的血管出血,尤其在成人多见,增加双极电凝止血更为稳妥。

【术式优点】

1. 出血少,损伤小。

2. 手术操作时间短,术后痛苦小。

3. 对于慢性炎症较重导致明显瘢痕粘连的患者,该术式操作更为简单。

【术式缺点】

1. 若操作不慎会误伤大血管导致严重后果。

2. 术后扁桃体窝白膜较厚,较传统术式恢复慢。

【术后处理】

术后处理主要注意饮食，预防感染，这些与常规扁桃体切除术相同。术后早期疼痛较传统术式减轻，后期相似，但术区的白膜比常规扁桃体切除术后的白膜增厚。原因可能是等离子通过内生热效应造成组织有一定的热损伤，进而导致胶原变性，变性的胶原形成薄层覆盖扁桃体窝，成为保护层，从而减少了对周围组织的刺激，减轻疼痛。白膜一般于术后2～3周脱落。愈合后的表现与传统术式相似。

【术后并发症】

1. 出血 等离子术后迟发性出血与传统术式的比较各家报道不一，有人认为等离子手术后迟发性出血少，有人认为较传统术式增加，原因是手术技能及经验不足、止血的稳妥性欠佳、术后感染和进食不当等，处理方法与常规术后出血相同。

2. 感染 尽管等离子手术术后创面的白膜较厚，脱落时间也相对延长，但并未因此而导致感染的机会增加。

（程晨景　佘翠平　张庆丰）

参考文献

[1] 黄选兆，汪吉宝，孔维佳. 实用耳鼻咽喉头颈外科学. 2版. 北京：人民卫生出版社，2011.

[2] 顾之燕，韩子刚，刘志连. 耳鼻咽喉科变应性和免疫性疾病. 天津：天津科学技术出版社，1999.

[3] BÖCK A，POPP W，HERKNER K R. Tonsillectomy and the immune system：a long-term follow up comparison between tonsillectomized and non-tonsillectomized children. Eur Arch Otorhinolaryngol，1994，251（7）：423-437.

[4] BELLOSO A，CHIDAMBARAM A，MORAR P，et al. Coblation tonsillectomy versus dissection tonsillectomy：postoperative hemorrhage. Laryngoscope，2003，113（11）：2010-2013.

[5] CHINPAIROJ S，FEIDMAN M D，SAUNDERS I C，et al. A comparison of monopolar electrosurgery to a new multipolar electrosurgical system in a rat model. Laryngoscope，2001，111（2）：213-217.

[6] TEMPLE R H，TIMMS M S. Paediatric coblation tonsillectomy. Int J Pediatr Otorhinolaryngol，2001，61（3）：195-198.

[7] LOWE D，MEULEN J V D. Tonsillectomy technique as a risk factor for postoperative haemorrhage. Lancet，2004，364（9435）：697-702.

第三节 等离子射频辅助下的舌－腭咽成形术

上气道狭窄阻塞是阻塞性睡眠呼吸暂停（obstructive sleep apnea，OSA）的主要原因。咽部的阻塞在OSA成因中占有重要的地位。在过去的30多年中，针对OSA咽部阻塞的检查及手术治疗方法不断地改进和发展。但是就目前的情况来看，术前咽部阻塞部位定位检查的不准确性与不真实性，以及术后疗效低下与不稳定性仍是困扰临床医师的两大难题。目前，国内外对OSA咽部阻塞部位的分型较多，但仍不能很好地满足临床的诊治需求[1-3]。

首先，制定分类标准的目的是试图通过这种分类解释OSA的所有成因，这在临床上很难进行操作。因OSA的成因的复杂程度远不是我们所见到的单纯某个解剖结构发生变化那么简单，很少见到单独因为某个狭窄部位而引起的OSA（除外一些家族性遗传性发育异常）。OSA发病的始动因素在发病早期可能存在，但在后期就会引起相邻或相关结构的一系列连锁的人体自适应调节，从而发生一系列非生理性的结构和功能的变化。如鼻源性鼾症即是一个典型情况，此时尤其对于那些较重的病例就只能用多平面狭窄来解释了。

其次，分类中所用名词均为正常生理状态下的解剖名词，没有考虑在病理状态下各个解剖结构及位置的变化。因此，无论检查方法多么科学，也都不能用这些分类方法对真实睡眠状态下的咽腔狭窄情况进行描述。两种分类方法均认为在 OSA 患者中舌根仍为下咽前壁，并将舌根肥大归为引起下咽狭窄的原因。均未考虑在真实睡眠状态下体位变化的肥厚的舌所在的位置，更不能解释咽部所有的软组织塌陷时的阻塞程度和成因。这两种分类方法均是沿用了解剖教科书对咽部的定义，而且是从咽腔的管道内部进行结构观察，而 Friedman 则改变了思路，从外部口腔观察了咽部的软组织结构在 OSA 患者中与正常人的不同，这是一个很大的进步。Friedman 注意到了舌肥厚与 OSA 的关系，并进行研究。1985 年，麻醉医师 Mallampati 等提出以腭 - 舌平面的相对位置作为气管内插管难易程度的重要预测因素。2002 年，Friedman 将此评估方法进行了改良，制订了用于评估 OSA 患者的临床分期系统[1]，其是根据 OSA 患者舌位置（Friedman tongue position，FTP）分级和 BMI 进行的临床分期（表 7-3-1）。

表 7-3-1　根据扁桃体分度、FTP 和 BMI 判定的 Friedman 临床分期[1]

Friedman 临床分期	扁桃体分度	FTP	BMI/(kg·m^{-2})
1 期	3，4	Ⅰ	<40
	3，4	Ⅱ	<40
2 期	1，2	Ⅰ，Ⅱ	<40
	3，4	Ⅲ，Ⅳ	<40
3 期	0，1，2	Ⅲ	任何水平
	0，1，2	Ⅳ	任何水平
			>40

扁桃体分度：常规口咽检查状态下，未见扁桃体为 0 度；扁桃体肿大不超过腭咽弓为 1 度；扁桃体肿大在腭咽弓和腭舌弓之间为 2 度；扁桃体肿大越过腭舌弓接近中线为 3 度；扁桃体肿大超过中线为 4 度。

舌位置分级：患者张大口，舌在自然放松状态下处于中线位，能看到整个悬雍垂和扁桃体或腭舌弓为Ⅰ级；能看到悬雍垂但无法看到扁桃体或腭舌弓为Ⅱ级；能看到软腭但无法看到悬雍垂为Ⅲ级；仅能看到硬腭为Ⅳ级。

Friedman 的进步是注意到了舌在 OSA 成因中的作用，但只是单纯从外部进行了观察，并仍沿用了前人的一部分观点，过多地强调了舌根的重要性，并未考虑肥厚的舌体在其中的作用[4]。笔者近些年发现，OAS 患者咽部的解剖结构发生了改变，咽部的前壁已不仅仅是舌根，部分舌体也直接或间接通过软腭及悬雍垂参与了口咽部前壁的组成，并在睡眠状态下对 OSA 的形成起到了至关重要的作用[5]。经过研究，笔者提出了等离子射频舌打孔消融术（coblation channelling of tongue，CCT）对肥厚的舌进行整体"瘦身"，临床上取得了满意的效果（详见本章第四节内容）[6-10]。

第三，这两种分类只是注重了局部单个解剖结构的"个体化"，而无咽部"局部整体化"。对于任何一种疾病如果我们能够知道它的病因，采用有效对因方式进行治疗，那将是最佳的治疗方法。但是对于OSA 这种病因不清、病程不了解、涉及多种解剖结构且有多种软组织参与的慢性疾病而言，就只剩下对症治疗这种方式可以采用了。称 OSA 属于慢性疾病，原因在于成人 OSA 非出生以后即患，而是在生长过程中出现的且逐渐加重的疾病，但是也有到了老年后症状缓解的情况。虽然我们尚不清楚其发生发展的病程；尚未明确何种解剖结构是始动因素，无法进行"治本"；也未知其他的结构随之发生怎样的变化过程；但我们知道病程发展达到了什么程度，也很清楚我们要取得什么样的疗效，因此，我们可以对其进行"治标"。更多时候我们不知其因果关系。我们可以看到是口咽腔局部异常的解剖结构，如扁桃体肥大、舌及咽侧壁肥厚及软腭、悬雍垂肥厚过长，至于是肥胖导致还是长期打鼾引起，我们不得而知，但我们可以对其进行处理。因此，对于每个 OSA 患者而言，要采用"个体化"的原则进行诊治，而对于其咽部则采用"局部整体化"的眼光进行处理，绝不是对某个解剖结构的"个体化"治疗。

只注重局部个体解剖结构的另一个弊端是在治疗中易出现矛盾或不想要的后果。如同做鼻中隔偏曲矫正术时，只矫正了鼻中隔而没有处理对侧下鼻甲，结果导致对侧出现鼻塞症状。咽部手术时也要同样注意每个解剖结构间的相互关系，不仅术前要了解各个解剖结构的位置关系，更要考虑成形术后各个解剖结构位置的变化以及因此带来的影响。如前置的软腭势必会导致悬雍垂与舌之间位置的变化。

第四，这两种分类方法可能导致的另一个不良后果是导致 OSA 手术的"扩大化"。如果把咽部阻塞的原因归结为舌根而不是舌体，则可能采用围绕舌根及舌骨的一系列创伤较大且疗效不确定的手术。如果归结为腭部，那上下颌骨的手术就可能被扩大使用。当然，并非这些手术不好，对于一些特殊畸形的病例仍是有效的手术治疗方式。对于这种慢性疾病，虽然不知具体病程，但是医师仍可以推测是软组织改变还是骨架结构异常。进行"对症治疗"或"治标处理"前要明确这个"症"及"标"是什么，这是手术医师应该思考的问题。

1981 年 Fujita 把日本 Ikematsu 在 1964 年首创的一个治疗鼾症的术式正式命名为悬雍垂腭咽成形术（uvulopalatopharyngoplasty，UPPP），这个手术方式是专门设计用于治疗 OSA 的，目的是扩大腭咽水平的气道，减少咽壁的塌陷性。它通过缩短软腭、切断腭垂、去除咽侧壁和后壁多余的黏膜来缓解上气道的狭窄，改善症状。在 20 世纪 80 年代时，UPPP 被广泛用于治疗 OSA，因为那个时代 UPPP 是治疗 OSA 唯一有效且可以免除气管切开的手术治疗方式。因此，UPPP 在当时被寄予非常高的期望。但是，在 20 世纪 90 年代时，多导睡眠监测仪（polysomnography，PSG）被用于 OSA 的评估及研究，PSG 对 OSA 患者的 UPPP 术后评估结果让医师们很是失望。因为术后的呼吸暂停低通气指数（apnea hypopnea index，AHI）改善很差，尽管 UPPP 可以减少鼾声，但是在治疗呼吸暂停方面并未达到预期的理想效果。术前没有严格根据适应证进行手术的 OSA 患者的 UPPP 术后成功率仅 20%～25%；在适应证上进行了认真筛选的患者组中其成功率虽然提高到了 50%～60%，但仍不理想。在 Fujita 推行 UPPP 后，产生了大量改良的 UPPP。但无论是改变皮瓣方向，还是引入现代的手术器械如激光等，其疗效仍无太大的改善。

2007 年 Elshaug 等关于外科治疗 OSA 的 Meta 分析文章中的数据分析显示，UPPP 的成功率低。这使得一些学者对 OSA 外科治疗的作用产生了否定的态度，甚至有人提出 OSA 的主要治疗方式中应剔除手术治疗。这促使耳鼻咽喉医师不得不重新认识 OSA，并发现 OSA 上气道方面的病因远比原来想象的复杂，进而提出了多平面联合治疗的观点和方法。但对于咽部阻塞平面的治疗，其疗效并无改进。Friedman 注意到舌根在 OSA 的成因中具有重要的作用，提出了 FTP 分级与 Friedman 临床分期。对于严格筛选的 OSA 患者，Friedman 等对Ⅱ期与Ⅲ期 OSA 患者进行单纯行 UPPP，随访 6 个月，其Ⅱ期患者手术成功率为 37.9%，而Ⅲ期的成功率仅为 8.1%。加行舌根组织射频消融术后Ⅱ期患者提高到了 74.0%，Ⅲ期的成功率则达到了 43.3%。总体成功率由 40% 提高到 59.1%，手术失败的患者明显减少 [2, 9]。可见舌根在 OSA 成因中的作用大小。

针对以上问题本团队根据多年的经验提出了手术的四项基本原则。

第一，个体化的原则。每个OSA患者要采用个体化的原则进行诊治，因患者而治，而非因医师而治。根据每个患者具体的情况，咽腔的解剖结构及辅助检查确定患者的阻塞平面，综合患者的情况决定手术范围，而不是根据统一的术式、统一的标准来处理。

第二，整体化的设计。舌的大小各异导致其他不同部位参与构成咽腔解剖结构的不同，对于其咽部应采用"局部整体化"的眼光进行处理，而绝不是对某个解剖结构的"个体化"治疗。

第三，动态化的观察。术前、术中及术后咽部解剖结构的变化要进行动态的观察。咽部手术时要综合评估每个解剖结构间的相互关系以及因术后结构改变带来的影响。

第四，微创化的理念。即用最小的创伤取得最大的治疗效果，减少不必要的器官和结构的损伤。对OSA患者进行局部的"微整形"，遵循不动地基、不拆承重墙、不要违建的三不原则。引入微创的设备与技术，如等离子射频及各种射频、激光设备等。将微创设备与基本理念进行结合，即等离子射频辅助下的软腭平面处理技术为等离子射频辅助的UPPP与等离子射频软腭打孔消融术二者相融合。

笔者近年来将等离子射频技术应用于OSA咽部阻塞的治疗当中，对UPPP进行了改良[4-5]。不仅对软腭、悬雍垂及咽侧索进行处理，而且充分考虑了咽部前壁的主要组成结构（舌体及舌根）对咽部狭窄阻塞所起到的作用，同时行CCT，对舌体及舌根进行"瘦身"，在没有处理颌面骨性框架结构的情况下，充分扩大咽部气道的空间。笔者将这种对OSA患者咽部软组织进行综合处理的手术方法暂且称为等离子射频辅助下的舌-腭咽成形术（coblation-assisted glosso-uvulo palatopharyngoplasty，CaGUPPP）。CaGUPPP不是简单的等离子射频辅助下的悬雍垂腭咽成形术（coblation-assisted uvulopalatopharyngoplasty，CaUPPP）加上CCT，是充分地考虑了OSA患者咽部结构解剖病理学改变的前提下，遵循"个体化"及咽部"局部整体化"的原则，采用术前咽腔局部整体评估设计与术中时时评估动态设计，引入微创的等离子射频消融技术，对阻塞的咽部结构进行综合处理的方法（图7-3-1）。笔者曾报道了一组资料，使用此方法对296例AHI≥40的重度OSA患者进行治疗，其术后有效率为91.7%。本章节对CaGUPPP的手术方法进行详细介绍。

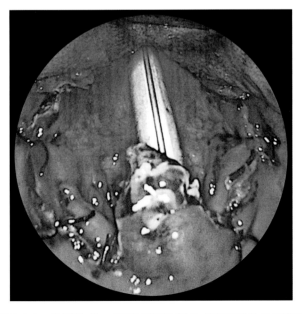

图7-3-1　使用Reflex 5874号刀头行CaGUPPP的术后表现

【手术适应证】

1．单纯以鼾声为主诉的鼾症患者，需要解决因鼾声影响同寝室友而要求手术的患者。

2．使用持续气道正压（continuous positive airway pressure，CPAP）无效或者不能耐受 CPAP 治疗的 OSA 患者。

3．OSA 上气道阻塞部位主要在软腭平面的 OSA 患者。

4．曾行咽部手术，术后瘢痕狭窄粘连较重，需再次行 UPPP 手术的 OSA 患者。

【术前准备】

1．按照 PSG 或睡眠监测床垫及其他定位方法确定阻塞部位。

2．全麻术前常规准备。

3．等离子手术系统治疗仪和 Reflex 4855 或 5874 号刀头。

【手术方法】

1．全麻经鼻插管下手术患者平卧仰头位，Davis 开口器暴露口咽部（图 7-3-2）。术者坐于患者头侧，戴头灯。

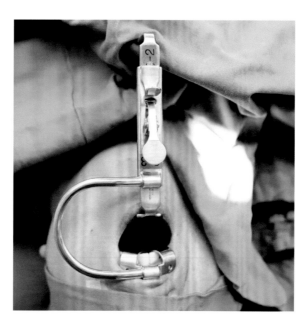

图 7-3-2　Davis 开口器暴露口咽部

2．全麻下根据术前及术中观察局部解剖情况确定软腭切除的范围。软腭的切除范围向外为前小柱切口最外侧，内侧朝向悬雍垂的根部，向下距离软腭游离缘 5～10mm，对侧行对称性切除（图 7-3-3）。

3．使用 Reflex 5874 号刀（7 挡切割，3 挡止血）于悬雍垂两侧软腭对称切开软腭口咽面黏膜，切除部分软腭组织。切除至扁桃体上极，用鼻组织钳或扁桃体抓持钳向内侧牵拉扁桃体，用 Reflex 5874 号刀于扁桃体被膜外切除双侧扁桃体，对于扁桃体较小者可保留部分扁桃体。对于曾行扁桃体切除术的患者，同时切除局部的瘢痕组织以便于成形。切除软腭前面的黏膜时保留大部分后柱及舌咽肌，使后部黏膜瓣略长于前部。于悬雍垂两侧呈倒 U 形切除软腭口咽面黏膜，消融腭帆间隙肥厚的肌脂肪组织（图 7-3-4）。

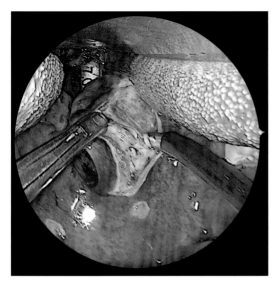

图 7-3-3 探查口咽部，等离子射频刀切割黏膜

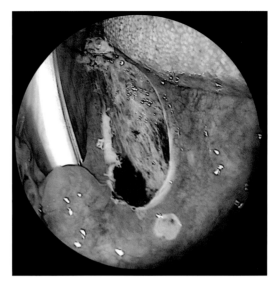

图 7-3-4 于悬雍垂两侧软腭对称切开软腭口咽面黏膜，切除扁桃体及部分软腭组织

4. 用 4-0 的不可吸收缝合线分别自两侧扁桃体下极处对称缝合，将软腭鼻咽面黏膜尽量向前翻，与前面黏膜边对边缝合，以扩大鼻咽腔，并将软腭前移。缝合范围包括局部黏膜及肌肉组织，增加缝合强度，防止术后缝线脱落。预防咽后壁的黏膜损伤的同时，一直缝合到悬雍垂根部（图 7-3-5）。

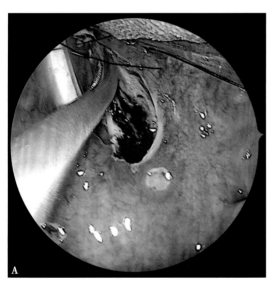
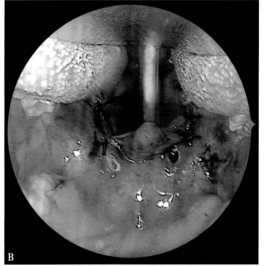

图 7-3-5 对位缝合
A. 对位缝合一侧；B. 对称对位缝合另一侧。

5. 如软腭紧张程度较高，咽部气道仍狭小，用 Reflex 5874 号刀进一步自悬雍垂根部切开松解软腭（图 7-3-6）。

6. 根据软腭局部情况缝合。此时评估悬雍垂与软腭及舌根的距离，用 Reflex 5874 号刀切除部分悬雍垂（图 7-3-7），以缩短悬雍垂与舌根的距离，不仅可以扩大舌后气道的空间，而且减少了由于软腭前移导致的悬雍垂过长引发的咽部异物感及术后的局部的术后肿胀。

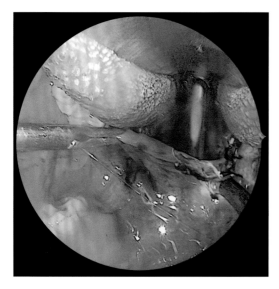

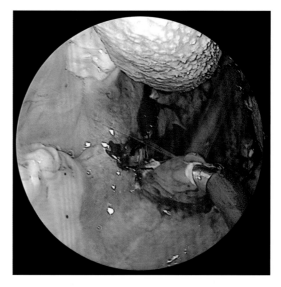

图 7-3-6　自悬雍垂根部切开松解软腭 　　　　　　　　　　　图 7-3-7　切除部分悬雍垂

7. 成形后,若软腭及悬雍垂的肥厚程度仍严重,用 Reflex 4855 号等离子射频刀头从软腭游离缘及悬雍垂根部向硬腭方向进行打孔消融,共打 3～5 孔,等离子射频消融挡位为 5,止血为 4,每孔消融时间为 15s(图 7-3-8)。

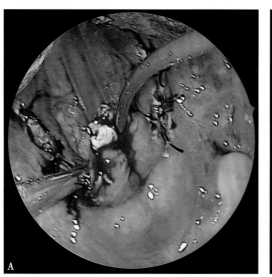

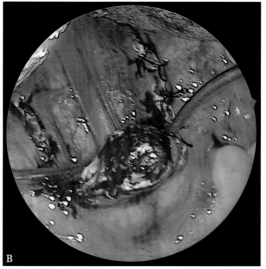

图 7-3-8　等离子射频悬雍垂和软腭打孔消融术

A. 等离子射频悬雍垂打孔消融术;B. 等离子射频软腭打孔消融术。

8. 等离子射频舌打孔消融术(CCT)。根据局部整体的原则及个体化原则要充分考虑舌根及舌体肥大导致的软腭平面及舌根平面气道的狭窄,对于肥大的舌进行 CCT。详见本章第四节。CCT 后,手术结束(图 7-3-9)。

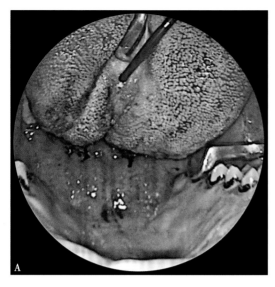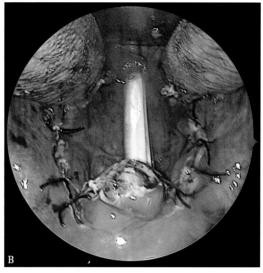

图 7-3-9 CCT 及 CaGUPPP 术后即刻

A. 等离子射频舌打孔消融术；B. 手术结束后所见术区。

等离子射频辅助下的舌 – 腭咽成形术

【术中常见问题及处理】

对于大的出血有时需借助于双极电凝止血。

【术式优点】

1. 出血少。

2. 可任意切割、消融或削薄肥厚的咽腔组织。

3. 操作简单。

4. 手术风险明显降低。

5. 患者术后痛苦减轻。

【术式缺点】

对较粗的动脉性出血需借助双极电凝或缝扎止血。

【术后处理】

术后当日即可进流食，2 周内进软食。术后第 5 天拆线。抗生素预防感染 3d。

【术后并发症】

术后并发症为术后迟发出血，多在术后第 9～12 天，由于白膜脱落所致。

（刘得龙　张庆丰）

参考文献

[1] FRIEDMAN M，TANYERI H，ROSA-M L A，et al. Clinical predictors of obstructive sleep apnea. Laryngoscope，1999，109（12）：1901-1907.

[2] FRIEDMAN M，IBRAHIM H，JOSEPH N J. Staging of obstructive sleep apnea/hypopnea syndrome：a guide to appropriate treatment. Laryngoscope，2004，114（3）：454-459.

[3] PANG K P，TERRIS D J，PODOLSKY R. Severity of obstructive sleep apnea：Correlation with clinical examination and patient perception. Otolaryngology-Head and Neck Surgery，2006，135（4）：555-560.

[4] FRIEDMAN M，IBRAHIM H，LEE G，et al. Combined uvulopalatopharyngoplasty and radiofrequency tongue base reduction for treatment of obstructive sleep apnea/hypopnea syndrome. Otolaryngol Head Neck Surg，2003，129（6）：611-621.

[5] LIU D L，LIU Q F，QIN W F，et al. R462–anatomic characteristics of tongue coblation. Otolaryngology Head and Neck Surgery，2008，139（2）：199-200.

[6] 张庆丰. 等离子射频消融技术在耳鼻咽喉科的应用. 山东大学耳鼻喉眼学报，2012，26（3）：1.

[7] 吴云文，张庆丰. 低温等离子射频辅助治疗成人 OSAHS 的临床研究. 临床耳鼻咽喉头颈外科杂志，2015，29（1）：4.

[8] 张庆丰，刘得龙. 舌局部解剖研究与舌等离子射频消融术. 中国医学文摘：耳鼻咽喉科学，2009（3）：2.

[9] 张庆丰. 等离子舌打孔术. 中国医学文摘（耳鼻咽喉科学），2008（2）：78-79.

[10] 张庆丰，刘得龙，秦文非. 舌动脉及舌下神经与舌根的解剖关系. 中华耳鼻咽喉头颈外科杂志，2008，43（2）：2.

第四节　等离子射频舌打孔消融术

舌肥厚是鼾症及阻塞性睡眠呼吸暂停睡眠时上气道阻塞的常见病因，也是单纯行悬雍垂腭咽成形术（uvulopalatopharyngoplasty，UPPP）治疗 OSA 效果不佳的主要原因之一。临床上治疗 OSA 过程中对于舌的处理越来越受到重视。文献报道，舌根或喉咽平面的狭窄或阻塞占 OSA 患者的 50%～80%。但保守的治疗方法如睡眠时使用舌托或口腔矫正器，或使用持续气道正压通气（coutinuous positive airway pressure，CPAP）等使患者难以长时间耐受，且不能从根本上解决问题。舌的处理从保守过渡到以手术切除为主的治疗方法，外科处理方式也在不断地发生演变。在过去的 30 年中先后出现了几十种针对舌根肥厚或舌后坠的手术，包括舌根的减容手术与改变舌位置的张力手术，目的都是扩大舌后气道间隙。围绕舌根的相关手术之所以不断发展变化一方面表明临床医师对其重视的程度；另一方面也说明在这些手术方式中，还没有令医患双方都比较满意的术式。

传统的以舌为中心的外科手术难度大且并发症多，不易被患者接受，也使临床医师感到棘手。等离子射频舌根打孔消融术是近年来用于治疗舌根肥厚的一种微创技术。但仍同传统手术一样，只是局限于舌根，未能考虑并处理舌体肥厚导致的气道阻塞。等离子射频舌打孔消融术（coblation channelling of tongue，CCT）是在此基础上创立的一种能兼顾处理舌根肥厚和舌体肥厚的新技术。该术式不仅包含了舌根的射频打孔消融，而且将局限于舌根的手术扩展到了舌体。此技术产生的理论依据主要来自舌体肥厚在 OSA 成因中的作用以及舌根射频治疗舌根肥厚的疗效。OSA 中患者的舌肥厚不仅仅就是舌根的肥厚，还包括舌体的肥厚。

鉴于舌体的肥厚对 OSA 的成因及预后的重要性，Friedman 等人对舌体的肥厚提出了 Friedman 分型（FTP）用于指导手术和对疗效的评估。Friedman Ⅲ度以上舌肥厚的 OSA 患者的舌后气道位置高于舌根平面。在舌后坠时肥厚的舌体是口咽气道狭窄的重要原因。甚至可导致腭平面气道的狭窄。而舌后坠又是 OSA 患者中常见的现象。Müller 检查显示，中度 OSA 中 6.9% 的患者存在舌根后坠，而在重度中为 65.9%。因此，对于肥厚舌体的处理是舌后气道狭窄治疗中不可避免的问题。另一方面，文献报道对于舌根肥厚的射频消融术疗效满意。Friedman 等报道单纯行 UPPP 的 Friedman Ⅲ 期的 OSA 患者的成功率仅为 8.1%，而结合舌根射频的 UPPP 的成功率则达到了 43.3%[1]。由此可以推断舌根射频在 OSA 治疗中的作用大于 30%。理论上支持 CCT 将舌根的手术扩展到了舌体，所以此种处理方式能够使手术的疗效得到进一步的提高。以上这两点是我们近年创立 CCT 术式治疗 OSA 患者的舌体及舌根肥厚的基础和依据。

目前，文献报道及我们所测量的都是基本正常舌的标本。所选标本未进行年龄、身高、胖瘦等个体特征的比较研究。通过测量尸舌而得出的解剖"绝对数据"，虽然可以为等离子射频消融术治疗伴有舌体及舌根肥厚的 OSA 患者提供参照数据，但是这些解剖数据并不足以说明在 OSA 的舌体及舌根的肥厚情况下，其血管和神经的主干的分布也是如此。个体差异和病变程度的不同导致在临床工作中不能正确评估舌下神经和舌动脉的具体位置。因此，这些数据不能直接用于临床。

笔者团队在评估舌部主要血管及神经主干的分布规律时，引入了参考比例的方法[2]，用参考解剖结构比例的方法来对神经及血管的位置进行评估，希望能将这些解剖数据以比例的形式更好地应用到临床诊断和治疗中，为临床上对于舌肥厚、小颌畸形等解剖结构异常者的等离子射频消融手术提供更有参考价值的解剖数据，为术前及术中评估舌重要神经及血管主干的分布提供依据，进而避免术中损伤舌动脉及舌下神经引发的一系列并发症，为舌根部手术及等离子射频消融术治疗提出了一个相对安全的范围。

从实验测量的结果可知，比较不同标本间舌动脉及舌下神经距中线的距离，其结果存在个体差异，证明不同患者舌动脉及舌下神经距舌中线的距离不同，简单地采取舌动脉及舌下神经距舌中线的距离平均数对临床指导意义不大。我们将舌动脉及舌下神经距中线的水平向及垂直向的距离与舌宽度及长度的比值进行相关分析，结果表明与舌的大小显著相关。比较舌动脉和舌下神经距舌中线的距离，表明舌动脉和舌下神经距中线的距离在不同层面间统计学上有显著性差异。

而不同标本间的舌动脉及舌下神经主干在舌盲孔周围（舌盲孔前后 10mm 处）距舌表面间的距离差异无统计学意义，不随其走行而改变，即舌动脉和舌下神经的垂直向分布比较恒定，无明显的个体差异。测得舌动脉和舌下神经距舌表面间的距离为 20mm 左右。这个结果对于指导临床手术很有意义。从安全性考虑，根据解剖数据可以认为在舌盲孔附近只要不超过"安全范围"就可以"随意进针"，这就为等离子射频舌消融术的不同进针方式提供了理论根据。同时，可以认为既然是可以"随意进针"，似乎可以不用考虑舌动脉和舌下神经主干在舌水平方向上的相对位置。但是，从等离子射频消融手术疗效的角度考虑，这种观点往往导致手术"不彻底"。因为 OSA 患者的舌体及舌根的肥厚不仅仅是脂肪组织的增多，还有舌肌组织增生。如果仅根据这样正常的"绝对解剖数据"对所有病理状态下的舌进行手术，由于不了解舌局部解剖的特点，在手术中无个体比例的理念，其结果要么出现并发症，要么手术不充分，不能获得理想的射频消融效果。

进行等离子射频舌消融术不仅要了解相对安全的范围，还要考虑满意的疗效，二者一直是临床医师所追求的目标。根据基础研究并结合国内外各种资料的报道得出以下结论：①根据解剖学的研究结果，笔者认为只要避开重要的神经血管，可以在舌的任何部位、任何方向上进行消融；②在了解舌的正常解剖数据的前提下，应用时一定要引进比例思想，这样可以掌握舌肥厚的消融深度和范围，可以避免并发症的出现，同时消融时要超出"正常"的解剖数据，这样才可以有效地进行消融；③笔者主张注重手术的个体化,采用不同的进针方式对于舌体及舌根的消融效果很重要,根据每个患者舌肥厚的程度和部位采用不同的射频方式,这样可以提高手术的疗效。

以舌盲孔、舌盲孔前 10mm 和舌盲孔后 10mm 及舌根与会厌谷黏膜分界处为标志,观测舌动脉及舌下神经主干与舌中线及舌表面的距离。在标本上找出舌盲孔、舌尖、会厌软骨,在切片上找出舌下神经、舌中隔、舌侧缘,用记号笔做标记,经直尺测量全舌长、舌体长、舌宽,以计算机图像处理与测量系统测量舌下神经至舌中线的距离及至舌表面的距离,及两侧缘间的距离。测量 3 次,取其平均值。计算舌动脉及舌下神经水平向距中线的距离与舌宽度以及舌长度的比值(表 7-4-1,图 7-4-1)。

表 7-4-1　舌动脉及舌下神经水平向距中线的距离与舌宽度的比值

所在位置	舌动脉 / 舌宽度	舌下神经 / 舌宽度
距舌盲孔后 10mm	0.269 2±0.011 5	0.261 9±0.010 2
舌盲孔	0.262 3±0.002 7	0.202 1±0.013 6
距舌盲孔前 10mm	0.233 4±0.008 9	0.192 5±0.009 4

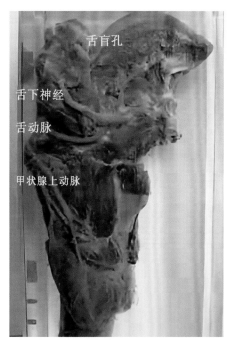

图 7-4-1　舌动脉及舌下神经主干的解剖分布(人体解剖标本)

两侧舌动脉及舌下神经呈对称性分布,主干在舌盲孔前后 10mm 范围内,其垂直向解剖走行基本恒定。舌根处舌下神经和舌动脉相距较近。舌动脉越靠近舌前部则越接近中线。

我们为了探讨 CCT 手术进针的最佳消融时间,首先在活体猪舌上进行了初步实验研究,观察了 CCT 在活体猪舌内的即时消融效果。研究表明,消融 15s 时间的效果明显好于消融 10s 及 20s。考虑时间过短消融不充分,时间过长对周围组织损伤过大,其远期效果还有待于进一步研究。

在此基础上我们开展了 CCT 术式,其包含了舌根和舌体的射频打孔消融,而且将局限于舌根的手术扩展到了舌体。此技术产生的理论依据主要为舌体肥厚在 OSA 成因中的作用以及舌根射频治疗舌根肥厚的疗效。OSA 患者的舌肥厚不仅为舌根的肥厚，还包括舌体的肥厚。对于肥厚舌体的处理是解决舌后气道狭窄治疗中不可回避的问题。理论上由于 CCT 将舌根的手术扩展到了舌体，所以此种处理方式能够使手术的疗效得到进一步的提高。因此，以上两点正是 CCT 产生的基础和依据[3]。

笔者对采用 CCT 手术治疗 31 例伴有舌肥厚的重度 OSA 患者进行了术后 12 个月的 MRI 检查等随访结果观察，术后舌后气道间隙扩大，从（7.71±0.53）mm 扩大到（13.48±0.96）mm。术后舌体由术前的Ⅲ或Ⅳ度，缩小为术后的Ⅰ～Ⅱ度。矢状位 MRI 可见舌厚度由（62.65±2.18）mm 缩小为（54.29±2.65）mm。对于 CCT 的安全性我们在以前的文章中已经进行了研究和探讨。本组 31 例患者仅术中有 2 例局部打孔处出血，经局部压迫后出血停止。术后均无舌瘫、舌血肿及脓肿形成。术后无舌局部疼痛的主诉。舌感觉及运动正常。1 例接受了 3 次 CCT 治疗。可见 CCT 是一种安全的手术方式。

CCT 之所以能够达到比较理想的疗效可能与其局部的即时与迟发消融作用对舌"减容和固定"的效果有关。CCT 将包括舌侧缘在内的大部分舌体都进行了打孔消融，形成了舌的垂直与平行方向立体空间上的多处消融孔道。等离子射频的即时与迟发消融作用缩小了舌的体积，而局部瘢痕的形成起到了限制舌体后坠的作用。因此，CCT 同时起到了舌的减容手术与限制舌位置的张力手术的作用。

我们仿照舌根切除术切除部分舌根的舌根减容公式：全舌组织理论减容 $=\frac{1}{3}S \cdot H=\frac{1}{3}\times 3\times 2\times \frac{1}{2}\times 1=1\text{cm}^3$，提出了理论上 CCT 对舌减容的估算公式。每个 CCT 孔道的消融半径约为 0.5cm。每点消融舌组织理论减容体积 $=3.14\times 0.5\times 0.5\times 1=0.785\text{cm}^3$。消融全舌组织理论减容（按 7 个进针点方式计算）$=0.785\times 7=5.495\text{cm}^3$。由此可见 CCT 的理论减容效果不比舌根部分切除术差。但由于局部组织的吸收及瘢痕形成等原因，实际上消融的体积应小于理论公式的计算结果。

笔者并未在观察的 31 例患者中研究 CCT 在 AHI 减少及症状缓解中的贡献作用，因为在影响 OSA 的成因和预后的众多因素中，分析 CCT 的疗效有一定难度。因此，本文仅对 CCT 的舌后气道间隙及舌厚度等客观指标进行了初步分析。从本组手术操作过程、术后气道间隙的扩大程度及并发症等方面的临床观察来看，CCT 手术方式简便易行、术后气道间隙扩大明显而且没有并发症。但是，目前尚缺乏临床上大样本的远期疗效的观察，有待于进一步的基础和临床研究。

【手术适应证】

1. 伴有舌根及舌体肥厚的 OSA 患者的舌及舌体的治疗。

2. 垂体瘤等疾病导致的舌及舌体肥厚的治疗。

【术前准备】

1. 按照 Friedman 舌分类标准确定舌肥厚的程度，可行舌 MRI 扫描。

2. 局麻或全麻术前常规准备。

3. 等离子手术系统治疗仪和一次性 Reflex 4855 刀头。

【手术方法】

1. 局麻患者端坐位，用手将舌固定于口外；全麻患者平卧仰头位，开口器暴露口咽部后，用舌钳或舌尖部缝线将舌牵出于口外。

2. 局麻者先用 1% 丁卡因喷口咽部，用 1% 利多卡因于拟行手术点进行局部浸润麻醉。

3. 全麻者经鼻插管仰卧位下手术。行等离子射频辅助下的悬雍垂腭咽成形术（UPPP）后，用舌尖缝合线将舌拉出口外固定。

4.术中定位舌下动脉与舌下神经位置及舌等离子射频打孔消融的相对安全区时采用比例的"舌三分法",即在肥大的舌表面划出两条纵行线,将舌表面分成近似的三等份。两条纵行线所在的位置即为舌下神经与血管束的舌表面解剖投影区,两条线以外且距离舌表面 1.5cm 以内的舌区域为 CCT 的安全区。(图 7-4-2)。

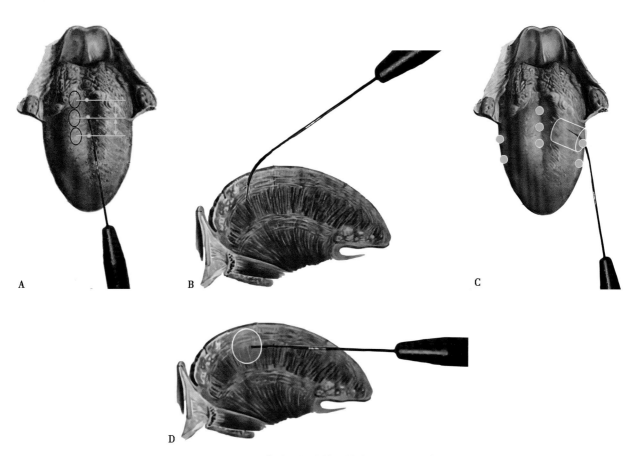

图 7-4-2　CCT 在舌上打孔的进针方向及位置示意图

A. 舌体正中进针点与舌动脉的距离图示;B. 舌体正中进针点示意图侧面观;C. 舌体侧缘进针示意图(正面观);D. 舌体侧缘进针示意图(侧面观)。

5.手术中视舌大小而采取不同的进针针数。Ⅲ度肥大大多行 7 针,Ⅳ度肥大为 9 针。

主要选择在舌盲孔前后 10mm 及距舌尖 25mm 处。将舌横径分为三份,中央 1/3 处及外 1/3 为可选择的进针点。中间与外周 1/3 交点处最危险。用 Reflex 4855 刀头沾生理盐水后,置于舌根部治疗点,使等离子射频刀进入黏膜下,然后在黏膜下向后下潜行小于 1.5cm,进针间距为大于 1cm,作用点相隔不小于 1.0cm(图 7-4-3)。

6.进针方式分为舌中线处的垂直于舌表面的垂直进针,在舌侧缘的平行斜向进针(图 7-4-4)。

7.使用等离子 4855 号刀头,5 挡用于消融,4 挡用于止血,每点消融时间约 15s。

8.按照改良 Friedman 将舌肥厚分为Ⅰ~Ⅳ度。对于Ⅰ~Ⅱ度肥厚者采用垂直进针方式进行打孔,而对于Ⅲ~Ⅳ度肥厚的病例采用垂直及平行于舌背的消融方式,对舌体侧缘肥厚的病例可加舌体侧缘斜形消融方式(图 7-4-5)。

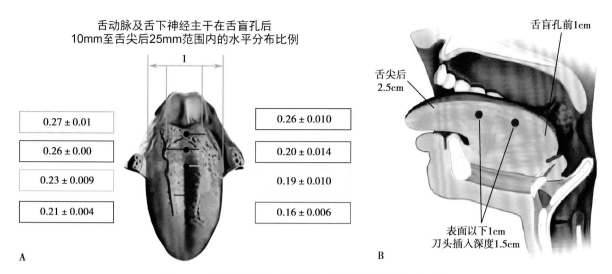

图 7-4-3　舌动脉及舌下神经主干在舌部的解剖分布示意图
A. 舌动脉及舌下神经水平向距中线的距离与舌宽度的比值示意图；B. 等离子射频刀进入舌体位置及深度示意图（矢状位）。

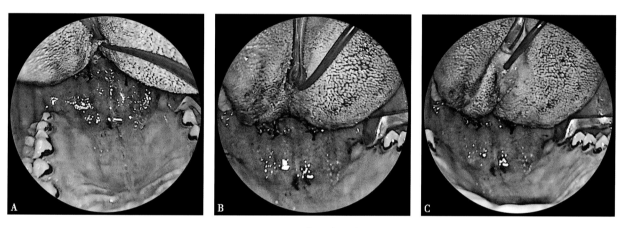

图 7-4-4　舌表面的垂直进针
A. 舌表面的垂直进针第一针；B. 舌表面的垂直进针第二针；C. 舌表面的垂直进针第三针。

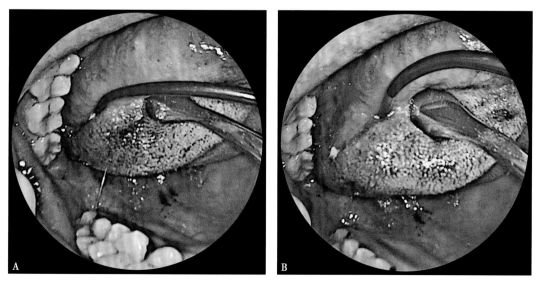

图 7-4-5　舌表面的侧缘进针
A. 舌表面的侧缘进针第一针；B. 舌表面的侧缘进针第二针。

等离子射频舌打孔消融术

9. 等离子射频在猪舌消融中的组织病理学研究表明：5 挡 15s 的消融效果远比其他挡位、时间消融效果好。每孔消融范围是以针孔为圆心 5mm 为半径的圆柱形区域（图 7-4-6）。

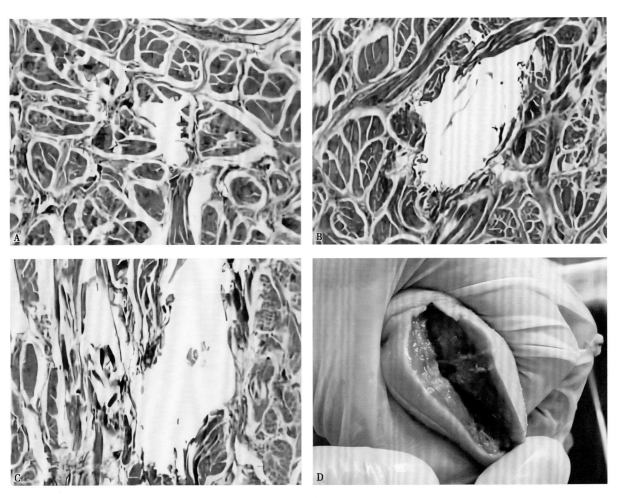

图 7-4-6　等离子射频不同作用时间消融效果对比

A. 使用 5 挡 10s 消融后的局部组织学效果；B. 使用 5 挡 15s 消融后的局部组织学效果；C. 使用 5 挡 20s 消融后的局部组织学效果；D. 使用 5 挡 15s 消融效果（猪舌）。

【术中常见问题及处理】

常见问题为出血,小的局部黏膜出血可以通过局部压迫及等离子射频的凝血功能多可以解决。术中按"舌三分法"进针消融多可以避免损伤舌动脉的主干。对于大的出血多是由于损失较大的血管分支,可采用缝扎等方式止血。

【术式优点】

1. 操作简单,可将手术一期完成。

2. 可以重复治疗。

3. 将局限于舌根的手术扩展至舌体。

4. 微创、安全。

【术式缺点】

远期疗效有待于进一步观察和研究。

【术后处理】

术后1～2h可进流食。术后24h用含漱液漱口,可给予肌内注射或口服抗生素3～4d,预防感染。

【术后并发症】

1. 血肿　术中按"舌三分法"进针消融多可以避免损伤舌动脉的主干。故术后出现血肿的可能性不大(图7-4-7、图7-4-8)。

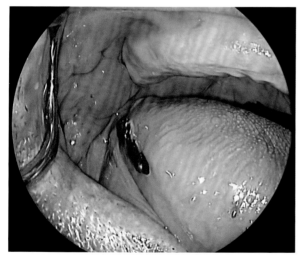

图7-4-7　消融后沿针孔出血

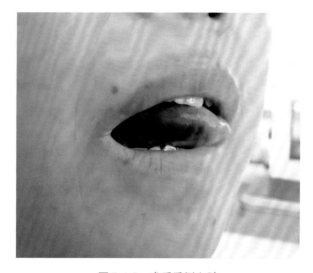

图7-4-8　术后舌侧血肿

2. 舌瘫　只要按"舌三分法"进针消融,多可以避免损伤舌下血管神经束,故不应出现舌瘫。

【典型病例介绍】

患者,男性,63岁,因患垂体瘤行手术治疗,术后出现睡眠打鼾,张口呼吸,言语模糊,伴有憋气,时有憋醒,来我院行手术治疗。先后行三次CCT后,患者症状明显好转(图7-4-9)。

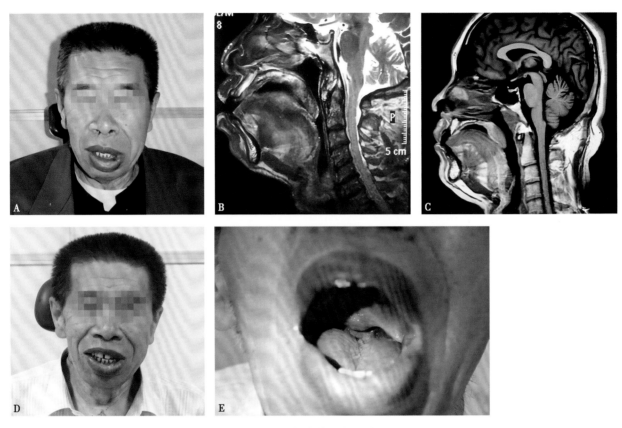

图 7-4-9 病例术前及术后对比图

A. 术前患者情况伴有肢端肥大,舌体肥厚;B. 术前 MRI 显示舌体肥厚;C. 术后 9 个月与术前对比,舌根肥厚明显减轻;
D. 术后 1 年;E. 术后 1 年舌体明显变小,患者说话清晰。

（张庆丰　刘得龙）

参考文献

[1] FRIEDMAN M, IBRAHIM H, LEE G, et al. Combined uvulopalatopharyngoplasty and radiofrequency tongue base reduction for treatment of obstructive sleep apnea/hypopnea syndrome. Otolaryngol Head Neck Surg, 2003, 129（6）: 611-621.

[2] LIU D L, LIU Q F, QIN W F, et al. R462–anatomic characteristics of tongue coblation. Otolaryngology Head & Neck Surgery, 2008, 139（2）: 199-200.

[3] 张庆丰, 刘得龙. 舌局部解剖研究与舌等离子射频消融术. 中国医学文摘: 耳鼻咽喉科学, 2009（3）: 2.

第五节　等离子射频舌扁桃体切除术

　　舌扁桃体（tonsilla lingualis）是指位于舌根的淋巴组织集团,是咽内淋巴环的一部分,呈颗粒状或者团状聚积于舌根部,其前界为舌根的轮廓乳头,后为会厌,中央有会厌韧带。舌扁桃体周围及底部有一层纤维组织与舌体相隔,但无明显的被膜。舌扁桃体的形状和大小变异很大,舌扁桃体组织学特点与腭扁桃体相似,表面被覆复层鳞状上皮,有隐窝状凹陷。鳞状细胞上皮下方有密集的淋巴组织,内含淋巴滤泡。淋巴样滤泡被纤维组织分隔成灶状,并与周围的纤维组织、脂肪组织、浆液黏液腺和骨骼肌纤维融合,许多这种滤泡组织构成了舌扁桃体。

舌扁桃体肥大的原因有：①慢性鼻炎、鼻窦炎等所致的鼻腔环境改变及分泌物流至后鼻孔对舌根部淋巴组织的刺激；②腭扁桃体摘除术后可出现舌扁桃体代偿性增生；③反复发作的慢性舌扁桃体炎；④反流性食管炎患者的食物反流刺激，长期吸烟、饮酒及不良气体刺激。

按电子喉镜下舌根淋巴组织与会厌的关系将舌扁桃体肥大分为 3 度。Ⅰ度，舌根淋巴组织充满会厌谷 1/2 以内；Ⅱ度，舌根淋巴组织充满会厌谷 1/2～3/4 或会厌谷仅存裂隙；Ⅲ度，舌根淋巴组织充满会厌谷并将会厌向后推移，超出会厌冠状面。舌扁桃体肥大主要的临床症状有咽痛、咽部异物感、刺激性干咳及灼热感，过度肥大的舌扁桃体导致恶心、呕吐及睡眠打鼾或短时憋气，甚至出现发声改变（含球音）、吞咽困难、进食梗阻、呼吸困难等。

舌扁桃体肥大的治疗以手术治疗为主，手术术式从传统术式到激光和微波手术，再发展到目前的等离子射频手术，一直在演变[1]。传统的舌扁桃体切除术是用铲刀铲除、圈套器或长弯剪刀实施手术等。此类术式操作复杂，手术创伤大，易发生术中出血及术后继发性出血，术后容易出现舌根水肿，导致气道阻塞。风险较高，目前基本已经废除了该类手术方式。

激光手术包括应用半导体激光、Nd∶YAG 激光、CO_2 激光进行手术。它们具体术式基本相同，均是在局麻或全麻下将光导纤维置入可弯曲的导管中，由肥大的舌扁桃体表面间断气化并逐渐插入，由前向后形成隧道，在隧道中前后移动光纤，间断气化并凝固舌扁桃体组织，以舌扁桃体表面黏膜微微变白为标准，根据舌扁桃体增生情况进行多点凝固[2]。其作用的机制为激光的热反应产生的局部组织效应，包括气化、热凝固、切割和穿孔等一系列热效应。此种术式优点在于：①在可弯曲光纤引导下，操作定位准确；②组织热凝固同时封闭小血管和神经末梢，使术野清晰，达到均匀减容而不损伤舌扁桃体表面的黏膜；③治疗时间短，可以在门诊进行。缺点在于：①局麻要充分，否则手术刺激迷走神经而引起不良反应。部分患者局麻无法配合须转为全麻手术；②如舌扁桃体过度肥大，需要分次手术，要预防咽腔水肿引起的呼吸困难；③因舌扁桃体部位深在，若暴露欠佳，手术可能损伤会厌谷；④该部位血管神经位置表浅，过度的气化及热凝固可造成舌体和神经血管的损伤。

微波治疗的手术过程是黏膜麻醉后，间接喉镜下暴露舌根部，将微波辐射部贴紧或插入舌扁桃体进行热凝固治疗，至局部组织凝固变白为止，根据舌扁桃体增生情况可进行多点凝固。其不同于激光在于激光是通过热传导形式使组织生热，属于外部加热，而微波是以生物组织本身作为热源的内部加热，是组织从里到外瞬间凝固，同时加热部位均匀，止血效果好，术中无炭化及烟雾形成。其优点在于：①在同一辐射场中组织的损伤几乎是一致的，治疗区域边界清楚，深浅一致；②术中无炭化、烟雾形成，与激光不同；③术后反应较轻，损伤愈合快；④设备简单，费用低，可在门诊进行。缺点为：①局麻要充分，否则手术刺激迷走神经易引起不良反应；②如舌扁桃体过度肥大，需要分次手术，防止咽腔水肿引起呼吸困难；③部分患者舌根明显肥大，与会厌间距狭窄，术中无法暴露舌扁桃体；④局部组织温度达到 100℃，会损伤舌表面黏膜。

综上所述，传统术式出血多，术野不清晰，术后并发症严重，而激光及微波均经能量转换，使局部组织达到一定温度，导致局部组织坏死，以达到切除目的。但因其产生热能过大，周围组织损伤，部分引起术后痂下感染等症状，导致病程延长。从 1998 年开始，国外已经开始研究应用等离子射频技术治疗舌根肥大，从而解决由于舌根肥大引起的睡眠呼吸紊乱问题[1,3]。同时发现许多患者舌根部淋巴组织增生明显，一并应用等离子射频切除肥大的舌根淋巴组织，术后随访已经证实其安全性及有效性。目前，应用等离子射频治疗舌扁桃体肥大有两种术式，一种是在局麻下应用 4855 号等离子射频刀完成手术[4]，另一种是在全麻下应用 5874 号等离子射频刀完成手术,两种术式各有利弊,需要临床医师在实践中根据医院条件和手术经验选择应用,下面分别加以介绍。

一、全麻下等离子射频舌扁桃体切除术

【手术适应证】

舌扁桃体肥大或反复发作的慢性舌扁桃体炎导致患者有咽部异物感或睡眠打鼾、呼吸暂停等症状。

【术前准备】

1. 全麻。

2. 5874 号等离子射频刀。

3. Davis 开口器或者麻醉喉镜。

4. 30° 鼻内镜。

【手术方法】

1. 经口或经鼻气管插管全麻,经鼻气管插管更有利于暴露术野。

2. Davis 开口器或者麻醉喉镜暴露舌根,应用 30° 鼻内镜显露需要切除的舌扁桃体(图 7-5-1)。可以根据每个患者的舌体长短不同来选择不同长度的压舌板,如果没有足够长的压舌板,可以借助于舌钳先钳夹舌尖正中将舌体前部牵拉至口外,使舌根前移,之后再应用合适的压舌板暴露舌根则相对更容易。

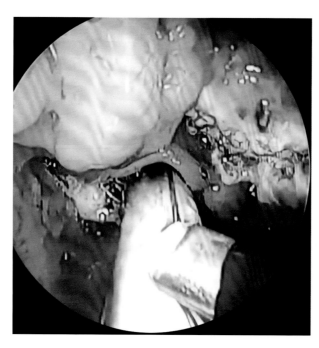

图 7-5-1 暴露舌根

应用 Davis 开口器后见舌根正中及两侧均有肥大的舌扁桃体与
会厌相贴,右侧肥大的舌扁桃体已经切除,左侧会厌谷被肥大
的舌扁桃体占据而显示不清。

3. 30°鼻内镜作为光源,应用 5874 号等离子射频刀实施手术[3],手术即可采用消融切除法,也可采用团块状部分切除法,根据术者经验及舌扁桃体的大小不同而手术。消融切除法是自肥大的舌扁桃体表面由浅入深进行消融,将需要切除的舌扁桃体组织逐层消融打碎吸走。如果舌扁桃体肥大明显,也可选择自基底部团块状部分切除,直至达到与舌体表面接近的平面为止(图 7-5-2)。

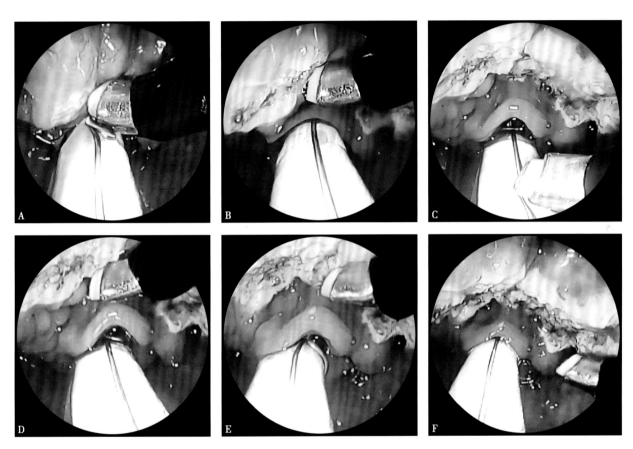

图 7-5-2 等离子射频舌扁桃体切除术手术步骤

A. 应用等离子射频刀自肥大的左侧舌扁桃体表面由浅入深进行消融,注意不要误伤前方的舌乳头;B. 将舌根左侧的舌扁桃体部分切除,会厌舌面部分显露出来;C. 进一步切除舌根左侧的舌扁桃体,会厌谷处见少许残留的舌扁桃体;D. 进一步将左侧会厌谷处少许舌扁桃体组织切除,注意防止会厌损伤;E. 手术结束时术区情况(近像),会厌舌面及会厌谷均显露清楚;F. 手术结束时术区情况(远像)。

等离子射频舌扁桃体切除术

术中注意不要误伤与舌扁桃体下方相邻的会厌,向前不要误伤舌乳头,舌根部正中会厌谷的肥大舌扁桃体是最容易残留的病变,要仔细暴露,必要时要及时调整压舌板的深度和方向使更利于显露术野。切除深度达到与舌体表面接近的平面即可,避免过深增加出血和损伤的机会。术中有小的渗血点及时应用等离子射频刀止血。手术过程中切割的能量选择 7～9 挡,止血为 3～5 挡。

【术中常见问题及处理】

1. 舌扁桃体暴露困难 手术成功的关键在于舌扁桃体良好地暴露。最好选择经鼻气管插管,防止麻醉插管阻碍操作。可以应用 Davis 开口器或者麻醉喉镜暴露舌根,显露需要切除的舌扁桃体,也可根据术者经验不同而异。应配备不同长短的压舌板,根据每个患者的舌体长短不同来调整应用不同长短的压舌板。如果压舌板短,则舌根不能很好显露,若压舌板过长,则会遮挡需要切除的舌根扁桃体。另外,在暴露舌根时还要考虑患者全麻后会有不同程度的舌后坠,有时需要借助于舌钳先将舌体前部牵拉至口外,使舌根前移,之后再应用合适的压舌板暴露舌根则相对更容易。

2. 切除范围及深度的掌握 切除范围应该前至舌乳头后方,后至会厌谷[2]。会厌谷处的舌扁桃体因暴露困难是较易残留的部位,故术中应格外注意该位置的舌扁桃体的切除。切除深度达到与舌体表面接近的平面即可,如果过浅,则残留较多,术后症状改善可能不理想,若切割过深,则可能到达舌肌或其深部,出血的概率明显增加,同时也增加了对舌肌的损伤可能。

3. 术中出血 舌扁桃体本身血液供应并不丰富,只要正确掌握等离子射频刀的使用方法,切除深度不要过深,一般很少会出现大量出血。术中操作注意等离子射频刀头不要紧贴舌扁桃体组织,两者之间要留有一定缝隙,这样才能充分发挥等离子射频刀的边切割边止血的效应而减少出血。另外,切割的速度不要过快,逐层缓慢消融需要切除的舌扁桃体,保持视野清晰,则很少有较大血管的损伤或者明显的出血,即使出血绝大多数也为渗血,应用等离子射频刀即可止血,少数较明显的出血需要应用双极电凝止血。

4. 误伤会厌及舌乳头 因肥大的舌扁桃体常常与会厌相贴,并增生达到会厌谷,故术中如果不慎有时会误伤会厌舌面及会厌缘的黏膜。为尽量减少会厌的误伤,术中注意等离子射频刀头的作用方向应尽量朝向舌扁桃体的方向。另外,注意仔细辨别舌乳头,不要把舌乳头当作肥大的舌扁桃体而误伤,或者进行错误的切割。

【术式优点】

1. 出血少,损伤小。

2. 术后水肿轻微,并发症少。

3. 术中即时消融了肥大的舌扁桃体,术后短期内症状即可得到明显改善。

【术式缺点】

1. 需要全麻下手术。

2. 如果术中舌扁桃体暴露得不充分,则会有部分舌扁桃体残留。

【术后处理】

术后处理主要注意饮食,与常规扁桃体切除术后饮食相同。术后早期常常出现会厌水肿,甚至构会厌襞水肿,持续 5d 左右,需用激素雾化或者全身应用激素减轻水肿。疼痛持续 10d 左右。术区的白膜覆盖较厚,自术后 10d 开始缓慢脱落,根据切除范围的大小,共需要 4 周左右完全脱落(图 7-5-3)。

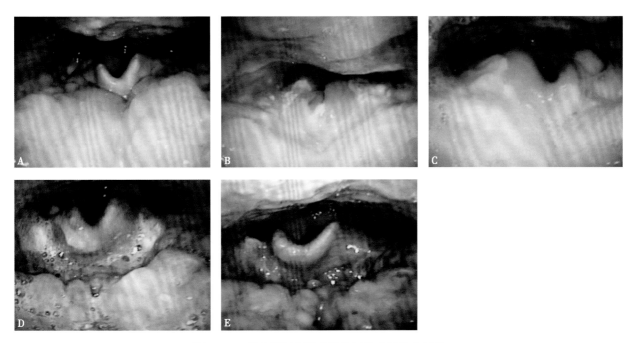

图 7-5-3　等离子射频舌扁桃体切除术后恢复过程

A．术前电子喉镜见舌扁桃体Ⅱ度肥大，右侧杓会厌襞一处囊肿；B．术后第 1 天，见会厌及杓会厌襞水肿，疼痛不重；C．术后第 5 天，见水肿减轻，疼痛加重；D．术后第 12 天，见白膜大部分脱落，疼痛明显，持续至术后半个月；E．术后第 40 天，见创面完全愈合，咽部异物感消失。

【术后并发症】

1．出血　只要术中彻底止血，则术后原发和继发性出血较少见，少许出血可以观察，出血量若较多，则需再次全麻下应用等离子射频刀或者双极电凝止血治疗。

2．水肿　术后舌根术区的水肿很轻微，水肿部位主要位于会厌舌面，或者可能伴有杓状会厌襞水肿。水肿的原因可能是因为会厌舌面及杓状会厌襞黏膜组织比较疏松，术中伴有会厌的损伤或者手术操作过程中等离子的低温热效应通过盐水的传导间接刺激了会厌或者杓会厌襞黏膜。可以应用地塞米松或者甲泼尼龙静脉滴注 2～3d 减轻水肿，激素雾化辅助治疗。

3．味觉改变　少数患者术后有短时间的味觉改变，可能与术中压舌板压迫舌乳头或者舌乳头的损伤有关。

4．舌尖麻木　若舌体前部被压迫于牙齿和压舌板之间的时间较长，则舌体前部的血液循环在一定程度上受阻，导致术后出现舌尖麻木，多于术后 1 周之内消失而不需特殊处理。术中如果操作时间较长，可以中途放松开口器的张开度，缓解压力，促进舌尖的血液循环。也可以在手术结束移除开口器后对患者舌体及舌尖进行按摩，从而促进舌的血液循环。

【典型病例介绍】

1．患者女性，58 岁，因咽部异物感 1 年入院，病史中无鼻涕后流，无反酸、打嗝等不适。查体：鼻腔及鼻咽部、口咽部无异常，茎突未触及，电子喉镜检查见舌扁桃体肥大。诊断：舌扁桃体肥大，全麻下行等离子射频舌扁桃体切除术，采用逐层消融方法，将舌扁桃体肥大之处切除，术后会厌轻度水肿。10d 后，咽喉部疼痛症状明显缓解，无出血及其他不适（图 7-5-4）。

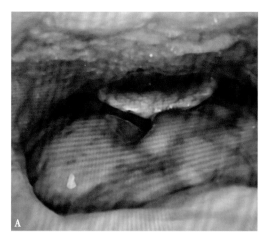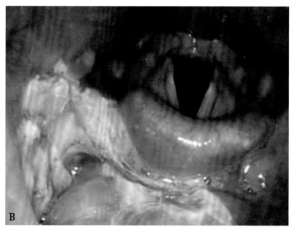

图 7-5-4　舌扁桃体肥大术前、术后次日对比图

A. 术前电子喉镜伸舌状态见舌扁桃体Ⅱ度肥大；B. 术后第 1 天，会厌轻度水肿，疼痛不重。

2. 患者女性，62 岁，因咽部异物感半年入院，患者 5 年前曾因舌扁桃体肥大，于当地行等离子射频舌扁桃体切除术，术后症状有所缓解。入院前半年咽部异物感再次出现且逐渐加重。查体：舌根正中可见原有术后瘢痕，舌根扁桃体明显肥大，右侧明显突出。于全麻下使用 Davis 开口器显露舌根，在 30° 鼻内镜下暴露术区，将舌根右侧肥大的舌扁桃体做消融切除，左侧明显增生的舌扁桃体做团块切除，术后症状明显缓解，无出血及并发症发生（图 7-5-5）。

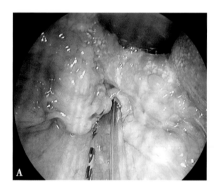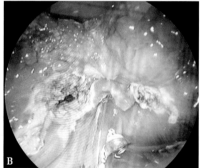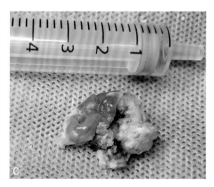

图 7-5-5　舌扁桃体切除术对比图

A. 术中暴露，可见舌根正中瘢痕，左侧舌扁桃体明显肥大；B. 手术结束所见，右侧舌扁桃体做消融切除，左侧做团块切除；C. 左侧团块切除的舌扁桃体。

二、局麻下等离子射频舌扁桃体切除术

【手术适应证】

舌扁桃体肥大导致患者有咽部异物感或睡眠打鼾、呼吸暂停等阻塞症状。

【术前准备】

1. 丁卡因表面麻醉后应用 1% 利多卡因局麻。

2. 4855 号等离子射频刀。

3. 间接喉镜。

【手术方法】

1. 应用 1% 丁卡因咽部表面麻醉后,再用 1% 利多卡因 0.5～1mL 行舌根浸润麻醉。

2. 患者张口,自行将舌体拉出。

3. 应用间接喉镜暴露需要切除的舌根扁桃体。

4. 应用 4855 号等离子射频刀行舌扁桃体打孔消融。将等离子射频刀于前后呈弧形方向插入至舌扁桃体中,左右侧各 2～3 道,各条打孔道并行,每道间隔距离大于 0.5cm,每条打孔长度为 1.5～2.0cm,距离舌表面的深度为 0.5～0.8cm。能量用 4～5 挡,每点治疗时间持续 10s(图 7-5-6)。

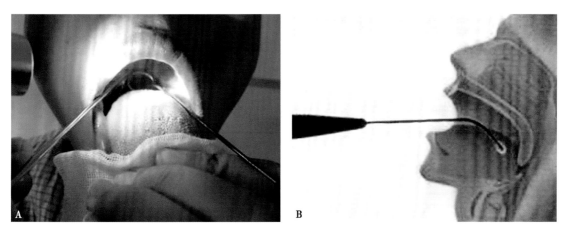

图 7-5-6 局麻下等离子射频舌扁桃体切除术

A. 舌根表面麻醉及局部麻醉后患者张口,自行将舌体拉出,应用间接喉镜暴露需要切除的舌根扁桃体,应用 4855 号等离子射频刀行舌扁桃体打孔消融;B. 侧面观打孔消融进刀方向示意图。

【术中常见问题及处理】

1. 舌扁桃体暴露困难 因为此种手术是在表面麻醉加局麻下完成,需要患者配合很好才能完成手术,与全麻手术相同,舌扁桃体的充分暴露是完成手术的关键。舌扁桃体暴露困难常见于以下两种情况:一是肥胖、颈短、舌根高者;二是咽反射敏感者,因麻醉不充分、患者不能配合,故手术较难顺利完成。所以此种手术方式要选择合适的适应证,避免出现以上舌扁桃体暴露困难的情况。

2. 消融范围及深度的掌握 消融范围的大小应该根据术前检查舌扁桃体肥大的部位而决定[2]。如果舌根正中及两侧均可见增生的舌扁桃体,则打孔消融的孔道可以增加。如果仅为正中或者两侧增生,则可以适当减少消融的孔道。另外,打孔深度不要距离舌表面太深。一般而言,不超过舌表面下方 1.5～2.0cm,则很少会伤及较大的血管导致出血。每条孔道的距离最好大于 0.5cm,因为目前研究等离子的作用半径为 0.5cm,如果距离过近,则等离子的效应可以叠加,可能导致作用局部组织不必要的坏死。

3. 术中出血 术中只要能良好地暴露舌扁桃体,注意操作的深度,很少会有出血,手术结束时只是在舌表面遗留一个白色进刀点。

【术式优点】

1. 出血少,损伤小。

2. 术后反应轻,恢复快,痛苦小,并发症少。

3. 在将舌根减容的同时保护了黏膜感受器。

4. 可以在门诊进行,且可重复操作。

【术式缺点】

1. 对于肥胖且舌根暴露不好，或者咽反射敏感配合不佳的患者，不适合应用该术式。

2. 即时消融效果及消融范围不如全麻应用 70 号刀头的切割消融，有时需要多次重复治疗。

3. 对于有反复的舌扁桃体炎患者不宜应用此种治疗方法。

【术后处理】

术后舌根水肿轻微，持续 2～5d 逐渐消退，不需特殊处理。注意观察有无出血、呼吸困难或者感染。术后 3h 即可进软食，疼痛很轻，进刀点的点状溃疡 10d 内多可消失。

【并发症】

1. 出血　只要术中注意掌控好进刀的深度，避开大血管，很少有出血。

2. 舌根脓肿　此种并发症的发生可能与术区出血、感染、消融治疗时间长有关，若避开以上因素，此种并发症可以避免。

（佘翠平　张庆丰）

参考文献

[1] MOWRY S E, AMENT M, SHAPIRO N L. Lingual tonsil hypertrophy causing severe dysphagia: treatment with plasma-mediated radiofrequency-based ablation (Coblation). Ear Nose Throat J, 2010, 89 (3): 134-136.

[2] 缪东生, 常英展, 姜凤娥, 等. 等离子低温射频治疗舌根淋巴组织增生. 中华耳鼻咽喉科杂志, 2003, 38 (5): 391-392.

[3] STUCK B A, MAURER J T, VERSE T, et al. Tongue base reduction with temperature controlled radiofrequency volumetric tissue reduction for treatment of obstructive sleep apnea syndrome. Acta Otolaryngol, 2002, 122 (5): 531-536.

[4] BOCK J M, TRASK D K. Coblation-assisted lingual tonsillectomy for dysphagia secondary to tongue base hypertrophy. Ann Otol Rhinol Laryngol, 2008, 117 (7): 506-509.

第六节　等离子射频经口入路手术辅助治疗茎突综合征

茎突为颞骨一部分，由胚胎第 2 鳃弓的后部上下两部分骨化中心发育而来。有茎突舌肌、茎突舌骨肌、茎突咽肌、茎突舌骨韧带和茎突下颌韧带等附着。茎突下端位于颈内、外动脉之间，附近有舌咽神经、三叉神经、副神经、迷走神经、舌下神经及交感神经等。茎突可因本身发育或茎突舌骨韧带钙化而生长，接触压迫血管、神经，引起血管、神经分布区任何部位疼痛或其他异常感觉。

茎突综合征首次报道于 1937 年，又称 Eagle 综合征 [1]，是因茎突过长或其方位、形态的异常，导致刺激邻近血管、神经所引起的咽部异物感、咽痛及反射性耳痛、头颈痛和涎液增多等症状的总称 [2]。中国人茎突平均长 2.5cm，通常将 2.5～3.0cm 作为 X 线检查结果的正常长度范围。

茎突综合征发病机制还不明确，研究发现该病与先天性因素（遗传和胚胎发育），后天性因素（颈部手术、外伤，异常的钙磷代谢和风湿性疾病）有密切关系，另外还与长期刺激导致退行性变、心理因素等多种因素有关。①先天性因素：在胚胎发育过程中，第 2 鳃弓的 Reichert 软骨背侧（将发育成茎突的部分）发育延长的同时，其末端出现不同程度的弯曲，相对于咽侧壁形成不同的角度，对咽侧壁、周围神经血管造成刺激而引起茎突综合征的症状 [3]。另外 Eagle 报道该病有遗传的趋势 [4]。②后天性因素：Eagle 在 1948 年就开始报道扁桃体切除术后引起茎突综合征，之后陆续有同类报道。他认为扁桃体切除术引起的茎突综合征主要是术后瘢痕刺激脑神经而引起。颈部外伤也是公认的病因之一。McCorkell[5] 报道颈部钝性外伤后引起茎突综合征的症状。异常的钙磷代谢也可引起茎突过长,特别是在非骨性软组织中的钙化对引起茎突伸长起到重要作用。在晚期肾病患者中钙、磷和维生素 D 代谢异常,刺激甲状旁腺,增加了甲状旁腺激素合成和释放。甲状旁腺功能亢进导致的骨骼紊乱表现出肾性骨病的特点。而且透析会引起钙磷代谢的异常,一项研究表明,异位钙化的程度随透析时间延长而增长[6]。

茎突综合征的临床表现多样。主要症状是咽喉不适、疼痛,可放射到耳部,颈痛、耳痛、头痛、肩背胸痛、上肢痛及咳嗽,尤其在吞咽时有明显的异物感。还有文献报道可引起吞咽痛、梗阻感、舌根痛、牙龈痛、软腭痛、舌麻木、眶周疼痛、耳鸣、气促、转颈时疼痛等,甚至扭曲颈部可引起暂时性失明和失语[7]。由于茎突尖端大部位于扁桃体的中、下部,故触诊时应重点注意扁桃体窝的中、下处。若触诊引起疼痛或相关症状加重,在局部注射 1% 利多卡因 2mL 后,症状暂时消失,则是诊断茎突综合征的有力证据。但不是所有的过长、方位异常、形态异常的茎突都引起咽部的异常感觉,相当一部分的茎突过长、方位异常、形态异常者无任何感觉。人群中存在茎突过长者约占 4%,而引起临床症状的仅占这部分人的 4.0%～10.3%。我们认为,在所有诱发茎突综合征的原因中,茎突过长是最主要的因素。因为过长的茎突势必更易激惹这些邻近肌肉、韧带、神经等结构,尤其是使邻近的颈动脉受压或牵拉,而颈动脉窦即有迷走神经及舌咽神经的分布。截短茎突后即可消除这种刺激,故茎突截短术治疗茎突综合征的疗效是确切的。

此病常被忽略。凡有咽部异物感及咽痛、耳痛、颈部疼痛等症状,在扁桃体窝又触及坚硬条索状物或骨刺感,可考虑此病。结合 X 线或 CT 三维重建后茎突的长度和角度数据,可确诊[8]。

手术是茎突综合征确诊后主要的治疗方法,包括经口入路茎突截短术和颈外下颌下径路茎突截短术[9-10]。常规的口内径路方法是先做扁桃体剥离术,然后在扁桃体窝内用手指扣及茎突,并在手指的引导下用上颌窦刮匙套住茎突的尖端并向根部方向推进,用尖刀切开茎突表面附着组织,并切开骨膜,用剥离子向上剥离,直达茎突根部,用豁口钳尽可能地在根部将茎突截短。此方法的缺点是:①需先摘除扁桃体,出血较多,且扁桃体作为一个免疫器官不可轻易摘除;②扁桃体切除术后疼痛明显,可发生迟发性出血等并发症;③术后对吞咽和进食的影响较大;④术后扁桃体窝黏膜瘢痕挛缩可能使症状加重;⑤手术易损伤和感染深部组织[11]。

对于茎突方向偏外,茎突虽长但较细,扁桃体窝无法触及茎突尖,或茎突舌骨韧带骨化,这些情况从口内截短茎突困难或不能截短足够长的茎突(至少 1cm 长),可考虑颈外径路。颈外下颌下径路茎突截短术缺点是:①颈部出现瘢痕影响美观;②颈外径路容易造成起自于颈外动脉后壁的枕动脉以及起自于颈外动脉起始部内侧壁的咽升动脉的损伤;③术中因暴露的需要而牵拉腮腺、颈部神经、动静脉可能造成这些组织结构的损伤,出现出血、腮腺瘘和面瘫等并发症。颈外径路的优点是[12]:①视野相对开阔、清晰,可充分暴露茎突及其周围结构,特别是与茎突关系甚为密切的颈外动脉及分成上颌动脉和颞浅动脉的分叉部,寻找茎突准确,不易损伤周围组织;②可切除足够长的茎突,减少症状复发;③出血少,止血方便;④消毒彻底,可避免经口手术所致细菌感染,并且不会影响吞咽、进食及发声[13-14]。

随着等离子射频技术的发展,因其微创、损伤小、出血少等优势,在咽喉部手术应用得越来越广泛。与传统的激光治疗高达 150℃ 的温度相比,很大程度上减轻了组织的损伤和患者的痛苦,且手术时间短,恢复快。等离子射频技术应用于经口入路治疗茎突综合征,该术式无须切除扁桃体,较传统手术方式更有优势。经口入路等离子射频辅助手术具有以下优点:能充分显露并有利于截短茎突;对周围组织的损伤少;保留了腭扁桃体的免疫等生理功能;手术时间短;术中出血量少;术后疼痛轻[15]。

常规的口内径路切除扁桃体后截短茎突，术后患者咽部的扁桃体窝周围为瘢痕组织，易再次引起患者的咽部异物不适感。传统术式无论有无扁桃体切除的适应证，均需先行切除扁桃体，势必造成扁桃体的无谓损伤。扁桃体切除可发生出血等并发症，严重者甚至危及生命，并且可引起深部组织感染。等离子射频手术切割止血都是用同一把刀头完成，节省了术中止血时间。等离子射频手术术中出血明显少，考虑与手术时间短、创面面积小及等离子射频手术止血效果等有关。传统手术术中对扁桃体的牵拉、周围肌群的损伤及肌肉纤维和环绕扁桃体床的神经末梢的暴露均导致术后疼痛明显。由于等离子手术环境温度低，是组织等离子气化，而不是高温凝固坏死，因此手术创伤小；术中不断用生理盐水冲洗，进一步减少对周围组织的热损伤，使术后患者的疼痛明显减轻。该术式截短茎突，颈部无瘢痕，不影响美观；手术操作直接、方便，损伤小；术中不损伤腮腺及下颌下腺，不易损伤面神经[16-17]。

【手术适应证】

适用于扁桃体窝能触及过长茎突，影像学检查确诊为茎突过长，有临床症状的患者。

【术前准备】

1. 诊断标准

（1）具有咽异物感、耳下部痛、下颌角后部痛、颈痛、咽痛、半面痛、咳嗽等临床症状之一。

（2）X线正位片或者茎突三维CT重建显示茎突长度≥3.0cm。

（3）扁桃体区触痛，或能摸到茎突尖。

（4）扁桃体窝周围用1%利多卡因封闭，能暂时消除或减轻症状。

符合其中3条，则诊断为茎突综合征。

2. 详细询问病史、体格检查，与咽喉部疾病相鉴别。

3. 完善相关检查。茎突CT三维重建技术对茎突过长的全貌显示较佳，它既能显示茎突本身，又能显示茎突舌骨韧带骨化，利用多平面、多角度旋转技术还可清楚地观察茎突过长的立体解剖及其与邻近的关系，并可直接精确地测量茎突的实际长度和角度，从而有利于临床手术方案的制订及手术入路的选择。

4. 根据患者病情确定个体化手术方案。对于既往曾行扁桃体切除术后的患者，直接从术后瘢痕处切开至茎突尖端；对于扁桃体Ⅰ度或者Ⅱ度肥大而无扁桃体慢性炎症患者，可保留扁桃体，根据触诊茎突尖端的位置，避开扁桃体切口或者从扁桃体表面"打孔"至茎突末端；对于扁桃体Ⅲ度肥大的患者，可能存在慢性扁桃体炎和/或鼾症的情况，建议一并切除扁桃体，再截短茎突。

5. 做好术前交待，告知可能的风险及并发症。术前4h禁食水。术前半小时给予抗生素预防感染。

【手术方法】

1. 体位 患者取平卧位，全麻插管成功后，头后仰，用Davis张口器撑开口腔，充分暴露口咽部。

2. 分离茎突 若以左侧为术侧，先触诊扁桃体窝，确定茎突的位置及方向（多位于扁桃体窝的前方或者后外侧部），明确茎突尖端位置，然后用左手示指固定在茎突末端作为指示，右手用5874号等离子射频刀，在扪及茎突尖的扁桃体表面"打孔"或从舌腭弓"打孔"，孔的大小与等离子射频刀头相当，一般采用7挡，向茎突尖端方向逐层消融，边消融边触摸，到达茎突尖后，用小号筛窦刮匙从末端套入，向茎突根部推压，贴茎突骨质，钝性分离附着的韧带和肌肉，尽可能多地显露茎突（图7-6-1）。

3. 切除茎突 左手固定筛窦刮匙，右手取止血钳，将茎突从近根部折断，取出游离的茎突尖（图7-6-2）。

4. 处理伤口 彻底止血，创面缝合一针。伤口下端可开放，以利于引流，防止术腔形成血肿（图7-6-3）。

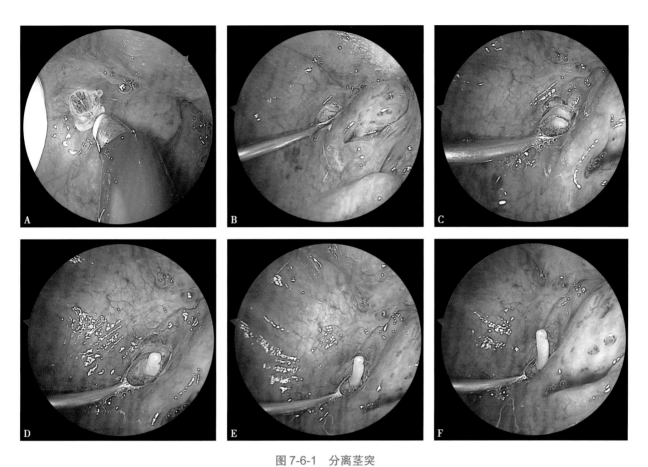

图 7-6-1　分离茎突

A. EVac70 号等离子射频刀头在腭舌弓打孔；B. 暴露茎突尖端；C. 用小号筛窦刮匙从末端套入；D. 贴茎突骨质向茎突根部推压；E. 向茎突根部推压分离附着的韧带；F. 继续向茎突根部推压分离附着的韧带，尽可能地显露茎突。

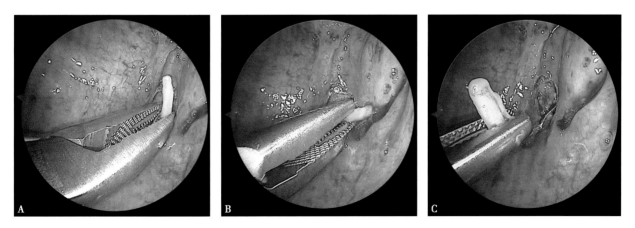

图 7-6-2　切除茎突

A、B. 截断茎突；C. 取出茎突尖。

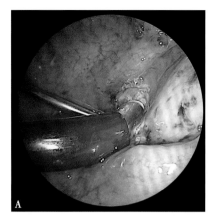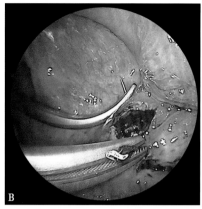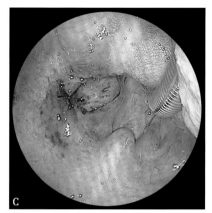

图 7-6-3 缝合伤口

A. 吸除口咽腔分泌物；B. 缝合时深度贯穿黏膜及黏膜下组织；C. 缝合后创口。

等离子射频经口入路手术辅助治疗茎突综合征

【术中常见问题及处理】

触诊时用力大和/或分离茎突时，未沿着茎突走行方向，造成在截断茎突前，茎突末端被折断，断端游离。处理方法为寻找游离的茎突，必要时扩大切口。

为了获得良好的治疗效果，我们认为在围手术期需要注意以下细节。

1. 正确诊断是决定疗效的重要因素。特征性的钝痛并在按压扁桃体窝时加重是金标准。症状上以单纯咽部异物感最多见，其次为转颈不适，再者为单纯咽痛。因此，对于年龄 40 岁以上、以咽部异物感或咽痛为主诉，或伴有转颈不适的患者一定要做茎突触诊，防止漏诊。

2. 三维 CT 检查是最佳的确诊手段，可以清楚地反映茎突的长度、角度和方向。目前也是众多文献公认的帮助确诊茎突综合征的方法。对于每一个住院患者，若条件允许，应进行三维 CT 检查。若影像上显示茎突尖端超过第二颈椎横突，则通常茎突长度超过 3cm，再结合触诊结果，多能确诊为茎突综合征。

3. 术中为获得良好的暴露最好行经鼻气管插管全麻，并选择合适的开口器，若行右侧茎突截短，则选用开口在右侧的开口器，撑开开口器时不要过度拉紧舌腭弓，以免触诊困难。

4. 以等离子射频刀在触及的茎突尖端所在位置最近处开始切开，若茎突尖端所在处有肥大的扁桃体组织相隔，而该扁桃体平时无反复炎症发作，则不必行扁桃体全切除，只切开茎突尖端对应的局部扁桃体组织，直至茎突尖端骨质。

5. 为了最大程度地显露所要切除的茎突并减少对周围组织的损伤，在用中空的筛窦刮匙自尖端套入茎突后，可沿茎突走行方向，用持针器用力刮匙向茎突根部推动，尽量抵达根部。

6. 茎突折断取出后注意保持刮匙的位置不动，并采用等离子射频刀进行彻底止血。目的是避免潜在的出血点因软组织回缩而难以再次止血，进而导致咽旁间隙血肿。

7. 如不切开扁桃体，则创面连同其深部组织一并对位缝合；如切开扁桃体，则将扁桃体实质组织对位缝合。

8. 手术前有适当的治疗效果预期，总体有效率约为 80%。正是得益于上述经验总结，我们术后的患者气道水肿轻微，无牙关紧闭、颈深部感染、术后出血等严重并发症，恢复较快。

【术式优点】

茎突综合征手术治疗应该遵循的原则是：①尽可能地截短茎突；②减少对周围组织的损伤，以减少术后疼痛及瘢痕形成；③术中操作轻柔，以减轻炎性水肿反应。

经口入路等离子射频辅助手术治疗茎突综合征具有术中出血少、手术时间短及术后疼痛轻等优势，手术简单方便，视野清楚，操作安全，且保留了扁桃体的形态和功能，减少了术后咽旁间隙感染的机会，降低了术后迟发性出血等并发症，符合现代医学微创理念。

【术式缺点】

对于术前不能在扁桃体窝触及茎突尖端者，可能无法通过保留扁桃体而完成该术式。

【术后处理】

术后半流食半个月，饭前饭后勤漱口，适当使用抗生素预防感染，抗水肿药物治疗 1～2d。术后第 5～7 天拆线，白膜多数在 2 周左右完全脱落，修复之后有轻度瘢痕形成。

【术后并发症】

1. 术区疼痛　与术区的牵拉，术后的炎性水肿、感染有关，适当抗生素预防感染及抗水肿药物治疗能缓解。

2. 出血　出血分为原发性出血和继发性出血，是最严重也是最需要重视的术后并发症，应尽量避免。在切割深度达到肌层有较大的血管出血，此时单纯用等离子射频刀止血有困难，必须辅助应用更加强力有效的止血设备稳妥止血，最好使用双极电凝止血。继发出血的原因可能较为复杂，多因术后 1～2 周术区白膜脱落，创面血管暴露，加之患者自身营养差、愈合不好，或高血压控制不好，咳嗽等诱发因素出现。少量的血管渗血可通过降压、止咳、止血药物等内科保守治疗观察处理，而一旦发生较明显的出血，需要探查止血。

3. 感染　此种并发症较少见，发生的原因与患者自身的愈合能力欠佳有关，也不排除缝合时，遗留无效腔过大导致。因此术后漱口，保持口腔清洁很有必要。

【典型病例介绍】

1. 患者男性，53 岁，6 个月前无明显诱因出现咽部及颈部不适感，转颈及仰头时加重。上述症状逐渐加重，影响生活。于当地医院行电子喉镜检查未见明显占位及炎症改变，诊断为"舌咽神经痛"，行局部封闭治疗后，缓解 1～2d。为求彻底治疗，来我院就诊，咽部触诊发现双侧扁桃体上端可触及条索状物，质硬。完善茎突三维 CT，其结果显示：左侧茎突 42.0mm，茎突前端韧带部分钙化，右侧茎突 56.9mm。入院后行等离子辅助下双侧茎突截短术（图 7-6-4）。

2. 患者女性，55 岁，因双侧咽部异物感、咳嗽、痰多 3 个月入院。触诊：双侧扁桃体中段可触及茎突尖端。CBCT 显示左侧茎突长 41.1mm，右侧茎突长 41.6mm，行保留扁桃体的双侧茎突部分切除术，术后复查术区局部水肿轻微，无并发症，症状明显缓解（图 7-6-5）。

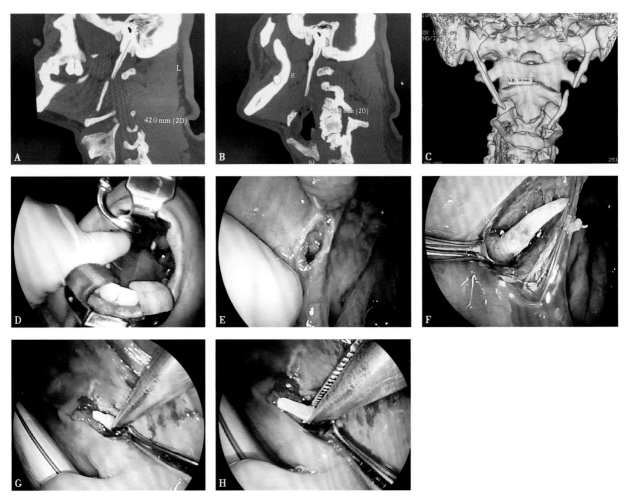

图 7-6-4 茎突过长影像改变及术中对比图

A. CT 示左侧茎突 42.0mm；B. CT 示右侧茎突 56.9mm；C. 三维 CT 示茎突前端韧带部分钙化；D. Davis 开口器撑开口腔，行咽部触诊；E. 等离子射频刀于左侧腭舌弓处打孔，显露茎突末端；F. 向茎突根部推压，尽量多地暴露茎突骨质；G. 显露右侧茎突末端；H. 截断右侧茎突。

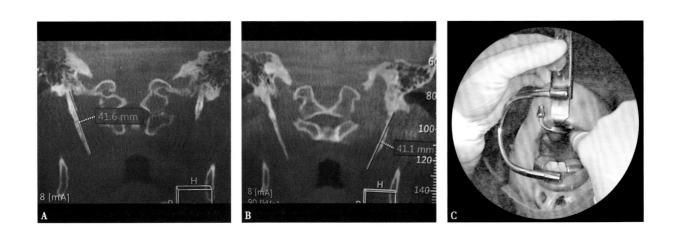

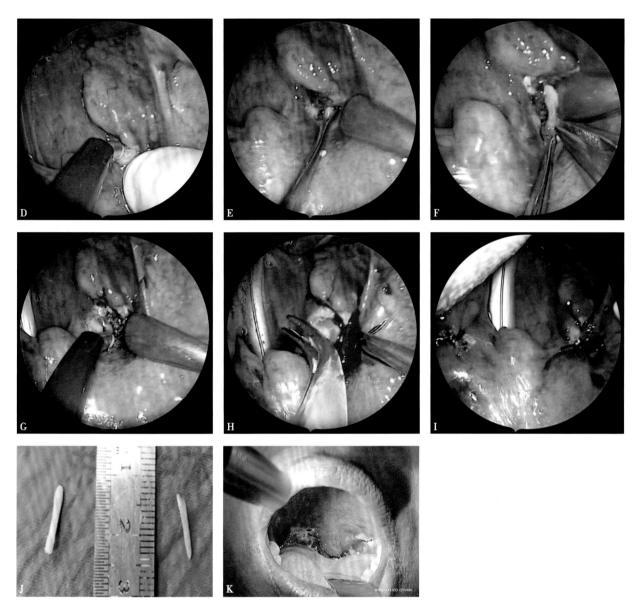

图 7-6-5　双侧茎突截短术

A. 术前 CBCT 见右侧茎突长 41.6mm；B. 术前 CBCT 见左侧茎突长 41.1mm；C. 选择缺口在右侧的 Davis 开口器暴露口咽部，右手示指触诊右侧茎突尖端位置；D. 触及茎突尖端位于右侧扁桃体后上方，应用等离子射频刀在茎突尖端所在处切开；E. 暴露茎突尖端，用筛窦刮匙显露茎突骨质；F. 借助持针器将筛窦刮匙向茎突根部推进，尽可能显露过长的茎突并自根部折断取出；G. 术区渗血止血；H. 创面及深部术腔对位缝合；I. 保留扁桃体的双侧茎突手术结束所见；J. 切除的双侧茎突骨质；K. 术后第 1 天，术区轻度水肿。

（张晶晶　佘翠平　张庆丰）

参考文献

[1] PIAGKOU M，ANAGNOSTOPOULOU S，KOULADOUROS K，et al. Eagle's syndrome: a review of the literature. Clin Anat，2009，22（5）：545-558.

[2] 梁衍灿，陈伟良. 茎突综合征病因的研究进展. 临床口腔医学杂志，2009，25（9）：574-575.

[3] RODRIGUEZ VAZQUEZ J F，MERIDA-VELASCO J R，VERDUGO-LOPEZ S，et al. Morphogenesis of the second pharyngeal arch cartilage（Reichert's cartilage）in human embryos. J Anat，2006，208（2）：179-189.

[4] EAGLE W W. Elongated styloid process further observations and a new syndrome. Arch Otolaryngol，1948，47（5）：630-640.

[5] MCCORKELL S J. Fractures of the styloid process and stylohyoid ligament：An uncommon injury. J Trauma，1985，25（10）：1010-1012.

[6] GOKCE C，SISMAN Y，SIPAHIOGLU M. Styloid process elongation or Eagle's syndrome：Is there any role for ectopic calcification. Eur J Dent，2008，2（3）：224-228.

[7] 黄选兆，汪吉宝，孔维佳. 实用耳鼻咽喉头颈外科学. 2 版. 北京：人民卫生出版社，2011.

[8] 镡旭民，杨桦，邓安春. 茎突综合征的诊断和治疗. 第三军医大学学报，2004，26（11）：1027-1028.

[9] 李菊琴，董明福，胡红蓉，等. 改良颈外径路茎突截短术 41 例报告. 耳鼻咽喉头颈外科，2001，15（9）：414-415.

[10] 王浩，汪和平，张德贵，等. 经口内径路手术治疗茎突综合征术式探讨，青海医药杂志，2006，36（9）：2-4.

[11] 张少燕，许耀东，龚坚，等. 经颈和经口径路手术治疗茎突综合征的临床研究. 中国中西医结合耳鼻咽喉科杂志，2007，15（5）：350-352.

[12] 姜绍红，张庆泉，王强，等. 颈外径路与口内径路治疗茎突综合征的对比分析，临床医学工程，2011，18（3）：343-345.

[13] 陈启才，李克军. 茎突综合征的诊断及治疗. 山东医药，2008，48（33）：100-101.

[14] 孙正良，刘阳云. 手术治疗茎突过长 116 例临床观察，临床耳鼻咽喉头颈外科杂志，2002，16（6）：300.

[15] 张庆丰，张晶晶，宋伟，等. 经口入路低温等离子射频辅助手术治疗茎突综合征. 临床耳鼻咽喉头颈外科杂志，2012，26（15）：684-686.

[16] CHENG C，SHE C，ZHANG Q. The experience of treatment of coblation assisted surgical approach to Eagle's syndrome. American Journal of Otolaryngology，2017，38（3）：301-304.

[17] PIGACHE P，FONTAINE C，FERRI J，et al. Transcervical styloidectomy in Eagle's syndrome.European Annals of Otorhinolaryngology，Head and Neck Diseases，2018，135（6）：433-436.

第八章

等离子射频手术在喉及下咽疾病治疗中的应用

第一节　等离子射频手术治疗声带白斑

一、声带白斑的诊疗概述

声带白斑是指声带黏膜表面有灰白色斑状物，是声带黏膜上片状角化增生的病变[1]，喉镜下见声带上灰白色散在的小斑块，边界清楚，也可见较广泛的片状病灶周围黏膜正常或呈轻度炎症。显微镜下表现为不同程度的鳞状上皮增生，棘层细胞增厚，并有角化亢进与不全现象。增生的上皮呈现不同程度的异型性，但基底层正常。声带白斑是声带黏膜上皮由于生长异常或成熟异常及过度角化引起的喉部炎症改变，因多伴有不同程度的不典型增生，而存在恶变倾向。声带有 5 个层面，分别为黏膜上皮层、固有层浅层、固有层中层、固有层深层、肌层。固有层浅层中主要成分是无细胞结构的基质蛋白，固有层与黏膜上皮组成的被覆层结构柔韧，引起振动，完成发音功能。如喉白斑仅表现为喉黏膜上皮生长异常，或组织成熟异常及过度角化的病变，很少有机会转变成喉癌。上皮不典型增生是指增生的上皮呈不同程度的异型性。通常分为 3 级：轻度指异型细胞数量少且局限于上皮层的下 1/3；中度指异型细胞增生延伸至上皮层的中间 1/3；重度指组织结构紊乱和异型细胞增生超过上皮层 2/3[2]。声带白斑的病因很多，长期烟酒嗜好为本病的主要诱因。有报道称约 72% 患者长期吸烟，54% 的患者有嗜酒史，20% 的患者存在胃食管反流。嗜酒、吸烟、过度用声、人乳头状瘤病毒感染以及胃食管反流都是声带白斑的危险因素，并直接影响手术的效果以及疾病的预后情况[3-4]。胃食管反流可能在黏膜不典型增生及角化形成的病理生理过程中起到协同作用，临床主要症状为声嘶。声带白斑存在潜在的癌变倾向，一般被视为癌前病变，包括从良性增生到重度不典型增生等多种病理变化，恶变率为 7%～20%。因此采用适当的治疗手段阻止其发生发展非常必要。

声带白斑病理上根据其鳞状细胞不典型增生的有无及程度分为不伴不典型增生型、伴轻度、中度和重度不典型增生型 4 种。国内外对其癌变率的报道相差较大（6.9%～39.7%），Isenberg 等总结了大量文献报道的声带白斑病理结果后得出不伴不典型增生型、伴轻 - 中度不典型增生型和伴重度不典型增生型的声带白斑分别占 53.6%、33.5% 和 15.2%，其随访后的癌变率分别为 3.7%、10.1% 和 18.1%。越来越多的学者认为，早期手术干预可阻断声带白斑发生恶变的病理学过程，使其向良性转归。

临床上对于何种方法治疗声带白斑效果最佳一直存在争议[5-8]。声带白斑强调早期诊断和治疗，阻止疾病进展和恶变,并可减少喉癌手术产生的损伤。对于低危因素患者,即年龄较轻、病程短、鳞状上皮增生或轻度异型增生,可采取保守治疗,主要是控制病因、戒烟酒、避免不良刺激、休声等[9]。对于合并胃食管反流疾病的患者可进行饮食、行为控制以及应用 H_2 阻断剂或质子泵抑制剂等系统治疗,对轻度异型增生、过度角化能起到一定的逆转或修复作用。若能成功地对患者进行教育,使其能避免不良生活习惯等危险因素,可避免手术治疗。对于高危因素的患者,国内外的研究表明,由于超过一半的重度异型增生或原位癌可进展为浸润癌,异型增生越严重,恶变率越高,因此,此类病变应选择更为积极的治疗方法。

声带白斑主要的治疗方法有支撑喉镜下黏膜剥脱术、支撑喉镜下声带白斑激光切除术等[10-11],对于不能耐受全麻手术的老年人可考虑用视黄酸或异视黄酸等药物保守治疗。抗角化药物具有一定的副作用,如皮肤干燥、脱屑、瘙痒、皮疹、瘀斑等;可有头痛、头晕、抑郁、良性颅内压增高等症状;骨质疏松、肌肉无力及疼痛等;恶心、呕吐、消化性溃疡、出血等;对其过敏、血脂过高、急性和亚急性皮炎、湿疹类皮肤病患者、孕妇及哺乳期及肝肾功能不全者禁用,儿童慎用。声带黏膜剥脱术是以往治疗声带白斑的常用手术方式,传统声带黏膜剥离术虽能取得不错的疗效但难以保证完整切除病变,且术中止血困难,术后易复发和癌变。声带黏膜剥脱术为在声韧带上浅剥脱声带黏膜,可适用于治疗原位癌。手术去除声带上皮并涉及固有层浅层,因此声带振动的被覆层被破坏,表面可见不同程度瘢痕化,声音质量减低,振动不稳定性增高明显。CO_2 激光具有高亮度、高单色性、能量转换率高的特点,与显微镜耦合能放大手术视野,更好地辨认病灶与正常组织的界限,如果结合术中黏膜下注射,使病变和周围黏膜浮起,能更好地保护周围正常组织。但是 CO_2 激光手术使用的是连续波,且光斑较大,热损伤较大,接触气管插管内的氧气,有气道燃烧的风险[12]。CO_2 激光手术有损伤声带黏膜固有层或者声韧带的风险。

随着等离子射频消融技术的发展,以其微创、损伤小、出血少等优势被越来越多地应用于声带白斑手术。它的工作原理是利用 100kHz 等离子射频电场,将射频刀头与组织之间的电解液转换成低温等离子态,在电极前形成厚度为 100μm 的等离子体薄层,强大的电场使等离子体薄层中自由带电粒子获得足够的动能,并将能量传递给组织,解离靶组织中构成细胞成分的分子键,使靶组织中的细胞以分子为单位解体,分解为碳水化合物和氧化物,并造成组织的凝固坏死,从而达到消融及切割效果,等离子射频消融术不同于传统的射频消融术,传统的射频消融术主要通过射频的热能作用于人体组织,而使组织凝固、坏死。等离子射频消融术则在较低的温度(40～70℃)下,既确保胶原蛋白分子螺旋结构皱缩,又保持了细胞的活力,在切除病变的同时消融、止血和吸引。与传统的激光治疗高达 150℃ 的温度相比,很大程度上减轻组织的损伤和患者的痛苦,且手术时间短,恢复快。

二、等离子射频手术治疗

【手术适应证】

单侧或双侧声带白斑患者。

【术前准备】

1. 电子喉镜(最好附窄带成像)检查确定肿物部位及范围。

2. 最好行活体组织检查确定肿物的性质。

3. 全麻术前常规准备。

4. 7070 号等离子射频刀头。

5. 长柄双极电凝止血设备。

【手术方法】

1. 经口气管插管全麻,应用内镜支撑喉镜经舌根挑起会厌,充分显露喉部病变后固定喉镜,将气管插管保持在杓间区,注意气囊的充气。也可在显微镜下操作,调节喉手术显微镜,此手术显微镜焦距的工作距离为350~400mm。将镜头旋转90°成水平方向,对准声门,根据病变及术者的习惯选用放大镜,通常放大4~6倍即可,调焦至所需的清晰度。

对于一些颈短、肥胖、老年颈椎病患者、头颈部不能过度后伸及在支撑喉镜下声门暴露不佳者,尤其是近前连合处及声门下缘的病变,可选用镜体带一定角度内镜的支撑喉镜暴露声带。其视野明亮、清晰,并有放大作用,且距离近,避免操作距离过远,出现术中操作不稳定的缺点。内镜具有多种角度且能360°旋转,可以对喉室、声门、声门下区等部位进行检查,在暴露困难时也可应用鼻内镜深入镜体中,代替原有光源,这较利于暴露位于声带前端等处病变,同时助手辅助下压甲状软骨,使病变得以清晰暴露。

2. 内镜支撑喉镜下或喉显微镜下息肉钳钳取部分病变组织送病理检查(图8-1-1),7070号等离子射频刀在留有充分安全缘的基础上行声带病变切除,避免损伤前连合,一般在距白斑边缘约2mm处切除声带病变黏膜,切割能量应用3挡,止血3挡,若病变硬韧,血运丰富,可上调切割及止血挡位。切除范围为白斑周缘安全界限2mm,深度达到黏膜下层,不损伤肌层及声韧带。如有出血,用等离子射频刀3挡

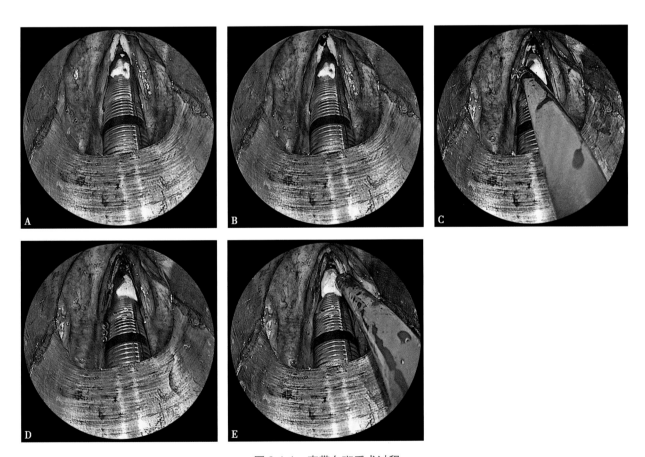

图 8-1-1　声带白斑手术过程

A. 息肉钳钳取部分病变组织送病理检查;B. 7070号等离子射频刀在距白斑边缘约2mm处切除声带病变黏膜,切割能量应用3挡,止血3挡;C. 切除范围为白斑周缘安全界限2mm,深度达到黏膜下层,不损伤肌层及声韧带;D. 切除对侧声带病变;E. 创面充分止血、清理。

止血。根据临床治疗经验,切除深度达到黏膜下层,距离病变周缘 2mm 边界即可满足治疗的需要,同时又不过多损伤声带,达到既可减少复发又能改善发音质量的治疗效果。对于双侧声带白斑患者,尤其是病变累及前连合的病例宜分次手术,避免声带粘连,建议先行病变重侧手术,两次手术间隔至少 1 周。

等离子射频手术治疗声带白斑

【术中常见问题及处理】

1. 术前电子喉镜或纤维喉镜检查的必要性　声带病变在间接喉镜检查时因患者的配合、视野、检查者等因素的制约往往不易被发现,随着纤维喉镜和电子喉镜在临床应用的普及,越来越多的声带白斑病变被发现。这是因为电子喉镜和纤维喉镜可以放大检查部位,使得检查者对喉部各区域的结构一目了然,特别是对微小易忽略病灶的发现尤有优势。因此对于声音嘶哑而间接喉镜检查无法明确原因时,应使用纤维喉镜或电子喉镜进行检查明确诊断,对于间接喉镜下发现病灶者亦应进行电子喉镜或纤维喉镜的检查以明确病变的外形、位置、范围,并可在喉镜的指引下进行部位精确的组织活检。另电子喉镜或纤维喉镜可以对所检查部位拍照,留下影像学依据有利于将治疗后的复查结果与治疗前进行对比,进一步了解治疗效果、指导治疗方法的选择和应用。

近年来,窄带成像(narrow band imaging, NBI)技术的出现和应用是在癌前病变及恶性病变诊断上的突破性的进展,NBI 技术通过光源的改变,分析上皮下血管形态学改变,从而准确预测或诊断声带早期病变以及鉴别声带病变的良恶性,为进一步的治疗提供依据。

2. 声带白斑手术并发症　包括声带粘连、声嘶恢复不满意、疾病复发及恶变。术前应根据患者的个体情况制订相应的个体化方案。若病灶位于前连合或双侧声带,尤其病灶位于声带缘,采取分期手术方式,术后训练深呼吸,避免声带粘连。如不合并不典型增生,术中注意减少对固有层的损伤,保护发音功能;若合并不典型增生的患者,需行术前告知术后声嘶加重,术中适当扩大手术范围,彻底切除病变。由于声带白斑存在大量危险因素并容易复发,因而术后需定期复查,尤需注意不典型增生越严重,癌变率越高。

3. 喉癌前病变的处理原则　喉癌前病变是由多种临床表现不同而组织病理学形态和生物学特征类似的疾病组成的实体,癌变的发生是内源性和外源性多种致病因素共同参与的过程,例如机体免疫功能下降、病毒持续感染、周围环境中物理或化学性致癌因素的长期协同作用,使细胞分化调节失控,最终导致癌症发生。这个过程往往会经历比较漫长的时间,因此,对喉癌前病变依病变程度建立完整的随访监测资料是十分必要的。同时,要在喉癌前病变的治疗中积极消除协同作用的致病因素,如避免各种慢性刺激及提高机体的免疫力等。对于有明显恶变趋势的病变如重度不典型增生,应采取积极的治疗方案及有效的随访策略,阻断其向恶性发展。

4. 综合治疗的必要性　声带白斑的癌变风险率通常随异型增生程度的增加而升高,病变范围、级别都是喉癌前病变复发和癌变的高风险因素 [13-14]。有文献报道,单侧病变、病变波及声带前中部、声带振动和黏膜波中重度减弱的声带白斑患者,病变的恶变倾向高,而病理表现为炎症、角化和轻度异性增生的病变,在频闪喉镜下声带黏膜波以轻度减弱为主。

保守治疗主要是避免慢性不良刺激，禁止吸烟、滥用嗓音，忌辛辣食物。视黄酸类抗角化药物，能调节表皮的终末分化阶段，从而使角化细胞平均体积减小，脆性增加以及角质层的黏聚力减弱，发挥抗角化作用。能降低形成聚胺的鸟氨酸脱羧酶活性，从而减少聚胺含量，由于聚胺参与细胞增生的调节，所以有抗增生作用，它能增强细胞的自身修复能力而使癌变停止。因此视黄酸类药物抗肿瘤作用是优先允许正常表皮细胞分化和抑制发育异常的表皮细胞，而不是细胞毒作用。尤其适用于不能耐受全身麻醉行手术治疗的老年喉角化症患者。声带白斑是一种组织细胞的变性，病理变化为黏膜 - 角化上皮 - 癌变。必须根据患者不同的病变、病期和要求，进行辨证施治。同时应注意每种方法的局限性，以综合治疗来弥补缺陷。

【术式优点】

1. 等离子射频在边切割消融的同时，具有止血功能，实现了实时止血。此外，等离子射频刀头具有皱缩的功能，使作用范围内的组织皱缩，起到了类似压迫止血的效应，减少了出血量。而传统方式止血需要更换器械进行止血，在更换止血器械的期间出现的"止血真空期"，出血量较多。因此等离子射频消融术具有术中出血少、视野清晰的优点。

2. 低温下操作，对周围组织的热损伤小，切除范围容易控制，术后创面不形成焦痂和炭化；同时又不损伤声韧带及肌层，有利于恢复术后的声音质量。

3. 与激光治疗相比，无气道燃烧的危险，避免了激光治疗时导致的肿瘤气化播散于空气中，因而使肿瘤种植的概率降低。

4. 等离子射频刀头便于术中止血，其具有烧灼作用，手术仅累及声带上皮对固有层浅层无明显损害，既能保障伴有不典型增生的切缘安全，又不造成正常组织的损伤。

【术后疗效评估】

随着计算机技术的发展，目前已经可以应用计算机进行声音取样并对声嘶进行分析，来反映真实的嗓音状态，但还比较缺乏对声带白斑嗓音分析的评价。嗓音质量测量主要取决于 5 个方面：①声带振动的基本频率；②声带振动的幅度；③声门噪声；④共振峰频率；⑤谐波的丰富程度。采用电子仪器可测量各种参数，如基频、音强、谐噪比、频率微扰、振幅微扰、共振峰、触率、接触率微扰、接触幂、接触幂微扰等，用这些参数进行分析，可对嗓音客观地进行声学评价。早期声带白斑引起的声嘶常常轻微，但嗓音分析可以量化声嘶程度，精确度高，可以辨别出人耳不易察觉的变化。不少患者临床表现的声嘶并不明显，但嗓音分析有异常，因此嗓音分析可以作为声带白斑诊断的一项敏感项目，也用于术后声音评价。

（王　慧　张楠楠　张庆丰）

参考文献

[1] 中华耳鼻咽喉头颈外科杂志编委会咽喉组，中华医学会耳鼻咽喉头颈外科学分会嗓音学组. 喉白斑诊断与专家共识. 中华耳鼻咽喉头颈外科杂志，2018，53（8）：564-569.

[2] MENDOZA E，VALENCIA N，MUNOZ J，et al. Differences in voice quality between men and women use of the long-term average spectrum（LTAS）. J Voice 1996，10（1）：59-66.

[3] LEWIN J S，GILLENWATER A M，GARRETT J D，et al. Characterization of laryngopharyngeal reflux in patients with premalignant or early carcinomas of the larynx. Cancer，2003，97（4）：1010-1014.

[4] SADRI M，MCMAHON J，PARKER A. Laryngeal dysplasia: aetiology and molecular biology. J Laryngol Otol，2006，120（3）：170-177.

[5] SPIELMANN P M, PALMER T, MCCLYMONT L. 15-Year review of laryngeal and oral dysplasias and progression to invasive carcinoma. Eur Arch Otorhinolaryngol，2010，267（3）：423-427.

[6] MEHANNA H, PALERI V, ROBSON A, et al. Consensus statement by otorhinolaryngologists and pathologists on the diagnosis and management of laryngeal dysplasia. Clin Otolaryngol，2010，35（3）：170-176.

[7] MARLEY J J, COWAN C G, LAMEY P J, et al. Management of potentially malignant oral mucosal lesions by consultant UK oral and maxillofacial surgeons. Br J Oral Maxillofac Surg，1996，34（1）：28-36.

[8] WELLER M D, NANKIVELL P C, MCCONKEY C, et al. The risk and interval to malignancy of patients with laryngeal dysplasia: a systematic review of case series and meta-analysis. Clin Otolaryngol，2010，35（5）：364-372.

[9] PANWAR A, LINDA R, WIELAND A. Management of premalignant Lesions of the larynx. Expert Review of Anticancer Therapy，2013，13（9）：1045-1051.

[10] REMACLE M, FFIEDFIEH G, DIKKERS F G, et al. Phonosurgery of the VOCal folds: a classification proposal. Eur Arch Otorhinolaryngol，2003，260（1）：1-6.

[11] REMACLE M, ECKEL H E, ANTONELLI A, et al. Endoscopic cordectomy. A proposal for a classification by the Working Committee, European Laryngoloocal Society. Eur Arch Otorhinolaryngol，2000，257（4）：227-231.

[12] 张庆丰，佘翠萍，宋伟，等. 鼻内镜下鼻腔内翻乳头状瘤低温等离子射频手术治疗的初步观察. 中华耳鼻咽喉头颈外科杂志，2009，44（7）：543-545.

[13] WELLER M D, NANKIVELL P C, MCCONKEY C, et al. The risk and interval to malignancy of patients with laryngeal dysplasia: a systematic review of ease series and meta—analysis. Clin Otolaryngol，2010，35（5）：364-372.

[14] PANWAR A, LINDAU R, WIELAND A. Management of premalignant lesions ofthe larynx. Expert Rev Anticancer Ther，2013，13（9）：1045-1051.

第二节　等离子射频治疗双侧声带外展麻痹

喉麻痹是指喉肌的运动神经损害所引起的声带运动障碍。喉内肌除环甲肌外均由喉返神经支配，当喉返神经受压或损害时，外展肌最早出现麻痹，次为声带张肌，内收肌最晚麻痹[1]。

喉麻痹按损伤部位分中枢性、周围性两种，周围性多见[2]。周围性按病因性质分为以下几种。

（1）外伤：甲状腺手术、颈部外伤、颅底骨折等。

（2）肿瘤：鼻咽癌向颅底侵犯时，压迫颈静脉孔处的迷走神经；颈部转移性淋巴结肿大、甲状腺肿瘤、颈动脉瘤等压迫喉返神经；主动脉瘤、食管癌、肺癌等压迫胸腔段喉返神经而发生麻痹。

（3）炎症：白喉、梅毒等发生喉返神经周围神经炎导致喉麻痹。

双侧声带麻痹最常见的病因是甲状腺手术。初期声带固定于旁正中位，主要表现为声音嘶哑，呼吸困难不明显，随着时间推移，双侧声带逐渐变为正中位，出现呼吸困难[3]。以双侧声带突水平连线可将喉声门区分为2个功能区，前方为膜部，主要由声韧带和甲杓肌前部组成，起发音的作用；后方为软骨部，由杓状软骨、声带突、甲杓肌后部及杓间区构成，与呼吸关系密切[4]。双侧声带外展麻痹的患者，因其声门内收功能正常，一般发音功能尚可，治疗最理想的目标是恢复正常的呼吸功能，且保留发音功能。因此手术尽可能保留发音部，扩大呼吸部[5]。

早期气管切开术是治疗双侧声带外展麻痹唯一的方法，气管切开解决了呼吸困难[6]，但是长期带管会引起患者交流障碍，容易引起气管和肺部感染，生活质量下降。因此在解除呼吸困难的同时，不带套管又保护发声及吞咽功能是患者和医师的共同愿望，后来提倡切除声带和室带。国内开展较早的是 Woodman

手术,即喉外径路声带外移固定术。目前国内外普遍开展的是支撑喉镜下 CO_2 激光杓状软骨切除术 [7-9]。近期膈神经替代喉返神经治疗双侧声带麻痹也具有了成功率 [10],但不同术式各有利弊,总结如下。

(1)喉外径路切除单侧杓状软骨声带外移术 [11-12]:虽然术后拔管率高,但创伤大,患者必须接受颈部有切口和喉内扩张子置入,术后发生并发症和感染的概率增加,颈部瘢痕形成影响美观,住院时间长。

(2)支撑喉镜下单侧声带切除术或声带外展术 [13]:拔管率不高,且牺牲患者的发音质量,远期疗效不理想。

(3)支撑喉镜下激光辅助杓状软骨部分或全部切除:该手术为经口行单侧或双侧杓状软骨切除术,用于扩大声门裂,不损害声带发音功能。通过保留双侧声带的基本结构达到既改善呼吸困难又不降低发音质量的目的,但术后水肿、肉芽组织增生及声带样致密组织生成的并发症致拔管困难,拔管率低 [14-16]。

(4)膈神经移植术等 [17-18]:恢复了声带肌的外展功能,发音质量也较好,但对手术技术要求高,操作精细,因此未能广泛开展。手术时机的选择较为重要,病因为外伤所致,病程在 1 年以内,环杓关节未固定,肺功能正常,双侧膈肌运动正常是选择病例的基本条件。

(5)内镜支撑喉镜下以等离子射频刀切除单侧杓状软骨:用于治疗双侧声带麻痹,术中尽量保留一侧杓会厌襞,建立声门后部约 5mm 的气道,在解决呼吸困难的同时,可有效防止声带膜部过分开大所造成的发音质量下降和误吸的现象,防止术后肉芽组织增生堵塞气道及后连合粘连。使用等离子射频技术进行杓状软骨切除术治疗双侧声带外展麻痹优势明显:在内镜下视野清晰,等离子系统具有低温、切割、消融、止血、吸引等特点,术中出血少,手术时间短,减少麻醉风险,杓状软骨的切除在喉内进行,且尽可能保留了杓会厌襞黏膜的完整,术后疼痛轻,创面愈合早,拔管时间短且成功率高,减少肉芽组织增生和瘢痕形成导致的声门再狭窄,同时保留了发音功能等 [19]。

应用等离子射频进行杓状软骨切除术治疗双侧声带外展麻痹的疗效根据医者经验不同,手术切割范围不同,手术操作的精细化程度不同,术后效果可能会有差异,目前还处于尝试阶段,尚无统一的手术切除规范和标准,需要待治疗患者的数量增加,经验积累,远期疗效观察来进一步优化手术治疗方案。

【手术适应证】

1. 双侧喉返神经麻痹或不完全麻痹伴呼吸困难,用各种保守方法治疗半年以上,无进展或进展甚微,不能解除呼吸困难者。

2. 双侧环杓关节固定,呼吸困难者。

3. 声带外移固定、神经肌蒂移植等手术失败者。

【术前准备】

1. 详细询问病史、体格检查。询问有无疾病过敏史及近期气道感染史,明确双侧声带麻痹病因。

2. 完善相关检查。包括电子喉镜检查,以及入院常规检查。术前行发音功能评估。

3. 术前 4h 禁食水。术前半小时给予抗生素预防感染。气管切开术可在手术时或手术前施行,但一般在手术开始时作气管切开比较合适。

【手术方法】

1. 体位　平卧位,未行气管切开者先局麻下行气管切开,经气管造瘘口插管,静脉麻醉后,头后仰,局部消毒铺巾。

2. 显露术区　使用支撑喉镜、0° 鼻内镜录像系统及配套喉内径路手术器械(图 8-2-1)。左手拿支撑喉镜,经口腔导入咽喉部,右手拿干纱布垫于上牙处保护切牙,挑起舌根,越过会厌,暴露声门,固定支架，充分显露一侧杓状软骨、杓会厌襞及杓间区。

3. 切除软骨　行内镜支撑喉镜下等离子射频单侧杓状软骨切除术。术前双侧声带固定于旁正中位，声门裂约 2mm（图 8-2-2A）。左手拿息肉钳，右手取 7070 号等离子射频刀于一侧杓状隆凸表面黏膜做切口（图 8-2-2B），暴露杓状软骨上部（图 8-2-2C），息肉钳钳夹杓状软骨（图 8-2-2D），等离子射频刀分离周围附着的肌肉、韧带，游离杓状软骨后完整取出。切除杓状软骨后，声门后部形成近圆形的呼吸区（图 8-2-2E），修整残缘，充分止血。

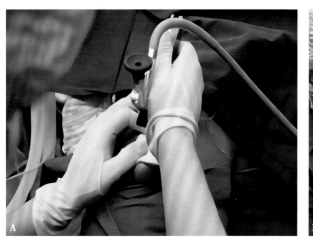
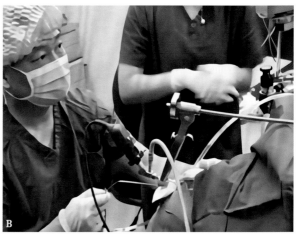

图 8-2-1　暴露术区

A. 全麻成功后，头后仰，从口插入支撑喉镜；B. 固定支撑喉镜，清理分泌物，内镜下显露双侧声带后端。

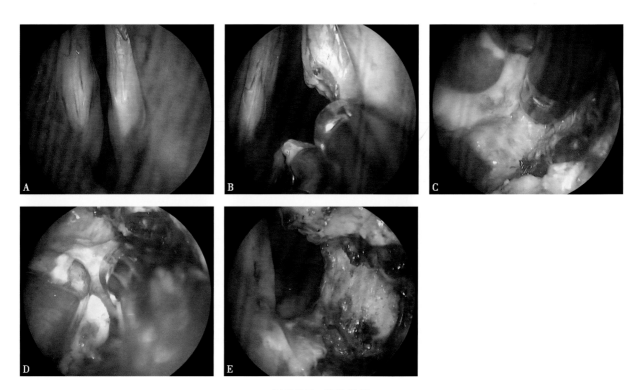

图 8-2-2　切除软骨

A. 术前双侧声带固定于旁正中位，声门裂约 2mm；B. 7070 号等离子射频刀于右侧杓状软骨表面声带突处切开黏膜；C. 切除声带突处的声带及部分室带后，充分暴露白色的杓状软骨上部；D. 息肉钳钳夹右侧杓状软骨；E. 切除右侧杓状软骨后，等离子射频刀联合双极电凝止血，右侧声门后部形成近圆形的呼吸区，直径大于 5mm。

等离子射频治疗双侧声带外展麻痹

局部水肿约在术后第 7 天完全消退,水肿消退、呼吸通畅、堵管顺利后,可拔管。

【术中常见问题及处理】

1. 暴露困难　对于肥胖、颈短、因颈椎病而致颈部活动度减小、喉结前倾者,术中应用支撑喉镜暴露困难较大,而清晰暴露是手术成功的关键。可选用镜体带一定角度内镜的支撑喉镜暴露,术中不需要额外光源,视野明亮、清晰,并有放大作用。在暴露困难时也可应用 30° 鼻内镜深入至镜体中代替原有光源,令术区得以清晰暴露。

2. 切割深度及范围的掌握　等离子射频技术治疗此疾病尚在探索阶段,对切割深度及范围的掌握是保证手术质量的一个重要环节。如果切割范围不够,呼吸困难不缓解;切除范围过大,则对声带的损伤也增大,不仅术后声音质量会明显下降,而且容易出现误吸。

【术式优点】

1. 出血少,视野清晰。

2. 切除范围容易控制,术后创面不形成焦痂和炭化。

3. 低温下操作,对周围组织的热损伤小,直视下处理更加精细,可不损伤声韧带及肌层,以利于恢复声音质量。

【术式缺点】

如果操作不慎可以造成声带黏膜的损伤。

【术后处理】

术后处理与常规声带手术相同,饮食正常,禁声半个月,适当抗水肿药物治疗。早期声带可轻度水肿,有白色伪膜形成,术区白色伪膜根据手术区域的大小和深度不同,脱落的时间长短不一,多数在 4 周左右完全脱落,修复之后有轻度瘢痕形成。

【术后并发症】

1. 切牙损伤、腭弓裂伤等支撑喉镜手术下的损伤。

2. 声带粘连,发音质量降低　如果术中损伤了双侧声带,或者杓间区黏膜,术后可能并发声带粘连,甚至杓间区瘢痕挛缩,导致发音功能下降,再次喉狭窄。术中尽量保护声带黏膜,避免此并发症的发生。

3. 声带肉芽肿　术后在原有手术区域可见到肉芽组织或息肉样组织增生,此种情况发生多与手术操作有关。预防方法:术中应用等离子射频刀切除一侧杓状软骨后,手术区域的声带边缘或表面有时比较粗糙、不平,可用息肉钳钳夹修整残缘,这样在术区愈合时就不会有上述情况发生。

【典型病例介绍】

患者女性,70 岁,甲状腺术后呼吸困难行气管切开,带金属套管 10 年余。为求拔管并提高生活质量,曾 3 次行激光杓状软骨切除术,术后未能拔管。再次行等离子射频左侧声带后端及杓状软骨切除术,术中发现并去除残留的杓状软骨。术后 1 周堵管无呼吸困难，进而拔管，术后 3 个月发现左侧声带突处有小肉芽生成，未特殊处理，6 个月后自行消失。拔管后呼吸情况较术前明显改善，但剧烈活动仍然受限（图 8-2-3）。

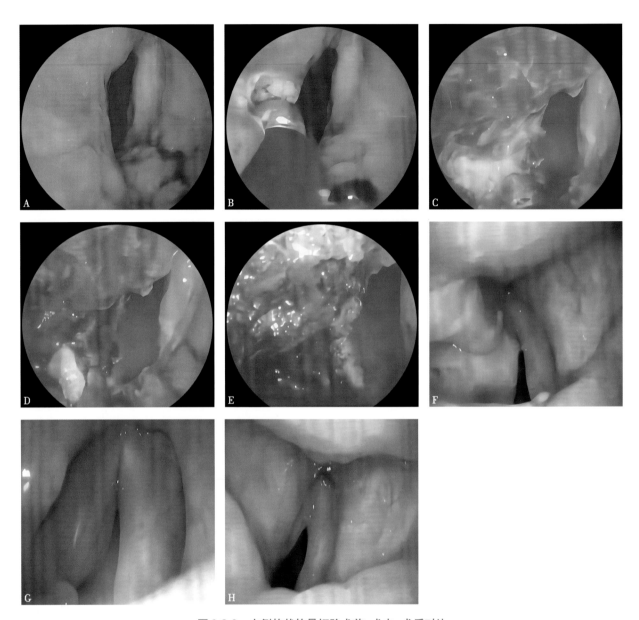

图 8-2-3　左侧杓状软骨切除术前、术中、术后对比

A. 支撑喉镜下显露左侧杓状软骨区；B. 用 7070 号等离子射频刀于左侧杓状软骨表面声带突处切开黏膜；C. 切除声带突处的声带及部分室带后，充分暴露白色的杓状软骨上部；D. 息肉钳钳夹左侧杓状软骨；E. 切除左侧杓状软骨后，等离子射频刀联合双极电凝止血，左侧声门后部形成近圆形的呼吸区；F. 术后 1 周，左侧声带、室带后端及环杓区白色伪膜附着，局部黏膜略水肿，呼吸部较术前扩大，堵管 24h 无呼吸困难，予以拔管；G. 术后 3 个月双侧声带光滑，呼吸部扩大，左侧声带突处可见一小米粒大小光滑肉芽组织，术后 6 个月肉芽自行消失；H. 术后 3.5 年，双侧声带光滑，图中显示左侧声带后端形成的呼吸区。

（张晶晶　佘翠平　张庆丰）

参考文献

[1] 孔维佳,周梁,许庚,等. 耳鼻咽喉头颈外科学. 北京:人民卫生出版社,2005:258-261.

[2] 段博,倪祎华,戴玉琼,等. 儿童声带麻痹207例临床分析. 中华耳鼻咽喉头颈外科杂志,2018,53(11):847-850.

[3] YUMOTO E,MINODA R,HYODO M,et al. Causes of recurrent laryngeal nerve paralysis. Auris Nasus Larynx,2002,29(1):41-45.

[4] 黄益灯,周水淼,郑宏良,等. 成人杓状软骨切除术前后声门测量及嗓音分析. 中华耳鼻咽喉头颈外科杂志,2004,399(9):554-557.

[5] 王晓雨,魏梅,林鹏,等. 单侧声带麻痹患者发声功能损害的客观特征及在言语治疗中的应用. 中华耳鼻咽喉头颈外科杂志,2019(9):685-688.

[6] BIZAKIS J G,PAPADAKIS C E,KARATZANIS A D,et al. The combined endoscopic CO₂ laser posterior cordectomy and total arytenoidectomy for treatment of bilateral vocal cord paralysis. Clin Otolaryngol Allied Sci,2004,29(1):51-54.

[7] 秦永,肖水芳,王全桂,等. CO₂激光单侧杓状软骨次全切术治疗双侧外展性声带麻痹. 中华耳鼻咽喉科杂志,2003,38(4):292-294.

[8] HAVAS T H,PRIESTLEY K J. Laser tenotomy and vocal process resection for bilateral midline vocal fold fixation. ANZ J Surg,2003,73(5):326-330.

[9] 柳端今,徐文. 支撑喉镜下CO₂激光杓状软骨切除术治疗双声带外展麻痹. 中华耳鼻咽喉科杂志,1999,34(6):365-367.

[10] 郑宏良,周水淼,李兆基,等. 膈神经替代喉返神经修复治疗双侧声带麻痹. 中华耳鼻咽喉科杂志,2002,37(3):210-214.

[11] 潘宏光,严尚,李兰,等. 支撑喉镜内镜下经皮声带外移缝合固定术治疗新生儿双侧声带麻痹. 中华耳鼻咽喉头颈外科杂志,2020,55(2):4.

[12] DISPENZA F,DISPENZA C,MARCHESE D. Treatment of bilateral vocal cord paralysis following permanent recurrent laryngeal nerve injury. Am J Otolaryngol,2012,33(3):285-288.

[13] 张庆泉,陈秀梅,王永福,等. 彭氏电刀一侧声带后部及声带突切除治疗双侧声带麻痹八例疗效观察. 中华耳鼻咽喉头颈外科杂志,2016,51(12):2.

[14] 杨怀安,季文樾,郭星,等. 双声带中线固定喉狭窄激光手术治疗成败原因探讨. 临床耳鼻咽喉科杂志,2006,20(18):852-853.

[15] 黄益灯,郑宏良,周水淼,等. 双侧声带麻痹不同术式治疗前后声门测量及嗓音评估. 中华耳鼻咽喉头颈外科杂志,2006,41(9):648-652.

[16] 郑宏良. 声带麻痹诊治中需要关注的问题. 中华耳鼻咽喉头颈外科杂志,2020,55(11):6.

[17] 宋伟,李孟,郑宏良,等. 半膈神经转位修复喉返神经治疗双侧声带麻痹. 中华耳鼻咽喉头颈外科杂志,2017,52(4):245-252.

[18] 李孟,郑宏良,陈世彩,等. 神经损伤病程对单侧声带麻痹患者颈袢喉返神经修复术效果的影响. 中华耳鼻咽喉头颈外科杂志,2016,51(1):57-62.

[19] 张庆丰,张晶晶,张悦,等. 内镜支撑喉镜下低温等离子杓状软骨切除术治疗双侧声带外展麻痹. 中华耳鼻咽喉头颈外科杂志,2013,48(7):589-591.

第三节　等离子射频喉乳头状瘤切除术

喉乳头状瘤(papilloma of larynx)是与人乳头状瘤病毒感染有关的良性肿瘤,容易复发且反复复发易导致恶变是成人喉乳头状瘤的特点。

【临床治疗】

目前尚无理想的治愈方法，手术仍为最主要的治疗方法[1]。手术加局部注射抗病毒新药西多福韦是目前报道中较有效的联合治疗方式[2]。手术治疗的方法很多，以支撑喉镜下激光切除手术或支撑喉镜下手术切除肿瘤，再以激光处理创面应用最多。但激光应用有如下不足之处：激光对肿瘤周围喉软组织及软骨有热损伤，气化肿瘤产生的烟雾含有乳头状瘤病毒 DNA，这种 DNA 滞留在空气中或寄存在各种仪器的表面仍具有传染性。另外，操作不慎可发生气道燃烧[3]。近年有应用多极射频切割刀及支撑喉镜下用鼻内镜作光源，吸切加等离子射频治疗喉乳头状瘤的报道[4]。

但不管采用何种治疗方法，术后复发的比例都很高。复发的原因有两种学说：一是某些因素激活潜在的不活动的病毒；二是外科手术中病毒种植。另外，前次手术切除不彻底是术后短期复发的重要原因[5]。

应用等离子射频手术治疗喉乳头状瘤自 2007 年始有作者报道，手术治疗了 2 例多发性喉乳头状瘤，认为该技术具有损伤小、出血少等优点。之后在 2011 年有报道应用等离子射频技术手术治疗了 18 例成人喉乳头状瘤患者，其中单发肿瘤 14 例，多发肿瘤 4 例，随访 4 个月至 2.5 年，平均随访时间为 12 个月，复发 2 例[6]。手术方法是经口气管插管全麻，应用带有内镜的支撑喉镜显露喉部病变，采用 7070 号等离子射频刀头切除肿瘤，切割能量应用 3～7 挡，止血 3～5 挡。切除范围为肿瘤周缘安全界限 2mm，深度达到黏膜下层，不损伤肌层及声韧带。采用肿瘤整块切除为主的手术方式，对于可疑残存的部分进行消融处理。术中的少量出血均应用等离子射频刀止血，所有患者均未行气管切开。结果为术中出血 1～10mL，平均 2mL，术后均无原发及继发性出血，无呼吸困难。术区白膜术后 4～6 周完全脱落，所有患者无感染及并发症。术区有轻度瘢痕，无粘连。共有 2 例患者术后复发，其中 1 例患者术后 8 个月复发，该患者术前诊断为双侧声带白斑，术中按声带白斑手术治疗，仅行声带上皮层切除，术后病理为乳头状瘤。另 1 例复发患者为前连合喉乳头状瘤，曾行激光手术，术后 2 个月复发，行等离子手术，术后 4 个月原有部位无肿瘤复发，但双侧声带生长出新的乳头状瘤，再次行等离子手术切除，其复发原因可能与术中前连合处肿瘤暴露欠佳，导致肿瘤切除不彻底，或切除过程中不慎损伤声带，引起创面肿瘤种植有关。但因多次复发的类似病例尚少，此说法仅为推测，还缺乏足够的理论和实践支持[7]。其余患者无复发。16 例患者术后声音恢复良好，接近正常，只有 2 例复发患者的声音嘶哑症状无明显改善。

笔者总结等离子射频喉乳头状瘤切除术具有如下优势。

（1）集切割、消融、吸引、止血、冲洗等多种功能于一体，视野清晰。

（2）切除范围容易控制，术后创面不形成焦痂和炭化。

（3）在 40～70℃的低温下操作，对周围组织的热损伤小，对肿瘤的边界及基底处理更加精细，可以达到既满足肿瘤切除需要的边界，减少复发及残留的概率，同时又不损伤声韧带及肌层，以利于恢复术后声音质量的目的。

（4）与激光治疗相比，无气道燃烧的危险，避免了激光治疗时导致的肿瘤汽化播散于空气中，因而使种植、传播的概率降低。

治疗中需要注意的问题如下。

（1）需清晰暴露瘤体，才能更好地切除肿瘤。可选用带内镜的支撑喉镜暴露肿瘤，术中不需要额外光源，视野明亮、清晰。对于肿瘤位于声带或室带前端、前连合等较难暴露的部位，最好选用内镜的凹槽在镜体外壳的喉镜以免遮盖视野、影响操作，同时可由助手辅助下压甲状软骨，使肿瘤得以清晰暴露。

（2）注意切割的深度、切除方式及挡位。对于乳头状瘤切除深度达到黏膜下层、距离肿瘤周缘 2mm

边界即可满足治疗的需要,同时又不过多损伤声带,获得既可减少复发又能改善发音质量的治疗效果。手术术式采用切割和消融相结合的术式为主,将肿瘤做整块切除或大部分切除,之后再将可疑残留的部分打碎、消融、吸走。位于声带的肿瘤,基底的处理不要过深,以防止损伤声带肌层及韧带,应轻触、逐层进行处理。挡位可选择3~7挡,常用3挡,挡位越低,越容易控制切割深度,同时可有效防止对病损周围正常组织的损伤,止血3~5挡即可。对于少数质地较硬韧的肿瘤,可采用较高挡位进行切割。

(3)位于声带前端近前连合的病变进行处理时,要注意防止等离子射频刀头误伤健侧声带,可用吸引器或拉钩拉开健侧声带加以保护,或者将可疑病变钳除,基底及残缘再用等离子射频刀头进行处理防止复发。

(4)等离子射频对儿童乳头状瘤的应用有一定限制,原因为:儿童声门不易完全暴露,尤其是肿瘤位于多处或位于声带后方时,在未气管切开情况下有气管插管遮挡难以逐一清晰暴露视野。另外儿童声门区狭小,等离子射频刀头相对较大,遮盖视野而致操作困难。

由于治疗的病例数有限,随访时间长短不一,目前还不能过早得出复发率低的结论。尽管如此,该术式在治疗成人喉乳头状瘤上具有广阔的应用前景。远期疗效如何,有待于今后进一步随访观察。

【手术适应证】

1. 成人喉乳头状瘤。

2. 支撑喉镜暴露良好的单发或多发喉乳头状瘤。

【术前准备】

1. 电子喉镜检查确定肿瘤部位及范围,最好行活检病理检查确定肿瘤的性质。

2. 全麻术前常规准备。

3. 7070号等离子射频刀头。

4. 长柄双极电凝止血设备。

【手术步骤】

1. 经口气管插管全麻,应用内镜支撑喉镜显露喉部病变(图8-3-1)。

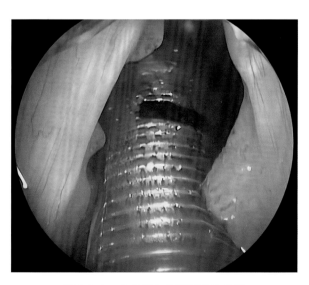

图 8-3-1　术前见多发性喉乳头状瘤
肿瘤分别位于左侧声带前上方、左侧声带游离缘前中部及
后部、右侧声带后部、右侧室带中后部。

2. 对于肿瘤较大导致术前有呼吸困难的患者,可以先行气管切开,再行手术治疗,否则肿瘤或气管插管会阻碍视野,导致手术操作困难。

3. 7070 号等离子射频刀切除肿瘤的方式可以根据肿瘤的部位、大小、质地不同而灵活机动,也可多种切除方式相结合。如果肿瘤质地较软,且位于声门的后方,可以采取"蚕食样"消融切除或者整块切割与"蚕食样"消融切除相结合的方法;如果肿瘤质地硬且较大,可以采取先钳夹牵拉肿瘤,再沿肿瘤正常边界行整块切除的方法,边缘若遗留小的病变,再采取"蚕食样"消融切除;如果肿瘤位于声门的前端,为防止等离子射频刀的刀头误伤对侧声带或者前连合,导致术后声带粘连,最好先应用喉息肉钳钳夹切除大部分肿瘤,再用等离子射频刀处理基底部分肿瘤以防止复发。

4. 切割能量应用 3~7 挡,止血 3~5 挡,对于初学者及操作不熟练者从最低挡位开始应用为宜,防止挡位较高误伤声带深部结构。若病变硬韧,血运丰富,低挡位难以切割和消融,则可逐渐上调切割及止血挡位。切除范围为肿瘤周缘安全界限 2mm,深度达到黏膜下层,不损伤肌层及声韧带。最后,对于基底及周边可疑残存的病变进行消融处理并止血。用喉息肉钳将创面修复平整,防止术后形成肉芽(图 8-3-2)。

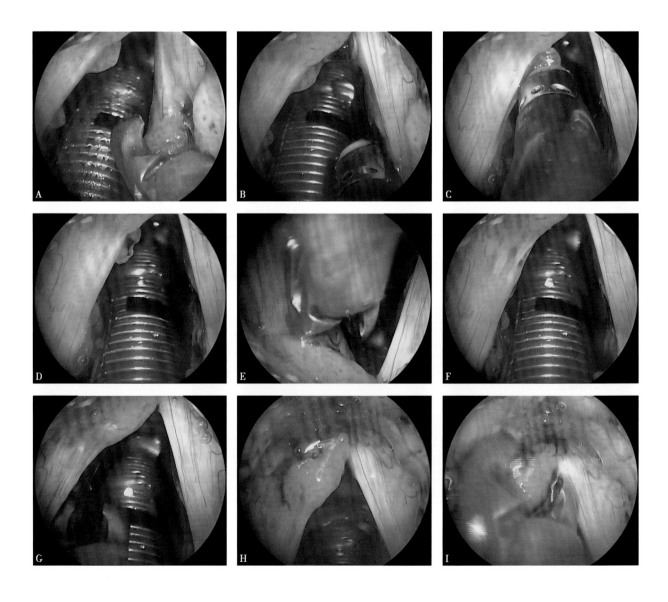

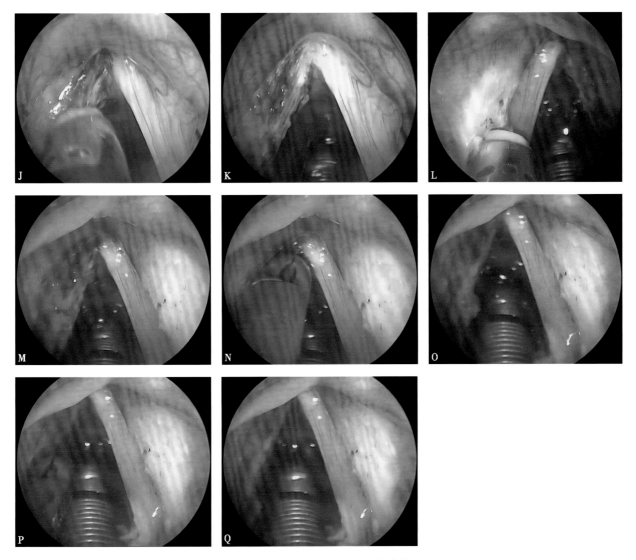

图 8-3-2 喉乳头状瘤切除手术步骤

A. 先用喉息肉钳将右侧声带后端的乳头状瘤大部分切除，目的是留送术后病理检查；B. 右侧声带后端仍有少部分肿瘤残留，应用 7070 号等离子射频刀做"蚕食样"消融切除；C. 左侧声带前端有一处略大的肿瘤，先进行部分消融切除；D. 左侧声带前端仍然残留部分肿瘤；E. 应用喉息肉钳钳夹切除左侧声带前端残留的肿瘤；F. 左侧声带后端有一处较小的肿瘤，因气管插管阻挡，等离子射频刀难以在此操作；G. 以喉息肉钳将左侧声带后端肿瘤钳夹切除；H. 左侧声带前上缘有一处较大的肿瘤；I. 该处肿瘤靠近前连合，因等离子射频刀头较粗，若直接用等离子射频刀进行消融切除，则容易误伤前连合和右侧声带，增加术后声带粘连的风险，故先用喉息肉钳钳夹切除大部分肿瘤；J. 左侧声带前上缘残余的肿瘤应用等离子射频刀消融切除，注意勿过深伤及声带肌层；K. 将左侧声带病变部位进一步消融处理之后声带边缘略不光滑，还需要修整至光滑平整；L. 右侧室带后端的肿瘤直接用等离子射频刀做"蚕食样"消融切除；M. 消融切除右侧室带后端的肿瘤后所见；N. 用喉息肉钳钳夹切除左侧声带前端术区粗糙处的组织；O. 左侧声带前端处理完毕，左侧声带后端创面不整齐；P. 用喉息肉钳钳夹切除左侧声带后端术区粗糙处的组织；Q. 手术结束时喉部情况。

等离子射频喉乳头状瘤切除术

【术中常见问题及处理】

1. 肿瘤暴露困难 对于肥胖、颈短、因颈椎病而致颈部活动度减小、喉结前倾者及肿瘤位于声带前端或前连合、声门下的患者，术中应用支撑喉镜暴露肿瘤困难较大，而清晰地暴露瘤体是手术成功的关键。可选用镜体带一定角度内镜的支撑喉镜暴露肿瘤，术中不需要额外光源，视野明亮、清晰，并有放大作用。在暴露困难时，也可应用鼻内镜深入至镜体中而代替原有光源，这较利于暴露位于声带或室带前端、前连合等处肿瘤，同时在助手辅助下压甲状软骨，使肿瘤得以清晰暴露。

2. 切割深度及范围的掌握 由于喉乳头状瘤较易复发，如何降低复发率目前还是一个难题。等离子射频治疗该类疾病也尚在探索阶段，对切割深度及范围的掌握是防止复发、保证手术质量的一个重要环节。如果切割得不够，肿瘤可能很快复发，而切除过深、范围过大，则对声带的损伤也增大，如出现术后瘢痕形成或声带粘连，声音质量就会明显下降。根据临床治疗的经验，切除深度达到黏膜下层、距离肿瘤周缘 2mm 边界即可满足治疗的需要，同时又不过多损伤声带，达到既可减少复发又能改善发音质量的治疗效果[8]。

3. 选择何种切除方式 对于喉乳头状瘤可采用切割和消融相结合的术式，对于较大的肿瘤，可以先用息肉钳钳夹牵拉肿瘤，再将肿瘤做整块完整切除或大部分切除，之后再将可疑残留的部分打碎、消融、吸走。此时要注意钳夹用力适度，如果力量过大则导致肿瘤撕脱而达不到牵拉目的。对于肿瘤较小不易牵拉或操作不熟练者，可直接用等离子射频刀将肿瘤消融切除。术中注意基底的处理不要过深，以防止因损伤声带纤维层甚至损伤声带肌层造成术后声带粘连或声带瘢痕形成，应轻触、逐层进行处理。挡位可选择 3~7 挡，常用 3 挡，挡位越低，越容易控制切割深度，同时可有效防止对病损周围正常组织的损伤，止血 3~5 挡即可。对于少数较硬韧的肿瘤，可采用较高挡位进行切割。

4. 如何处理位于声带前端近前连合及声门下的病变 因等离子射频刀在声带前端的操作空间有限，对这部分病变进行处理时主要应注意防止等离子射频刀头误伤健侧声带而导致术后粘连，可用吸引器或拉钩拉开健侧声带加以保护，或者将可疑病变钳除，基底及残缘再用等离子射频刀头进行处理，而不必强调一定完全用等离子射频刀完成这一部位的手术。

5. 如何处理位于声带后端的肿瘤 为了减少损伤，对于没有呼吸困难的患者，常不需要进行气管切开，但对于位于声带后端的肿瘤，全麻术中气管插管常常会阻碍视野而使肿瘤难以完全暴露，导致操作困难，必要时需要先做气管切开。

可参考采用如下办法在不做气管切开、不做气管插管的情况下完成手术：先由麻醉医师给予患者充分换气，迅速采用头低位，支撑喉镜暴露声门，用 7070 号等离子射频刀将肿瘤切除。头低位的目的是防止生理盐水流入气管内造成误吸，同时应用吸引器及时将流出的盐水吸出。若短时间内不能完成手术，则在直视下插入气管插管进行给氧，或者应用高频通气给氧，之后再重复如上步骤即可完成手术。以上操作需要术者熟练操作以及麻醉医师的密切配合。当然，在有麻醉插管的情况下若肿瘤暴露清楚，能完成手术则更有利于术中安全。

6. 如何处理复发性喉乳头状瘤 目前临床治疗对喉乳头状瘤发病机制尚未研究清楚，治疗后复发率较高，尤其是传统的乳头状瘤摘除术。在儿童，本病的复发率更高，且有恶变倾向。经过研究得出，复发的机制一种是种植，另一种是激活潜在的不活动的病毒[9]。而且，手术的过程只是切除肿瘤，并不能彻底清除病毒。患者声带前端是易生肿瘤的部位，也是常规乳头状瘤摘除术难以进行处理的位置，等离子射频刀头可以根据情况随意改变刀头方向，加强常规手术死角部位肿瘤处理和切除力度，从而更加彻底地清除病毒，降低复发概率。

7. 如何选择儿童喉乳头状瘤手术时机　有研究表明,儿童喉乳头状瘤术后复发率与年龄有较大关系,确诊年龄越小侵袭进展越快,9 岁以上的喉乳头状瘤患儿,术后复发率较低,且即使复发,多为孤立性的散在分布,带蒂生长,而非弥漫性生长,这可能与患儿的免疫系统逐渐发育完善有关[9]。初次发现的患者部分因症状较重,或呼吸困难明显而无法选择手术时机,需急诊手术。一般Ⅰ度呼吸困难建议患儿手术,特殊情况不超过Ⅱ度,因为时间越长,肿瘤分布越广,手术及麻醉的风险越大,围手术期的不良事件越多。且肿瘤分布广,术后创面大,发生术后粘连的概率高。长期的呼吸困难和喉阻塞还会增加患儿下呼吸道感染的机会,增加身体能量消耗,干扰睡眠,影响生长发育。如患者家长延误手术,呼吸困难时间长的患儿多呈消瘦、营养不良状态,这对患儿的免疫系统也有潜在影响,对肿瘤的复发可能产生负面的影响[9]。

【术式优点】

1. 出血少,视野清晰。

2. 切除范围容易控制,术后创面不形成焦痂和炭化。

3. 低温下操作,对周围组织的热损伤小,对肿瘤的边界及基底处理更加精细,可以达到既满足肿瘤切除需要的边界、减少复发及残留的概率,同时又不损伤声韧带及肌层,以利于恢复术后声音质量的目的。

4. 与激光治疗相比,无气道燃烧的危险,避免了激光治疗时导致的肿瘤气化播散于空气中,因而使种植、传播的概率降低。

【术式缺点】

1. 如果操作不慎可以造成健侧声带的损伤。

2. 如果声门暴露不好手术将很难完成。

【术后处理】

术后处理与常规声带手术相同,饮食正常,噤声半个月,适当抗感染抗水肿药物治疗。早期声带可轻度水肿,有白膜形成,术区白膜根据手术区域的大小和深度不同脱落的时间长短不一,多数在 1 个月左右脱落,修复之后有轻度瘢痕(图 8-3-3)。

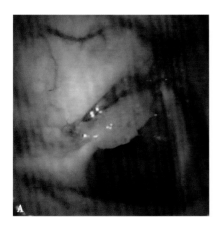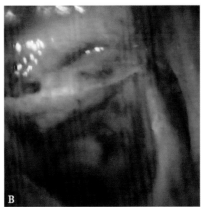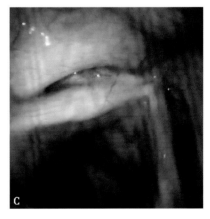

图 8-3-3　儿童喉乳头状瘤等离子射频手术术前、术中、术后对比

A. 术前电子喉镜检查见左侧声带乳头状瘤并经术后病理证实;B. 术中采用了整块切割和"蚕食样"消融切除相结合的手术方式,术后第 2 天复查电子喉镜见左侧声带轻度水肿,少许白膜;C. 术后 1 年复查电子喉镜见肿瘤无复发。

【术后并发症】

1. 声带粘连　如果术中损伤了双侧声带前端,或者患者为双侧声带前端多发性喉乳头状瘤,术后可能并发声带粘连。术中尽量保护健侧声带,或者分次进行双侧肿瘤切除,可以避免此并发症的发生。

2. 声带肉芽肿　全麻插管后可以并发肉芽肿,但有时术后在原有手术区域可见到肉芽组织或息肉样组织增生,而并非原有肿瘤复发,此种情况发生多与手术操作有关。预防方法为:术中应用等离子射频刀切除肿瘤之后,在手术区域的声带边缘或上表面有时比较粗糙,此时可用息肉钳钳夹修整至光滑平整,这样在术区修复时就不会有上述情况发生。

【典型病例摘要】

患者男性,45 岁,因"多发性喉乳头状瘤传统手术后 2 个月复发"入院。术前电子喉镜检查显示左侧室带后端有一较大的接触性肉芽肿,双侧室带中后部、右侧喉室、会厌喉面根部至前连合声门下均为大小不等的淡红色表面不光滑、呈小乳头状突起的肿物,于全麻下行等离子射频手术治疗。术中应用内镜支撑喉镜暴露喉部,应用 7070 号等离子射频刀切除肿瘤,术中较大的肿瘤实施整块切除,基底残存的肿瘤进行消融切除,小的肿瘤直接进行消融切除。出血共约 3mL,未行气管切开,术后当日进半流食,无出血及水肿、呼吸困难,术后第 1 天复查电子喉镜见术区创面白膜形成,轻度水肿,术后第 2 天出院。术后病理证实左侧声带后端为肉芽肿,其余喉部肿瘤均为乳头状瘤。术后 30 天白膜完全脱落,病变切除干净,声带无粘连,随访 4 年余,发音正常,肿瘤无复发(图 8-3-4)。

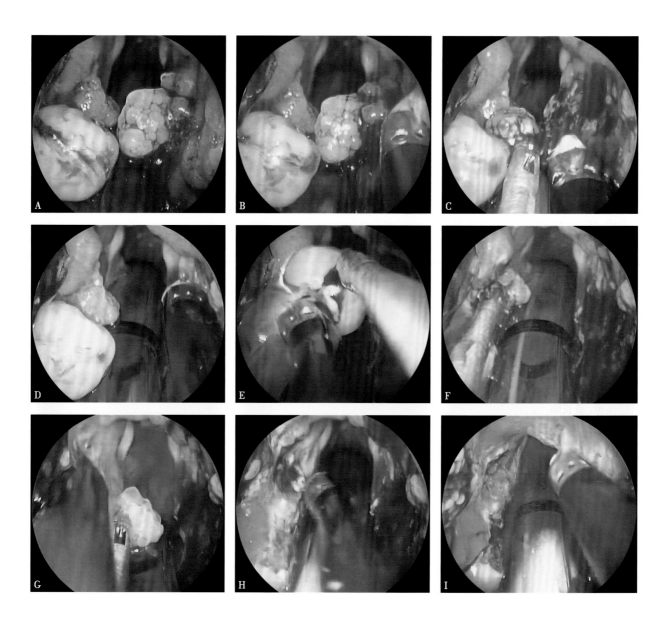

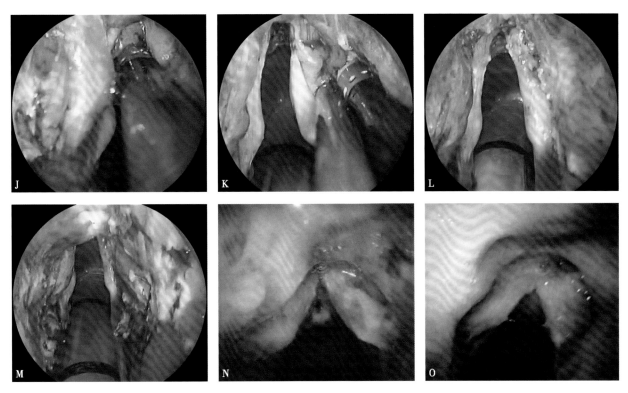

图 8-3-4　喉乳头状瘤切除术中及术后

A. 术前电子喉镜检查见多发性喉乳头状瘤，左侧室带后端有一较大的接触性肉芽肿，双侧室带中后部、右侧喉室、会厌喉面根部至前连合声门下均为大小不等的淡红色表面不光滑、呈小乳头状突起的肿物；B. 右侧室带后外侧肿物应用等离子射频刀直接消融切除；C. 右侧室带后部较大的肿物先用喉息肉钳钳夹，应用等离子射频刀将大块肿瘤切割下来，余者再消融切除；D. 进一步消融处理右侧室带中后段残留肿瘤；E. 左侧室带后端肉芽肿钳夹后自根部整块切除；F. 左侧室带后端大的肿瘤拟整块切除；G. 钳夹左侧室带后端肿瘤后自外侧开始切割将肿瘤大块切除；H. 残余的左侧室带肿瘤进一步消融切除；I. 消融切除会厌喉面根部的肿瘤；J. 消融切除前连合声门下的肿瘤；K. 进一步检查发现右侧喉室仍有残留的肿瘤，给予消融切除；L. 右侧喉室肿瘤切除完毕所见；M. 手术结束时喉部情况；N. 术后第 1 天复查电子喉镜见术区创面白膜形成，轻度水肿；O. 术后 13 个月复查电子喉镜见肿瘤无复发，声带轻度瘢痕。

（崔树林　佘翠平　张庆丰）

参考文献

[1] 覃裕升. 复发性喉乳头状瘤患者采取低温等离子射频术的控制效果观察. 中外医学研究，2017，4（15）：43-44.

[2] 杨淑芝，周成勇，王丰，等. 经口低温等离子手术治疗侵犯前联合的早期声门型喉癌. 中华耳鼻咽喉头颈外科杂志，2018，53（2）：86.

[3] 吴勇，费长顺. 侵犯前联合的早期声门型喉癌应用经口低温等离子手术的效果分析. 重庆医学，2019，48（16）：2797-2803.

[4] CONSTANTINO G，ABDO T T，ROMANO F R，et al. The role of endoscopic surgery in the treatment of nasal inverted papilloma. Brazilian Journal of Otorhinolaryngology，2007，65（1）：63-68.

[5] CARNEY A S，EVANS A S，MIRZA S，et al. Radiofrequency coblation for treatment of advanced laryngotracheal recurrent respiratory papillomatosis. Journal of Laryngology & Otology，2010，124（5）：510-514.

[6] 张庆丰，佘翠萍，宋伟，等. 鼻内镜下鼻腔内翻性乳头状瘤低温等离子射频手术治疗的初步观察. 中华耳鼻咽喉头颈外科杂志，2009，44（7）：543-545.

[7] 鼻内镜下低温等离子射频治疗会厌良性病变的疗效观察. 临床耳鼻咽喉头颈外科杂志，2015，29（7）：616-617.

[8] LACEDONIA D, CARPAGNANO G E, SABATO R, et al. Characterization of obstructive sleep apnea-hypopnea syndrome （OSA）population by means of cluster analysis. Journal of Sleep Researct, 2016, 25（6）: 724-730.

[9] 农光耀, 韦岑, 韦红妹, 等. 等离子手术治疗睡眠呼吸暂停低通气综合征的临床研究. 中国医学创新, 2019（24）: 5.

第四节　等离子射频会厌囊肿切除术

会厌囊肿（cyst of epiglottis）是耳鼻咽喉科常见疾病，常因会厌黏膜黏液腺管阻塞或喉先天性畸形疾病造成。

【病因】

会厌囊肿可分为先天性会厌囊肿和后天性会厌囊肿。前者也被称为喉黏液囊肿，病因为喉小囊扩大并充满黏液所致。后者常见的有潴留囊肿和表皮样囊肿，其常见病因为咽喉慢性炎症、机械刺激、食物的不良刺激和创伤[1]。多发生于会厌谷、会厌舌面和会厌游离缘，主要是因为这些部位黏液腺体丰富，为会厌囊肿的多发部位。喉的其他部位也可发生但很少见。

【临床表现】

一般多无症状，常在喉部检查时发现，也有文献报道其症状与囊肿的位置、大小、局部敏感性有关。早期囊肿较小可无症状，随着囊肿的增大可出现咽部异物感、梗阻感，有些大囊肿可有阻塞喉腔，引起呼吸困难、说话含球感等[2-3]。先天性会厌大囊肿可引起新生儿或婴儿喉阻塞症状。间接喉镜、置于悬雍垂处的硬喉内镜及电子喉镜检查可发现，囊肿呈半球型，蒂部广，表面光滑，呈灰白、浅黄或淡红色。

【临床治疗】

会厌囊肿多以手术治疗为主，对于年老体弱者也可抽吸净囊液后，注射无水酒精等使其内外侧囊壁粘连。传统治疗的手术方法是在间接喉镜或支撑喉镜下单纯咬除囊壁，但是对软骨表面的囊壁往往不能去除，因此术后复发率高，有作者报道复发率为25%。同时由于会厌、舌根处血供丰富，如果出血后止血困难，十分危险。近些年随着技术的发展，有报道应用 CO_2 激光、Nd:YAG 激光、电灼术、射频、微波等方法治疗会厌囊肿，由于作用温度高，会厌损伤较重，术后疼痛明显，还有损伤会厌软骨造成会厌部分坏死、会厌萎缩[4-5]。近 3 年国内曾有应用 55mm 的等离子射频刀头在会厌囊肿表面打孔治疗会厌囊肿的报道，该术式不能把囊壁切除彻底，表面的打孔一旦愈合，囊肿很容易复发。

本节所介绍的术式是将鼻内镜技术和等离子射频技术相结合的手术方法。该方法充分利用了等离子射频刀在手术操作过程中可以同时消融、止血、冲洗、吸引及低温等特点，同时融合了鼻内镜照明好、手术视野清晰、在显示器上可以放大病灶、操作精确的优点，达到在直视下彻底切除病变，术中基本无出血、手术时间短、术后疼痛轻，是一种实用的微创技术。

【手术适应证】

绝大多数的会厌囊肿（图 8-4-1）。

【术前准备】

1. 电子喉镜检查确定囊肿部位及范围，同时还要明确患者咽部、舌根的解剖特点，以便在术中选择合适的 Davis 开口器，同时确定手术的入路。

2. 全麻术前常规准备（同其他全麻手术前准备）。

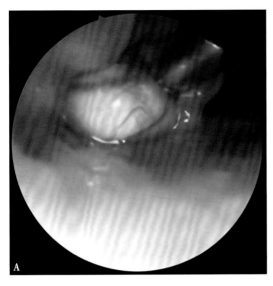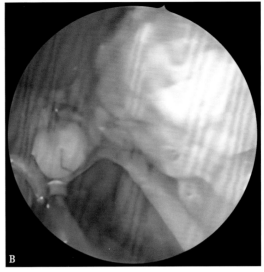

图 8-4-1　会厌囊肿的内镜下表现
A. 会厌左侧缘囊肿；B. 会厌右侧缘囊肿。

3. 5874 号或 7070 号等离子射频刀。

4. 双极电凝止血设备　双极电凝止血设备准备十分重要，对于会厌表面较粗大的血管，有时等离子射频的止血效果不理想，术中止血不确切。术后随着患者咳嗽、血压升高，容易再次出血，而该部位止血很困难，患者也存在误吸、窒息的风险。

5. 具备多种长度、宽度的压舌板的 Davis 开口器或多种管径或可开口的支撑喉镜。

【麻醉方法】

手术采用气管插管全麻下进行，提高了患者的耐受性。对于咽反射敏感、舌根过高、舌体肥厚、咽腔狭小的患者，全麻手术时应给予重视。对于较大的囊肿，麻醉医师在插管时需要注意不要损伤囊肿壁，避免囊壁破损，大量囊液流出，而导致误吸发生。

【手术方法】

1. 暴露囊肿　用 Davis 开口器或支撑喉镜，将舌根挑起，充分暴露病变部位，在 30° 内镜下仔细观察囊肿的范围和与周围组织的关系。充分显露病变是手术成功的关键，因此需要术者根据患者个体特点选择不同长度的压舌板，如果患者舌体过厚或者囊肿位于舌会厌间隙内，常规方法很难充分暴露囊肿时，可将舌体向外牵拉，再选择合适长度、宽度的压舌板，调整开口器撑开的位置，达到既能充分显露视野，又不损伤口唇、舌体及咽后壁的黏膜（如果将舌体向外牵拉，注意不要被牙齿伤到舌体）的目的。术中可由术者左手持鼻内镜，右手持手术器械，如果术中需要术者双手操作时，可由助手持鼻内镜，配合术者双手进行操作（图 8-4-2）。

2. 切除囊肿　根据囊肿的部位及大小选择不同的手术方法。

（1）直接消融术式：如果囊肿比较小，或者蒂部很明显，常选用直视下直接切除囊肿壁。具体方法：应用 5874 号等离子射频刀（能量 7 挡、凝血 3～5 挡）紧贴囊肿的基底部，逐渐消融切割，在不损伤会厌软骨膜的情况下将囊肿完整切除（图 8-4-3）。

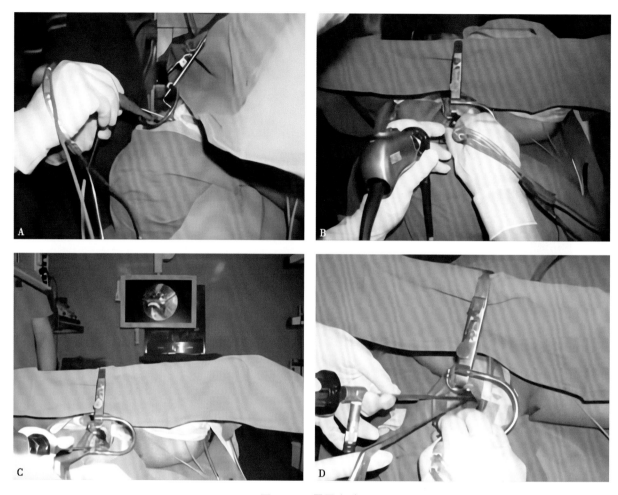

图 8-4-2　暴露囊肿

A. Davis 开口器撑开口腔（右侧观）；B. 术者左手持鼻内镜，右手持等离子射频刀头；C. 术者在鼻内镜显示器下手术操作；
D. 助手持镜，术者双手操作。

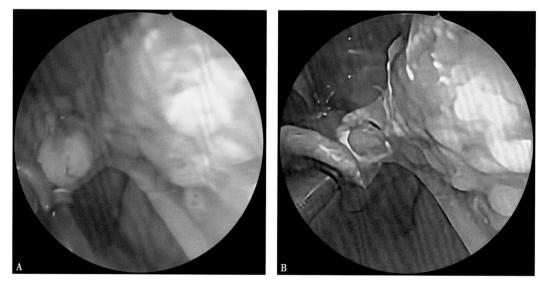

图 8-4-3　直接消融术式

A. 会厌右侧囊肿；B. 会厌右侧囊肿完整切除后。

　　（2）如果囊肿比较大，其根蒂部不能清楚显露，常选用直视下先吸出部分囊液再切除囊壁。具体方法：应用 5874 号等离子射频刀（能量 7 挡、凝血 3～5 挡）将囊壁表面略打穿，适量吸出囊液，当囊肿变小后，其根蒂部清晰可见时，由助手持内镜，术者一手用喉息肉钳牵拉囊壁，使囊肿基底部充分显露，另一手持 5874 号等离子射频刀贴着根蒂部将囊壁完整切除（图 8-4-4）。

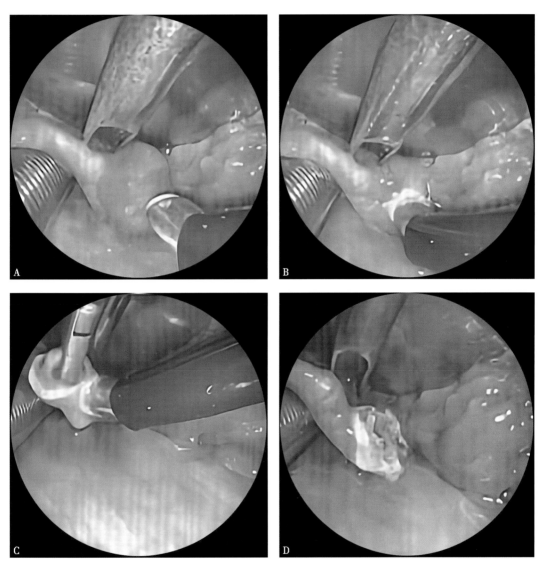

图 8-4-4　先抽取囊液，再切除囊壁

　　A. 暴露会厌囊肿；B. 等离子射频刀在囊壁顶部略打穿并吸出囊液；C. 钳夹牵拉囊壁并沿囊壁切除；D. 完整切除会厌囊肿，会厌软骨无暴露。

　　（3）对于囊肿很小，无明显根蒂部或者基底较广的囊肿常采用直视下直接消融的方法。具体方法：应用 5874 号等离子射频刀（能量 7 挡、凝血 3～5 挡）将囊壁表面打穿一点，边吸引囊液，边自囊壁中央向四周逐渐消融囊肿壁，直到将囊肿壁完整切除为止（图 8-4-5）。

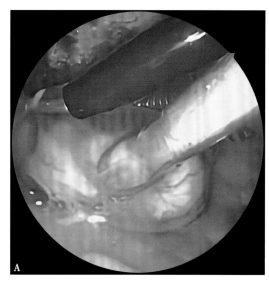 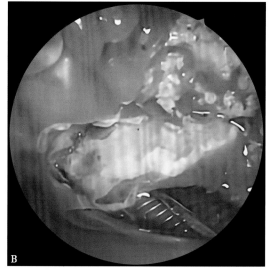

图 8-4-5　直接切除囊壁
A. 暴露并打穿囊壁表面；B. 消融全厌囊肿囊壁后创面。

等离子射频会厌囊肿切除术

　　注意：无论选择哪种术式，在手术过程中一定严格控制等离子射频刀的能量输出及切除深度，同时也要注意等离子射频刀头的方向，避免损伤会厌软骨及软骨膜，同时要彻底止血，如果等离子射频刀的止血效果不理想，一定要用双极电凝止血，同时也要控制输出能量及止血深度，防止损伤会厌软骨。

　　【术中常见问题及处理】

　　1. 囊肿暴露困难　清晰地暴露囊肿壁是手术成功的关键，而对于肥胖、颈短、舌体肥厚或因颈椎病而致颈部活动度减小、喉结前倾者，术中用大卫开口器或支撑喉镜暴露囊肿困难较大，可选用镜体带一定角度的鼻内镜来观察囊肿，术中不需要额外光源，视野明亮、清晰，并有放大作用。在暴露困难时，应根据患者的特点选用不同长度的压舌板，如果压舌板过短会将舌体向下挤压，会厌舌面显露困难；如果压舌板过长，则会遮盖会厌舌面，术中同样显露困难；如果患者舌体过厚，通过调整压舌板的长度仍不能显露囊肿，可用舌钳将舌体拉出口外，再用 Davis 开口器时即可显露囊肿。如果经过上述方法仍不能获得理想显露效果，可应用可视麻醉喉镜直接显露囊肿，调整等离子射频刀头的弯曲程度，在可视麻醉喉镜下将囊肿直接消融切除。对于位于舌会厌间隙内比较小的囊肿，也可以用带有内镜系统的支撑喉镜显露囊肿，配合 7070 号等离子射频刀切除囊肿，可获得较好手术效果。

　　2. 根据囊肿的大小调整消融的功率　一般来说，应用 5874 号等离子射频刀将消融功率设定能量 7 挡、凝血 3 挡就能够顺利完成手术，有时在支撑喉镜下手术需要应用 7070 号等离子射频刀，由于该刀头相对较细，需要将凝血功率调高到 5 挡，对于舌会厌间隙内较大血管出血，无论哪种刀头都需要将凝血功率调高到 5 挡,如果等离子射频刀止血不确切,必要时需要应用长柄的双极电凝止血。

3. 在切除囊肿壁时应注意切除的深度,避免损伤会厌软骨　手术中损伤会厌软骨,术后会厌软骨坏死、缺损、畸形是该术式比较严重的并发症,因此术中在切除近会厌软骨一侧囊壁时必须注意深度、功率以及等离子射频刀头的方向,避免将刀头直接作用于软骨或软骨膜表面,只要引起充分的重视,该并发症是可以避免的。

4. 调整等离子射频刀冲水流量,防止刀头堵塞　低温等离子场是要在氯化钠溶液存在时才能产生,同时如果冲水量过小会堵塞刀头,影响手术效果,冲水量过大则会影响手术视野,通过调整冲水的压力将冲水量调整到合适水平,也是手术成功的重要条件之一。

【术式优点】

1. 内镜照明好,手术视野清晰,可以在显示器上放大病灶,操作精确。同时可选择不同角度的鼻内镜,充分显露病变,减少术野的死角。

2. 低温下手术,减少热辐射,降低损伤会厌软骨的风险,术后会厌水肿轻。

3. 手术过程中无出血,治疗范围容易控制,可以完整切除囊壁,防止复发。

4. 术后疼痛轻,创面恢复快。

5. 手术时间明显缩短,患者负担减轻,特别是对于一些老年患者,手术风险明显降低。

6. 低温下操作,可以预防引燃氧气爆炸。

【术式缺点】

1. 切割功率过大或切割方向失误可损伤会厌软骨。

2. 如果囊肿暴露不好手术将很难完成。对于个别舌体过度肥厚、咽腔狭窄、颈部粗短或者颈椎疾病患者,囊肿不能完整显露,该术式难以完成。

【术后处理】

术后常规应用预防感染药物治疗 1~3d,同时术后前 3d 根据患者术区情况适量应用糖皮质激素及雾化吸入治疗,预防感染、防止会厌水肿加重而出现呼吸困难。

【术后并发症】

1. 舌根会厌粘连　手术切除会厌囊肿同时损伤舌根黏膜,可见位于舌会厌间隙较大的囊肿。

2. 术后感染　发生率较低。

3. 迟发性出血　发生率较低。

4. 会厌部分坏死、会厌软骨萎缩　常见于术中损伤会厌软骨,术后 7~9d 出现假膜不易脱落,术后 1 个月后出现会厌软骨萎缩、缺损。

5. 舌体、口唇黏膜损伤　在应用 Davis 开口器及支撑喉镜时,如果操作不轻柔可以造成舌体、口唇黏膜损伤,可在 7~10d 完全愈合。

【典型病例摘要】

1. 患者女性,51 岁,因"咽部异物感半个月"入院。术前电子喉镜检查显示会厌喉面左侧约 2.5cm 大小淡黄色囊肿(图 8-4-6A),于全麻内镜下行等离子射频手术治疗。术中应用 Davis 开口器暴露舌会厌间隙(图 8-4-6B),在 30° 鼻内镜下应用 5874 号等离子射频刀采取先吸出囊液,再完整切除囊肿的术式,手术过程顺利,手术时间不到 3min,术中无明显出血(图 8-4-6C)。术后当日麻醉清醒后即可进半流食,无迟发性出血,无呼吸困难。咽痛轻微,不影响进食、吞咽。术后第 1 天复查电子喉镜见术区创面白膜形成，会厌无水肿，术后第2天出院。术后病理证实为囊肿。术后12d白膜完全脱落，病变切除彻底，会厌和舌根无粘连，无明显瘢痕形成，会厌软骨无萎缩。随访2年余，囊肿无复发。

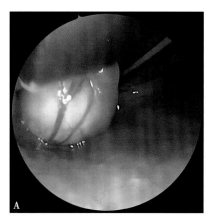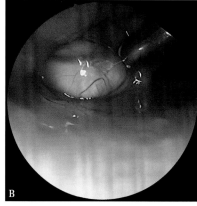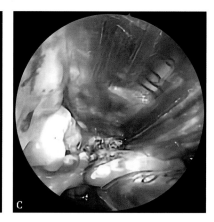

图8-4-6 全麻内镜下行等离子射频手术治疗(病例1)

A.前电子喉镜检查显示会厌喉面左侧约2.5cm大小淡黄色囊肿；B.术中应用Davis开口器暴露舌会厌间隙；C.术中无明显出血。

2.患者男性，32岁，因"发现下颌骨肿物9个月"入口腔科。行术前检查时发现下咽部肿物转入耳鼻咽喉科，行电子喉镜检查显示下咽部巨大肿物，表面光滑，界限清，肿物基底部视不见，肿物约鸡蛋大小，行颈部CT检查后，考虑囊肿，基底部位于会厌舌面。择期于全麻内镜下行等离子射频手术治疗。术中应用Davis开口器暴露肿物(图8-4-7A)，在30°鼻内镜下应用5874号等离子射频刀采取先打穿囊壁，吸出囊液，再完整切除囊肿的术式(图8-4-7B)。手术过程顺利，手术时间不到5min，术中无明显出血(图8-4-7C)。术后当日麻醉清醒后即可进温凉半流食，术后无迟发性出血，无呼吸困难。咽痛轻微，不影响进食及吞咽。术后第1天复查电子喉镜见术区创面白膜形成，会厌无水肿，术后第2天出院。术后病理证实为囊肿。术后20余天白膜完全脱落，病变切除彻底，会厌和舌根无粘连，无明显瘢痕形成，会厌软骨无萎缩。随访半年余，囊肿无复发。

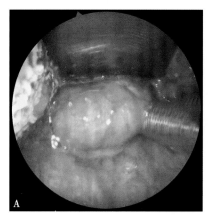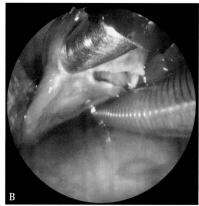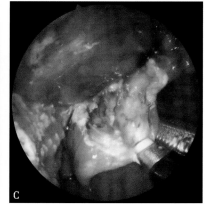

图8-4-7 全麻内镜下行等离子射频手术治疗(病例2)

A.30°内镜下见巨大会厌囊肿；B.将囊液吸除后，沿囊肿边缘囊肿完整切除；C.手术结束。

（宋 伟 张楠楠 张庆丰）

参考文献 ━━━━━

[1] 张楠楠,张庆丰,刘得龙,等.内镜下低温等离子射频治疗会厌囊肿临床观察.临床耳鼻咽喉头颈外科杂志,2014, 28(19):1514-1516.

[2] PAGELLA F, PUSATERI A, MATTI E, et al. Transoral power-assisted marsupialization of vallecular cysts under local anesthesia. Laryngoscope, 2013, 123(3):699-701.

[3] AITKEN M R, PARENTE E J. Epiglottic abnormalities in mature nonracehorses: 23 cases(1990—2009). J Am Vet Med Assoc, 2011, 238(12):1634-1638.

[4] SONNY A, NAGARAJ G, RAMACHANDRAN R. A symptomatic epiglottic cyst: a rare cause of unanticipated difficult intubation. Middle East J Anesthesiol, 2011, 21(1):119-120.

[5] YOON T M, CHOI J O, LIM S C, et al. The incidence of epiglottic cysts in a cohort of adults with acute epiglottitis. Clin Otolaryngol, 2010, 35(1):18-24.

第五节　等离子射频咽喉部血管瘤切除术

血管瘤(hemangioma)是先天性的良性肿瘤或血管畸形,1982 年 Mulliken 等根据血管瘤的临床表现及血管内皮细胞的组织病理特点及生物特性将其归纳为真性血管瘤和血管畸形[1]。毛细血管瘤及海绵状血管瘤属于真性血管瘤,血管畸形包括毛细血管畸形(葡萄酒斑)、静脉畸形(海绵状血管瘤)、动脉畸形(蔓状血管瘤)。根据 Mulliken 的分型,血管瘤具有以内皮细胞增生和细胞密度增高为特性的增生期和消退期,血管畸形是胚胎血管发育过程中的结构异常,且内皮细胞的分裂率正常。血管瘤好发于颌面部,但是咽喉部血管瘤较少见。

【临床治疗】

咽喉部血管瘤由于位置较深、术野小、肿物周围解剖结构复杂,创面不易修复,术中不易止血等因素使其在治疗上仍是一个难题。目前血管瘤的治疗方法很多,包括放疗、注射治疗、物理疗法、药物治疗及手术治疗等[2-3]。放疗适用于皮内型毛细血管瘤,其瘤体内有较幼稚的内皮细胞,这些细胞对放射线敏感。当然,放疗也有一定的不良反应,放射源对已发育成熟的组织无抑制作用,但对发育中的组织有抑制作用。注射疗法是采用不同的药物性血管瘤内注射,使血管瘤硬化坏死或自然消退,注射剂主要有硬化剂和细胞抑制剂,其中细胞抑制剂包括平阳霉素、干扰素和激素。注射疗法治疗血管瘤一般不需要复杂技巧,药物在瘤体内浸润,可以达到肿瘤的深部结构,以缩小肿瘤,但局部有炎症反应,且需多次注射,疗程较长。物理疗法种类较多,包括激光治疗、微波治疗、冷冻治疗及铜针治疗等。其中激光治疗最常用,包括 CO_2 激光、Nd:YAG 激光、KTP 激光,手术以不同类型的激光代替手术刀汽化切割肿瘤,可以减少术中出血,但激光对于深部组织或不易在手术中暴露的瘤体难以发挥作用,术后黏膜水肿和充血时间长,血痂形成多,且激光在手术过程中需切断供氧,以免发生危险[4-8]。

2008 年 6 月有研究发现普萘洛尔治疗血管瘤有效,目前迅速成为治疗血管瘤的一线药物,但仍然会出现相应的副作用如心动过缓、低血压、支气管痉挛和低血糖等,而且有报道在治疗期间,血管瘤再次增生,仍需要手术治疗[9]。传统的手术治疗多为开放式的手术治疗,虽然视野可能更清晰,手术可能更彻底,但术后可能出现喉水肿、呼吸困难、术后瘢痕愈合,甚至影响喉功能等,有些病例甚至需要多次治疗。

由于咽喉部血管瘤发生率较低，我们遇到的病例有限，经验仍有不足。本节内容为我科所遇病例进行的等离子射频辅助下咽喉部血管瘤切除术的探讨。

【手术适应证】

1. 成人咽喉部血管瘤。

2. 内镜下应用 Davis 开口器、四方开口器或支撑喉镜能完全暴露的咽喉部血管瘤。

【术前准备】

1. 电子喉镜检查明确肿瘤部位及范围。

2. 全麻术前常规准备。

3. 5874 号或 7070 号等离子射频刀头。

4. 长柄双极电凝止血设备。

5. Davis 开口器、四方开口器或支撑喉镜。

6. 对于较大的血管瘤，术前需行血管造影，如能明确主要供应血管，可在术前 24h 行主要供应血管栓塞。

【手术方法】

1. 麻醉及体位　经口气管插管全麻。对于肿瘤较大导致术前有呼吸困难的患者，可以先行气管切开后插管全麻，再行手术治疗，否则肿瘤或气管插管会阻碍视野导致手术操作困难。

患者仰卧，取头正中后仰位，头颈部可以抬上低下并左右活动，肩胛以下固定不动，术者位于患者头侧。

2. 病变显露

（1）病变位于下咽部，可选择应用 Davis 开口器或四方开口器撑开口腔，调整开口器的角度完整暴露病变。

（2）病变位于喉部，可选择应用支撑喉镜完整暴露病变。

3. 切除病变

（1）应用 5874 号或 7070 号等离子射频刀切除肿瘤（Davis 开口器、四方开口器下能充分暴露的血管瘤，应用 5874 号等离子射频刀切除肿瘤，支撑喉镜下才能暴露的血管瘤可应用 7070 号等离子射频刀切除肿瘤），切割能量应用 7～9 挡，止血 3～5 挡，随病变硬韧程度及血运丰富程度，可上调切割及止血挡位。切除范围为肿瘤周缘安全界限 2mm，深度达到黏膜下层，不损伤肌层，对于喉部或声带血管瘤不损伤声韧带。对于基底及周边可疑残存的部分进行消融处理并止血。术中如遇较大的血管出血可用长柄双极电凝止血。

（2）切除方式的选择：血管瘤可以采取消融切除或整块切除的方法切除肿瘤。如若采取直接消融即蚕食法，会将刀头切入肿瘤，导致术区的大量出血，所以血管瘤多采用整块切割的方式切除肿瘤。在内镜下充分暴露肿瘤后，对于带蒂的血管瘤，轻轻钳夹牵拉肿瘤，或用吸引器将肿瘤推向一侧，尽量暴露肿瘤蒂部，再应用等离子射频刀，沿血管瘤蒂周缘 2mm 处开始切割，边切割边止血，直至将肿瘤整块切除并灼烧肿瘤基底部，彻底止血，预防肿瘤复发。对于广基的血管瘤，轻轻钳夹牵拉肿瘤，或用吸引器将肿瘤推向一侧，充分暴露肿瘤边界，距边界 2mm 处开始切割肿瘤，沿肿瘤的正常边界，边切割边止血，并轻轻牵拉肿瘤，充分暴露剩余肿瘤与正常组织的边界，边牵拉边切除，直至将肿瘤完整切除。切勿将刀头切入肿瘤，引起出血，如不慎切入瘤体，引起出血，可应用长柄双极电凝止血。

【术中常见问题及处理】

1. 肿瘤暴露困难　对于肥胖、颈短、颈椎病而致颈部活动度减小、喉结前倾者及肿瘤位于声带前端或前连合、声门下的患者，术中暴露肿瘤困难较大，而清晰地暴露瘤体是手术成功的关键。可选用四方开口器或镜体带一定角度内镜的支撑喉镜暴露肿瘤，术中不需要额外光源，视野明亮、清晰，并有放大作用。在暴露困难时也可应用鼻内镜深入代替原有光源，这较利于暴露下咽部肿瘤及位于声带或室带前端、前连合等处肿瘤。

2. 如何处理位于声带前端近前连合的肿瘤　因等离子射频刀在声带前端的操作空间有限，对这部分病变进行处理时，主要应注意防止等离子射频刀头误伤健侧声带，导致术后粘连。可用吸引器或拉钩拉开健侧声带加以保护，然后再应用等离子射频刀头将肿瘤切除。

3. 如何处理位于声门下的血管瘤　术前需先行气管切开后插管全麻，充分暴露肿瘤，再行手术治疗，术中注意切割深度，不必为彻底切除血管瘤而损伤环状软骨或气管环。

4. 如何处理位于声带后端的肿瘤　为了减少损伤，对于没有呼吸困难的患者，常不需要进行气管切开，但对于位于声带后端的肿瘤，全麻术中气管插管常常会阻碍视野而使肿瘤难以完全暴露操作困难。可应用 Davis 开口器、四方开口器将插管压住后充分上提，内镜下充分暴露肿瘤，之后再重复如上步骤即可完成手术。对于上述方法仍不能清晰暴露术区的杓会厌襞区肿瘤，可应用内镜支撑喉镜，压住气管插管，充分上提后暴露瘤体，之后再重复如上步骤即可完成手术。

5. 如何处理体积较大、基底广泛且影响麻醉插管或预估术中失血量较多的血管瘤　术中应先行气管切开后，再遵循上诉方法进行手术治疗。

6. 如何处理体积较大、基底广泛且术中不能充分暴露肿瘤界限的血管瘤　可先行平阳霉素注射治疗，待肿瘤体积缩小后，内镜下肿瘤暴露完整，界限清晰时，可再遵循上述方法手术治疗。不必强调单一地应用等离子射频刀完成手术，可配合其他的治疗方法。

【术式优点】

1. 低温下操作，对周围组织的热损伤小，对肿瘤的边界及基底处理更加精细，可以达到既满足肿瘤切除需要的边界，减少复发及残留的概率，同时又减少对正常黏膜的损伤。

2. 术野清晰，术中出血少，减少手术时间。

3. 对于适应弯曲不规则的咽喉腔道刀头，等离子射频刀可以在一定程度内进行有角度的弯曲，切除不易到达部位的肿物。

4. 与激光治疗相比，无气道燃烧的危险。

【术式缺点】

1. 对于声门下血管瘤，如果操作不慎可以损伤气管环。

2. 对于声门下血管瘤，如果声门暴露不好手术将很难完成。

3. 对于喉部血管瘤，如果操作不慎可以损伤声带肌、声韧带，甚至正常的声带。

【术后处理】

温凉软食半个月至 1 个月，适当抗感染、抗水肿药物治疗。早期术区可轻度水肿，有白膜形成，术区白膜根据手术区域的大小和深度不同，脱落的时间长短不一，多数在 1 个月左右脱落。修复之后依据肿瘤大小及侵及深度不同，可有不同程度的瘢痕。

【术后并发症】

1. 声带粘连 如果术中损伤了双侧声带前端，术后可能并发声带粘连。术中尽量保护健侧声带，或者分次进行双侧肿瘤切除，可以避免此并发症的发生。

2. 声带肉芽肿 全麻插管后可以并发肉芽肿，但有时术后在原有手术区域可见到肉芽组织或息肉样组织增生，而并非原有肿瘤复发，此种情况发生多与手术操作有关。预防方法：术中应用等离子射频刀切除肿瘤之后，在手术区域的声带边缘或上表面有时比较粗糙，此时可用息肉钳钳夹修整至光滑平整，这样在术区修复时就不会有上述情况发生。

3. 术后复发 血管瘤本身可再次增生，术中切除不彻底或姑息治疗时均可造成血管瘤的复发。

4. 舌体麻木、伸舌偏斜 主要因为开口器或支撑喉镜压迫舌体时间过长，多可在短时间内恢复。

【典型病例摘要】

患者男性，53岁，因"咽部异物感2年"入院，自觉咽部异物感，空咽时明显，无呼吸困难，日间无明显嗜睡、乏力，无痰中带血及咳血。查体：咽部无充血，双侧扁桃体Ⅰ度大，软腭略松弛塌陷。电子纤维喉镜检查：左侧披裂外侧暗红色新生物，未见活动性出血（图8-5-1）。

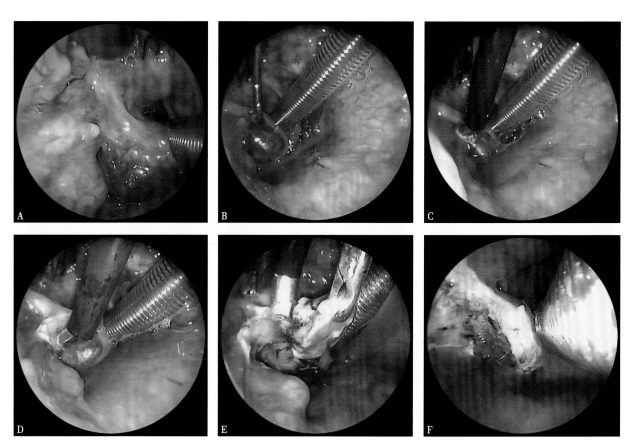

图 8-5-1 等离子射频咽喉部血管瘤切除术手术过程

A. 内镜下清晰暴露肿物；B. 应用喉钳钳夹肿物基底部组织，并向内牵拉肿物，明确肿物范围；C. 应用7070号等离子射频刀沿肿物基底部周围组织开始切割；D. 应用7070号等离子射频刀沿肿物基底部周围组织开始切割；E. 沿肿物周围，逐步将肿物完整切除；F. 术毕术区无活动性出血，无肿物残留。

等离子射频咽喉部血管瘤切除术

（张楠楠　张庆丰）

参考文献 ━━━━━━━

[1] LENG T T，HUO R，Diagnosis and treatment of hemangioma and vascular malformation：present. Chinese J Aesthetic Med，2007，16（12）：1748-1752.

[2] BLANCHET C，NICOLLAS R，BIGORRE M，et al. Management of infantile subglottic hemangioma：ace butolol or propranolol. Int J Pediatr Otorhinolaryngol，2010，74（8）：959-961.

[3] 李平，周水淼，李兆基. 头颈部血管瘤的治疗进展. 临床耳鼻咽喉头颈外科杂志，2004，18（6）：381-384.

[4] CRUZ O A，SIEGFRIED E C. Propranolol treatment for periocular capillary hemangiomas. J AAPOS，2010，14（3）：199-200.

[5] FRIEDEN I J，DROLET B A. Propranolol for infantile hemangiomas：promise，peril，pathogenesis. Pediatr Dermatol，2009，26（5）：642-644.

[6] CANADAS K T，BAUM E D，LEE S，et al. Case report：Treatment failure using propanolol for treatment of focal subglottic hemangioma. Int J Pediatr Otorhinolaryngol，2010，74（8）：956-958.

[7] MAGUINESS S M，FRIEDEN I J. Current management of infantile hemangiomas. Semin Cutan Med Surg，2010，19（2）：106-114.

[8] ZIMMERMANN A P，WIEGAND S，WERNER J A，et al. Propranolol therapy for infantile hemangiomas：review of the literature. Int J Pediatr Otorhino-Laryngol，2010，74（4）：338-342.

[9] SIEGFRIED E C，KEENAN W J，AL-JUREIDINI S. More on propranolol for hemangiomas of infancy. N Engl J Med，2008，359（26）：2846-2847.

第六节　等离子射频喉肉芽肿切除术

喉肉芽肿可划分为特异性与非特异性两大类，喉特异性肉芽肿主要是由结核、梅毒等特异性感染引起。喉非特异性肉芽肿指非特异性慢性炎症引起，临床上特指喉接触性肉芽肿，指喉部组织受损后声带黏膜发生溃疡进而组织增生形成肉芽组织，因好发于声带后 1/3 杓状软骨声带突处，故临床上又常常称之为声带突肉芽肿。该病大部分为单侧发病，偶有双侧同时发生，虽然被耳鼻咽喉科医师所熟知，但却是临床上较少见病变，占嗓音疾病的 0.9%～2.7%。本病多见于中年男性，儿童期发病罕见，男女之比为 9：1。

1928 年 Chevalier Jackson 初次报道该疾病，认为在发声过程中杓状软骨互相频繁发生碰撞，最终导致黏膜受损形成溃疡，故称之为喉接触性溃疡。目前喉接触性肉芽肿的致病因素及作用机制尚未十分明确[1-2]，比较认同的有以下几种。

（1）用声过度：杓状软骨声带突是发声时最用力的部位，发声时双侧的声带突频繁发生碰撞，此处的黏膜最易受到损伤，长期形成黏膜溃疡（所谓接触性溃疡），进而导致炎性肉芽组织的形成。

（2）全麻插管：插管后喉接触性肉芽肿是成人全麻插管相对少见的并发症。气管插管过粗、插管时损伤、长期插管时间大于 3～7d 及插管消毒不严或存在上呼吸道感染是插管后形成喉接触性肉芽肿的常见因素。

（3）咽喉反流或胃食管反流：咽喉反流导致喉接触性肉芽肿的发生，一般认为通过直接或继发性损伤造成[3]。直接损伤是由于胃内的胃蛋白酶，胰酶、胆酸及胃酸长期刺激喉部杓区黏膜，喉部黏膜缺乏抗反流屏障，故容易受损而形成溃疡继而形成肉芽肿；继发性损伤可能由于长期胃酸刺激导致迷走神经兴奋，从而造成慢性咳嗽和清嗓，造成两侧声带突反复相互碰撞、摩擦，引起声带突黏膜受损并最终形成肉芽肿。

除上述原因以外，喉接触性肉芽肿也与长期咳嗽、习惯性清嗓、吸烟饮酒及刺激性食物等均有一定关系，手术损伤也可能是发病的原因。临床上喉接触性肉芽肿的发生常常是多种因素共同存在[4]。症状表现为：①不同程度的声嘶，可为轻度或间断性，有患者甚至可无声嘶。②咽喉异物感或者不适，患者会出现咽喉部持续不适、痒及疼痛感，并会出现发音疲劳，疼痛通常位于甲状软骨大角，放射至同侧耳部。③呼吸困难，常见于较大肉芽肿，偶有报道。④慢性咳嗽、清嗓及咯血。⑤咽喉反流，如胃灼热、嗳气等症状。喉镜检查见肉芽肿位于杓状软骨声带突内侧，呈浅灰色或暗红色，大小不等，形态不一，表面可伴有或不伴有溃疡。

喉接触性肉芽肿虽是临床上少见的声带良性病变，但临床上关于此病的报道并不少见，因其发病机制尚未完全明确，故是一种治愈困难的疾病。首先是消除病因，包括：发音休息，噤声，一般需要 6 个月至 1 年。嗓音矫正治疗指对因过度用声导致的喉接触性肉芽肿患者，进行发声方法的训练治疗，此治疗方法对部分患者有效。口服抑酸药物治疗被临床医师作为喉接触性肉芽肿的首要治疗方法，主要为治疗咽喉或胃酸反流[5]。较为常用的抑酸药物为质子泵抑制剂或 H_2 受体阻滞剂，且目前研究认为质子泵抑制剂的临床效果更佳。此外，患者应纠正引起咽喉反流的生活和行为习惯。

手术治疗是学者们多年探索的治疗方法，虽然外科手术能快速消除病变，但其复发率高达 50%，甚至有报道可高达 90%，且多次手术仍可能不愈，故有学者提出只有其他治疗方法无效、引起呼吸困难、怀疑癌变时才考虑手术治疗。肉芽肿手术切除后顽固性软骨膜炎可能成为多次复发的原因，多数学者认为应尽量减低手术创伤，在去除病变同时保证杓状软骨完整，避免损伤软骨膜或邻近正常黏膜。随着对该病认识的加深，对传统的支撑喉镜下单纯手术切除术进行改进，明显降低术后的复发率。支撑喉镜下采用 CO_2 激光辅助切除肉芽肿[6]，使手术后复发率降低为 20%。采用 CO_2 激光辅助切除肉芽肿的同时，结合显微缝合手术创面技术治疗，术后配合综合治疗，其治愈率达 78%。也有报道称支撑喉镜下应用等离子射频切除肉芽肿，明显降低复发率。

该病的其他治疗还有类固醇全身应用或者局部注射，肉毒素 A 注射疗法，药物治疗常用的为硫酸锌口服[7]，有学者报道过其取得良好的治疗效果。锌作为人类机体必需的微量元素，具有重要的生理功能，能加快伤口愈合。锌具有抗溃疡药理作用，可以直接参与细胞能量产生与脱氧核糖核酸的合成，减少细胞氧自由基水平，强化细胞各种成分的稳定性，加快溃疡愈合。此外，也有研究证明，喉接触性肉芽肿不经任何治疗可变小甚至消失，表明该病有自愈性，但愈合周期长，平均周期约为30.6 周。

综上所述，喉接触性肉芽肿的诊断并不困难，但病因未明确，尽管有多种治疗方法，但却是临床上一种治愈困难的疾病，手术也具有较高的复发率[8,9]。等离子射频手术治疗喉接触性肉芽肿只是该病治疗方法的一种尝试，目前没有统一的治疗标准，若想达到理想的术后效果，不能单纯依赖于手术，需要针对病因进行综合治疗，才能防止术后复发。

【手术适应证】

1. 喉肉芽肿较大,影响呼吸。

2. 保守治疗无效的喉肉芽肿。

【术前准备】

1. 全麻术前常规准备。

2. 手术器械的准备　带内镜的支撑喉镜、如果支撑喉镜无内镜则需要准备显微镜、7070 号等离子射频刀头、长柄双极电凝止血设备及喉显微手术器械。

【手术方法】

1. 经口或经鼻气管插管全麻,需要麻醉医师配合,在保证麻醉安全的情况下尽量应用细管插管,避免麻醉插管占据术野影响手术操作。

2. 应用内镜支撑喉镜显露喉部病变,若肉芽肿较大,因操作空间有限,难以直接应用等离子射频刀完整切除病灶,可以先应用喉息肉钳钳除大部分肉芽,再用等离子切除残余病灶(图 8-6-1)。

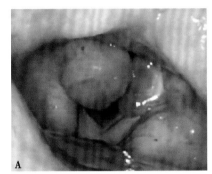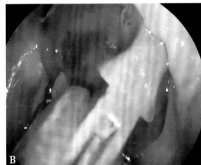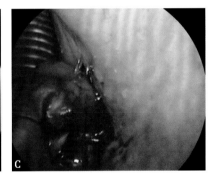

图 8-6-1　暴露肿瘤

A. 术前电子喉镜检查见双侧声带后端较大肉芽肿；B. 术中内镜支撑喉镜下显露双侧肉芽,息肉钳钳夹右侧肉芽；C. 钳除大部分肉芽,右侧声带后端部分显露。

3. 7070 号等离子射频刀切除肿瘤,采用 3 挡切割,3～5 挡止血(图 8-6-2)。

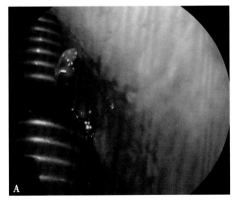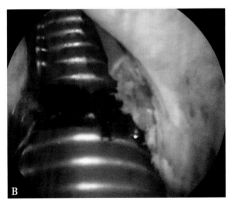

图 8-6-2　切除肿瘤

A. 肉芽大部分被钳除后残留少许,少量出血；B. 应用等离子射频刀将声带后端黏膜层表面的肉芽切除干净,但边缘不光滑。

4. 修整术区残缘直至表面光滑（图 8-6-3）。

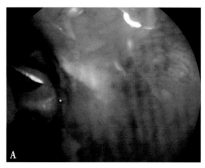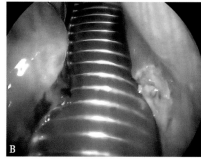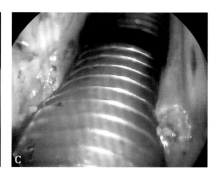

图 8-6-3　修整术区残缘

A. 应用喉息肉钳修整残缘；B. 右侧声带术区修整后残缘基本光滑；C. 左侧以同样方法手术，手术结束术区所见。

等离子射频喉肉芽肿切除术

【术中常见问题及处理】

1. 肿瘤暴露困难　对于肥胖、颈短、因颈椎病而致颈部活动度减小、喉结前倾者，术中应用支撑喉镜暴露病灶有一定困难，需要麻醉医师给予充分的肌松药，选用镜体带一定角度内镜的支撑喉镜，且由助手辅助下压甲状软骨得以暴露病灶。

2. 切割深度　由于肉芽是起源于黏膜层的病变，故切割深度最好限于黏膜层，勿过深伤及韧带甚至肌肉层。等离子射频刀的切割挡位限制于 3 挡，一般不会误伤深部组织。

3. 切除方式　由于肉芽为良性疾病，受术野及操作空间的限制，在难以整块切除病灶的情况下，分次先钳除大部分肉芽，待肉芽基底部大部分暴露，等离子射频刀有操作空间时再细化切除为宜，不必拘泥于一种切除方式。

4. 出血　虽然肉芽的血运丰富，钳除后可能有出血，但多是病灶组织的小血管渗血，大多数情况下应用等离子射频刀即可止血，如果不能完全止血，则可应用双极电凝辅助止血。

5. 修整　等离子射频刀切除病灶后常常会遗留有术区的毛刺，导致术区不光滑，这也是导致术后修复过程中肉芽再次增生的一个重要因素，所以，应用息肉钳仔细将术区毛刺钳除修整，使创面光滑是预防术后复发的一个不可缺少的步骤。

6. 残留　由于肉芽肿几乎均位于声带后端声带突所在位置，在无气管切开的情况下，也是全麻气管插管所在的位置，受气管插管的遮挡，病灶可能显露不完全，或者手术操作空间受限，导致少许病灶遗漏出现残留，故需要仔细检查充分暴露避免残留。

【术式优点】

1. 简单，微创，术后复发率低。

2. 出血少,视野清晰。

【术式缺点】

等离子射频刀头略粗,难以整块切除较大肉芽,难以做到精细化操作。

【术后处理】

术后处理与常规声带手术相同,饮食正常,适当抗炎抗水肿药物治疗。早期声带可轻度水肿,有略厚白膜形成,多数在 1.5 个月左右脱落,修复之后有轻度瘢痕。术后需要配合药物治疗,建议应用抑酸药物及锌剂口服治疗,避免术后复发(图 8-6-4)。

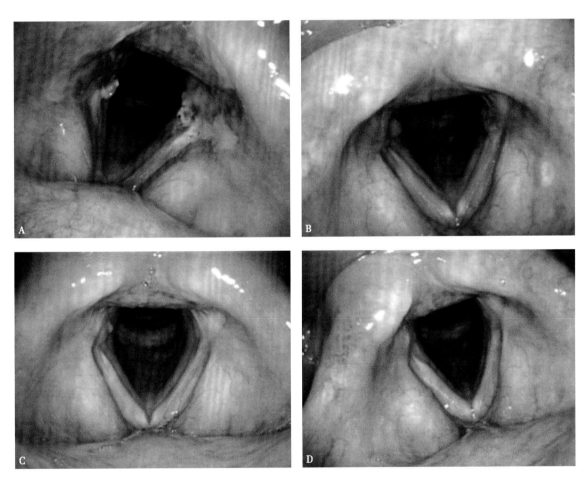

图 8-6-4　术后复查情况

A. 术后第 2 天复查喉镜,见术区轻度水肿,白膜形成,声带突处少许肉芽残留;B. 术后 1 个月复查见双侧声带突处小的肉芽;C. 术后 70d 复查,患者经过口服艾司奥美拉唑及葡萄糖酸锌片剂后左侧肉芽消失,右侧肉芽减小;D. 术后 4 个月复查,双侧肉芽基本消失。

【术后并发症】

若切割过深伤及声韧带或者肌层,可能影响发音,损伤杓状软骨可能导致感染。

【典型病例介绍】

患者男性,58 岁,因声音嘶哑、咽部不适 3 个月入院。患者入院 1 年前因为检查肾上腺肿瘤做增强 CT 过程中,出现速发严重过敏反应,入 ICU 急救插管治疗 10 余天后生命体征平稳,之后再次行全麻下肾上腺肿瘤切除术。入院前 3 个月出现声音嘶哑、咽部不适,喉镜检查发现喉部肉芽肿,应用锌剂口服治疗 2 个月复查喉镜无好转，故手术治疗。平素无反酸、打嗝等胃肠道不适表现。查体：电子喉镜检查见左侧声带突处有较大分叶状淡红色光滑肉芽样新生物，右侧声带突处有小的肉芽样物，行全麻下等离子射频双侧肉芽切除术，术后病理证实为肉芽肿，术后给予葡萄糖酸锌片剂口服，用法为每日 2 次，每次 3 片，术后 2 个月复查，肉芽再次增生而停用锌剂，术后半年复查无复发（图 8-6-5）。

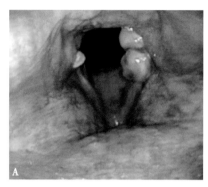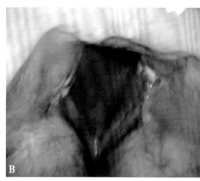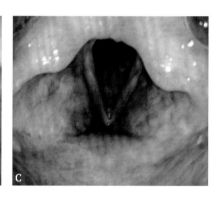

图 8-6-5　喉肉芽肿治疗过程

A. 术前电子喉镜见双侧声带突肉芽样新生物；B. 等离子术后第 2 天喉镜见术区白膜，轻度水肿；C. 术后 2.5 个月复查，无肉芽再次增生。

（佘翠平　张庆丰）

参考文献

[1] 徐进，严纪红，汤继元，等. 喉接触性肉芽肿的综合治疗. 中国耳鼻咽喉头颈外科，2015，22（10）：538-539.

[2] 李进让，郭红光，陈曦，等. 喉接触性肉芽肿的药物治疗. 中华耳鼻咽喉头颈外科杂志，2008，43（5）：387-388.

[3] 张红，唐世雄. 喉接触性肉芽肿伴喉咽反流 27 例临床分析. 浙江医学，2010（12）：2.

[4] 倪鑫，马丽晶，韩德民，等. 喉接触性肉芽肿的治疗. 中国耳鼻咽喉头颈外科，2007，14（2）：79-81.

[5] 张丽，陈金湘. 声带突肉芽肿的抑酸药物治疗. 中国耳鼻咽喉头颈外科，2016，23（7）：419-420.

[6] 杨春伟，武斐，申娜，等. CO_2 激光治疗喉接触性肉芽肿的疗效观察. 中国中西医结合耳鼻咽喉科杂志，2010，18（4）：216-217.

[7] 李迈群，罗志宏，杨强. 硫酸锌治疗气管插管后并发喉肉芽肿. 临床耳鼻咽喉头颈外科杂志，1994，8（5）：283-284.

[8] 和小颖，娄卫华. 低温等离子治疗喉接触性肉芽肿的疗效分析. 河南医学研究，2015，24（2）：56-57.

[9] 黄靖，唐海红，温武，等. 声带突肉芽肿的临床治疗分析. 中国耳鼻咽喉头颈外科，2013，20（8）：3.

第七节　等离子射频喉癌切除术

喉癌是头颈部第二大上皮性恶性肿瘤，约占头颈部肿瘤的 2%，其中 60% 为声门型喉癌，这部分中又有 50% 为早期声门型喉癌。声门型喉癌多起源于声带前中 1/3 的游离缘，一般向前后发展。声带前连合和杓状软骨声带突对肿瘤的扩散起一定的阻挡作用，如突破前连合则可扩散至对侧声带，或向上侵犯声门上区，向下突破弹性圆锥后侵犯至声门下区，亦可穿破甲状软骨使喉体增大。早期声门型喉癌解剖学上定义为局限侵犯声门区组织，而尚未累及周围的软骨和肌肉，亦无淋巴结转移，具体将其细化为 T_{is}、T_{1a}、T_{1b} 及部分 T_2 期。

声门型喉癌较少发生颈部淋巴结转移，临床治疗可采用手术，也可采用放疗。总之，该类型喉癌的治疗目的是在彻底治疗肿瘤的同时又能最大限度地保留喉功能。手术治疗的方法很多，常用的有喉裂开声带切除及激光手术治疗，激光手术因具有不裂开喉体、不需要气管切开及鼻饲饮食，疗效显著，功能恢复好，住院时间短，经济花费少等优点，目前已经成为大家公认的治疗早期喉癌的微创手段之一。

支撑喉镜下 CO_2 激光切除术[1-2]用于喉癌的微创治疗已有近 30 年的历史，在一些发达国家激光手术已经占全部喉癌手术的 30%～50%，并有逐年增长的趋势。CO_2 激光以其能准确有效地切割组织、术中出血少、术后水肿轻等优点而被广泛地应用。CO_2 激光切除肿瘤主要通过两种途径：一是气化法，将肿瘤组织完全气化达周围正常组织；二是切割法，将 CO_2 激光作为"光刀"，在一定安全界限内将肿瘤整块切除。激光切除喉癌应遵循两条原则：一是要切除的病变必须充分暴露；二是肿瘤应整块切除而不宜气化。肿瘤切除后，应在其周围和深部边缘行多部位活组织检查，如发现有肿瘤残存，应重行广泛切除直至活检为阴性为止。激光手术可切除的范围与支撑喉镜下喉的暴露程度密切相关[1]，理论上支撑喉镜下所能暴露的组织结构均可用激光切除，适合采用激光手术的喉肿瘤类型主要是声门型和声门上型喉癌，具体分述如下。

（1）声门型喉癌 T_1～T_2 病变：多数作者认为支撑喉镜下激光手术是治疗声带原位癌、T_{1a} 病变的首选治疗，部分声带癌 T_{1b}（双侧声带膜部病变前连合未受侵）、T_2 病变为激光治疗的适应证。

（2）舌骨上会厌癌 T_1～T_2 病变：肿瘤位置较高，下界有较大的安全界限，容易在支撑喉镜下暴露，上界为会厌游离缘。

（3）局限的杓会厌襞癌：早期，未侵犯声门旁间隙和梨状窝，支撑喉镜能完全暴露肿瘤。

（4）早期室带癌。

但某些类型的喉癌是否为激光手术的适应证尚存在争议。

（1）声门型喉癌 T_1～T_2 病变侵犯前连合或者前连合癌：此类病变是否适合激光手术治疗存在两种观点，认为不适合激光手术的原因是：①在支撑喉镜下前连合暴露困难；②前连合黏膜与甲状软骨的距离只有 2～3mm，切除时没有足够的安全界限；③因前连合腱与甲状软骨附着点缺乏软骨膜，肿瘤一旦累及前连合腱很容易侵犯甲状软骨至喉外，成为 T_4 病变。

认为可选择性采用激光手术的理由是：①医疗器械不断改进，选用合适的支撑喉镜，大部分患者前连合可完全暴露；②前连合腱是结缔组织形成的胶原纤维带，对声带前端癌向甲状软骨侵犯起到屏障作用，病理学研究发现前连合癌 T_1 病变在癌组织深层浸润的早期很少侵犯前连合腱；③支撑喉镜下激光手术向前可切除甲状软骨内膜和部分甲状软骨。

（2）声门型喉癌 T_1～T_2 病变侵犯声带突或杓状软骨：肿瘤向后侵犯超过杓状软骨声带突，手术时由于麻醉插管的影响，操作困难。

（3）声门型、声门上型喉癌 T_3 病变：T_3 病变的侵犯范围差异较大，能否选择激光手术应根据病变的侵犯范围来决定，术前应认真评估肿瘤的范围，尤其是声门旁间隙和会厌前间隙的侵犯程度，评估患者支撑喉镜下喉的可暴露程度，对于 T_3 病变应慎重选择，不能完整切除肿瘤就不宜选择激光手术。

2000 年欧洲喉科协会根据激光对于声带切除的深度，将其分为 5 型，并提出了每一型的适应证：①Ⅰ型为上皮下声带切除术或称撕皮术，适合 T_{is} 病变；②Ⅱ型为声韧带下声带切除术，适合 T_{is} 病变；③Ⅲ型为经肌层声带切除术，适合 T_{is} 病变、肿瘤大小为 0.5～0.7mm 的声带中 1/3 浅表 T_{1a} 病变；④Ⅳ型为声带全切术，适合肿瘤大于 0.7mm 或伴深层侵犯和 / 或侵犯前连合的 T_{1b} 病变；⑤Ⅴa 型为声带扩大切除术（对侧声带），适合累及前连合或马蹄形的 T_{1b} 病变；Vb 型声带扩大切除术（杓状软骨），累及杓状软骨的 T_2 病变；Vc 型为声带扩大切除术（室带），适合伴声门上侵犯的 T_2 病变；Vd 型为声带扩大切除术（声门下组织），适合伴声门下侵犯的 T_2 病变。2007 年欧洲喉镜学会修改了原来的术式分型，并提出了 Ⅵ 型术式，适用于累及声带前连合的一侧声带或者双侧声带，但无甲状软骨受侵。激光应用有如下不足之处：创面易形成焦痂及炭化，不易辨认安全界限，操作不慎可发生气管内麻醉插管燃烧。

等离子射频技术治疗早期声门型喉癌是一种新型微创手术技术，国内最早由张庆丰等[3] 自 2007 年开始应用等离子射频技术治疗早期声门型喉癌，取得了较好的疗效。此后至今，国内外多家医院已经陆续开展了喉癌的等离子治疗手术[3]，文献报道也逐渐增多，目前应用最多的适应证是治疗早期声门型喉癌。等离子射频技术与 CO_2 激光的共性是对组织的切割功能，但有区别的是 CO_2 激光使细胞内外的水气化变成水蒸气，达到切割功能。等离子消融系统的射频刀头能在较大范围内弯曲，更易于操作时角度的调节，可以完整而且安全地切除肿瘤，温度低，避免了全麻激光手术气管插管燃烧爆炸的严重并发症，术中不需要对气道进行特殊保护，对正常组织的热损伤轻微，出血少，术野清晰，无高热炭化现象，手术创伤小，不需要气管切开，术后组织水肿轻微，不需要鼻饲饮食，患者痛苦小、恢复快、住院时间短，提高了患者的生存质量。

由于这种术式开展的时间较晚，治疗的病例数有限，目前还没有大宗病例远期疗效的分析报道。相信随着等离子应用技术的不断提高，手术经验的积累，应用等离子射频技术治疗喉癌的适应证应该会同激光技术一样越来越宽，目前已经有学者将等离子射频技术应用于声门上型喉癌的治疗，但等离子手术治疗的术式目前没有同激光治疗一样形成具有统一标准的术式，由于等离子射频刀头较激光粗，可能无法如激光治疗一样能在术中精确地区分声带的各个解剖层次，从而无法将等离子的治疗术式精确划分，但采用激光或者等离子的治疗原则相似，即：凡是能在喉镜下良好暴露的肿瘤也应该能同激光一样应用等离子射频刀切除。这里重点展示等离子射频技术在早期声门型喉癌的应用，以供参考。

【手术适应证】

1. 声门型喉癌 T_1 病变。

2. 侵犯程度不深的声门型喉癌 T_2 病变。

【术前准备】

1. 电子喉镜检查确定肿瘤部位及范围。

2. 喉 CT 及颈部彩超检查明确有无颈部淋巴结肿大，并初步判定是否转移。

3. 术前活检病理检查确定肿瘤的性质，对于取材不便、不成功或者临床高度怀疑恶性而病理结果为阴性者或病理提示有恶变可能者术中可加行冰冻病理检查。

4. 全麻术前常规准备。

5. 手术器械的准备　带内镜的支撑喉镜、如果支撑喉镜无内镜则需要显微镜、7070 号等离子射频刀头、长柄双极电凝止血设备、喉显微手术器械。

6. 备另一套手术方案　即如果术中肿瘤暴露不佳，难以经过支撑喉镜用等离子完成手术，则选择气管切开喉部分切除术式。

【手术方法】

1. 经口或经鼻气管插管全麻。

2. 应用内镜支撑喉镜显露喉部病变（图 8-7-1）。

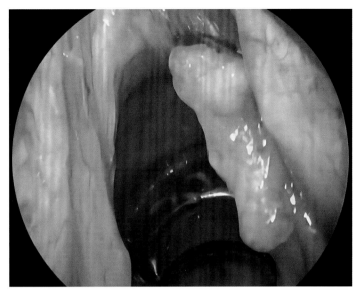

图 8-7-1 支撑喉镜下暴露病变位于右侧声带中段（术前病理证实为喉癌）

3. 7070 号等离子射频刀切除肿瘤

（1）先用适当的力度钳夹并向内侧牵拉肿瘤，再沿距肿瘤正常边界外 3～5mm 处开始自下而上切割正常声带组织，切割能量选择 7～9 挡，止血 3～5 挡。直至将肿瘤连同周围正常声带组织一并整块切除。切除过程中小的渗血点应用等离子射频刀进行止血，较大血管出血应用长柄双极电凝止血。声带癌切除范围为患侧声带近乎完全切除（图 8-7-2）。

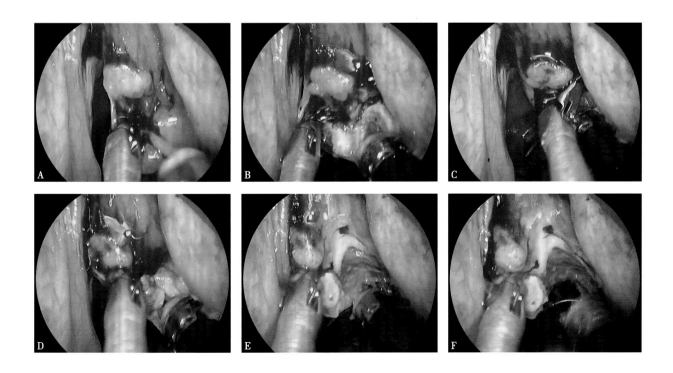

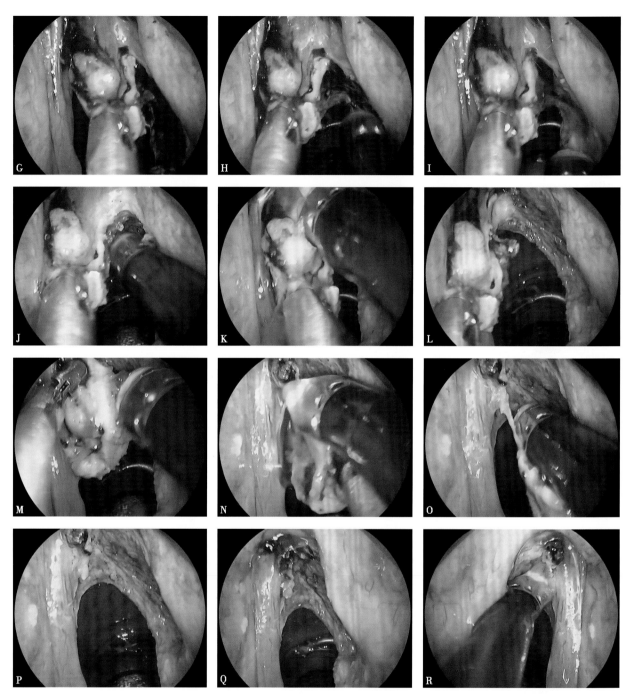

图 8-7-2 切除肿瘤过程

A. 以喉息肉钳钳夹肿物并向内侧牵拉，暴露声带的正常边界；B. 用 7070 号等离子射频刀自下方距肿瘤正常边界外 3～5mm 处开始自下而上切割正常声带组织，切割能量选择 7～9 挡，止血能量 4～5 挡；C. 调整钳夹位置，便于更好地暴露手术区域；D. 继续自下而上在正常边界切割声带；E. 全层切割至声带中段；F. 切割至声带中段深部；G. 右侧残余声带创缘可见弥漫性渗血；H. 应用等离子射频刀 5 挡凝血；I. 未借助其他凝血设备，单纯应用等离子射频刀止血；J. 继续切除至声带前部；K. 切至声带前上部；L. 右侧及前方已达正常边界，肿瘤上部遗留少许正常组织与声带前连合相连；M. 息肉钳钳夹的位置调整至肿瘤的上方，以便暴露前方术野；N. 将肿瘤牵向下方，等离子射频刀在前方操作离断根部；O. 肿瘤上方仅剩少许组织与前连合相连；P. 肿瘤完整切除取出后的术区情况；Q. 通过调整喉镜的位置及下压甲状软骨进一步暴露前连合，发现遗留少许正常组织，创面不光滑；R. 继续以等离子射频刀消融切除残留的组织，注意勿损伤健侧声带。

等离子射频喉癌切除术

（2）在新的创面留取多处安全缘组织做术中冰冻病理检查，或者留送术后病理检查，建议留取前方上下、中部上下及后方上下至少6点做安全缘检查，用以判定手术切除是否彻底，并是否需要做进一步扩大切除（图8-7-3）。

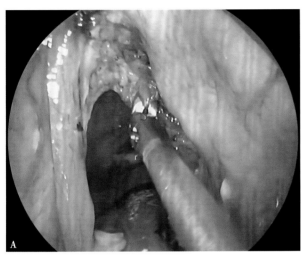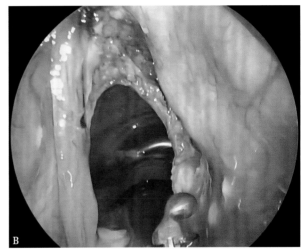

图 8-7-3　取安全缘
A. 留取声带中部创面组织送安全缘检查；B. 留取声带后部创面组织送安全缘检查。

（3）用息肉钳修整创面，使边缘光滑，避免修复过程中形成肉芽及隆起，难以判定增生物的性质（图8-7-4）。

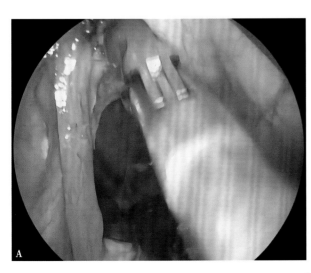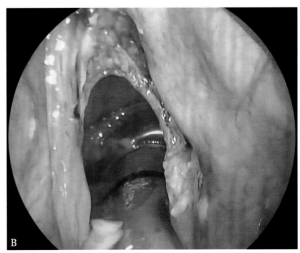

图 8-7-4　修整手术创面
A. 前连合处表面略不光滑的组织应用息肉钳修整直至创面光滑，避免术后修复过程中形成肉芽；B. 手术结束时情况。

【术中常见问题及处理】

1. 肿瘤暴露困难 对于肥胖、颈短、因颈椎病而致颈部活动度减小、喉结前倾者及肿瘤位于声带前端或前连合、声门下的患者，术中应用支撑喉镜暴露肿瘤困难较大，但清晰地暴露瘤体是手术成功的关键。术中需要麻醉医师给予充分的肌松，选用镜体带一定角度内镜的支撑喉镜暴露肿瘤，同时由助手辅助下压甲状软骨，使肿瘤得以清晰暴露，在以上处理仍无法获得较好暴露的患者，则不能强求应用等离子射频完成手术，而需行传统切开术式完成手术。

2. 切割范围的掌握 无论采用何种术式，对于喉癌，也应遵循恶性肿瘤的治疗原则，就是力争切除彻底，防止复发，并尽可能整块切除肿瘤。传统术式要求喉癌的安全缘至少为 0.5cm，等离子射频治疗喉癌目前尚在探索阶段[3]，由于等离子射频刀头有一定的宽度，而且等离子射频刀的作用半径至少为5mm。所以，在切割时在距离肿瘤周缘 3～5mm 即可达到传统术式要求的 5mm 安全界限。声带的切割范围应该根据肿瘤的大小及浸润深度加以选择，可参照激光手术范围，做到个体化切除，如果肿瘤表浅，浸润不深，可以切割至肌层，如果较深，需要切割至肌层深部，甚至接近甲状软骨，如果侵犯范围较广，则需要根据安全缘的需要，做声带全长全层切割，甚至切除患侧杓状软骨。位于前连合及声门下的肿瘤，至少应该切除双侧声带前 1/2，前方达到环状软骨内板。

3. 术中出血 术中较明显的出血主要来源于声带肌层，以后下及前上方肌层深部出血多见。如果切除范围涉及声门下气管内，也可能会出现环甲动脉出血。小的渗血点可以应用等离子射频刀止血，对于较大血管出血，需要借助双极电凝止血，以防止术后出血（图 8-7-5）。

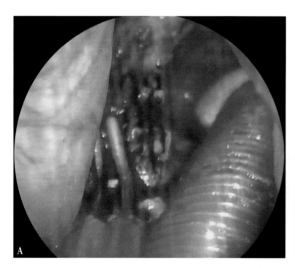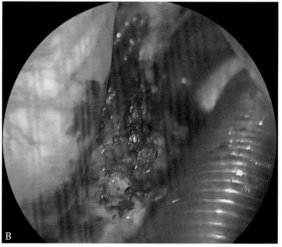

图 8-7-5 术中止血

A. 左侧声带癌术中出血，应用长柄双极电凝止血更为可靠；B. 止血完毕术区情况。

【术式优点】

1. 创伤小，避免气管切开，术后不必鼻饲饮食，术后当日即可经口进食。

2. 出血少，视野清晰。

3. 与激光治疗相比，无气道燃烧的危险，可以达到与激光治疗相似的效果。

【术式缺点】

1. 如果声门暴露不好手术将很难完成。

2. 刀头与激光相比相对较粗，难以做到精细化的操作。

【术后处理】

术后处理与常规声带手术相同，饮食正常，适当抗炎抗水肿药物治疗。早期声带可轻度水肿，有较厚白膜形成，多数在 1.5 个月左右脱落，修复之后有轻度瘢痕（图 8-7-6）。

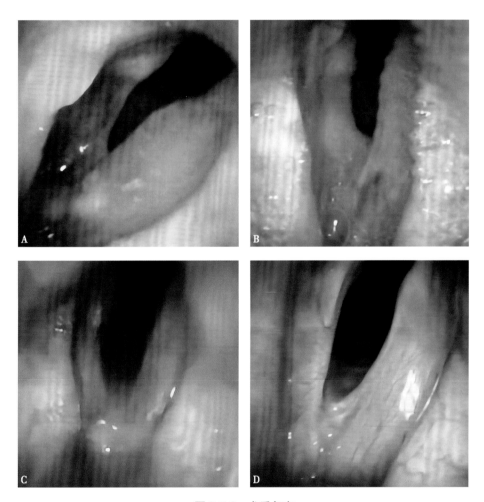

图 8-7-6　术后复查

A. 术后第 1 天复查电子喉镜见术区轻度水肿；B. 术后第 3 天术区白膜形成，轻度水肿；
C. 患者术后 1 个月复查见白膜未完全脱落，声带轻度瘢痕；D. 术后 1 年复查电子喉镜
见肿瘤无复发声带前端可见粘连。

【术后并发症】

1. 声带粘连　如果术中损伤了双侧声带前端，或者患者为双侧声带前端、前连合肿物，由于切除范围的需要难以避免处理前连合，则术后可能并发声带粘连。术中尽量保护健侧声带，或者分次进行双侧肿瘤切除，可以避免此并发症的发生。

2. 声带肉芽肿　部分患者术后在原有手术区域可见到肉芽组织或息肉样组织增生，而并非原有肿瘤复发。肉芽肿形成的原因可能与手术操作及术后修复这两种因素有关：一是等离子的刀头较粗，且不够锋利，术后的创面较为粗糙，这样术后修复过程中就会因为创面不平整，易刺激肉芽增生，为避免这一因素导致肉芽增生需要将手术方法加以细化，即在等离子射频刀完成肿瘤切除后，再用喉息肉钳钳除毛

糙的组织，尽量使创面光滑、整齐，减少肉芽形成；另一个易导致术后肉芽形成尤其是声门后部肉芽形成的因素是胃食管反流性疾病，若有此因素，则需增加质子泵抑制剂和促进胃动力的药物治疗。

对于已经发生的肉芽样组织，首先排除肿瘤残留或者复发，必要时活检病理检查确诊，证实为肉芽组织者，根据肉芽大小，选择保守治疗或者手术治疗。若肉芽较大，影响呼吸，需要尽快处理，则最好手术尽快切除，解除呼吸障碍。若不影响呼吸，可以选择观察或者应用口服锌剂治疗，锌剂治疗肉芽肿[4]的原理是可促进伤口愈合。锌剂的剂型可为葡萄糖酸锌口服液或者葡萄糖酸锌片剂，前者的用法为每次2支，2次/h；后者为1次3片，2次/h。总疗程为2~4个月，多数患者在治疗1个月左右后开始起效，最后肉芽明显缩小，或者完全消失，复发率较低。

3. 出血　与其他手术相似，出血分为原发性出血和继发性出血，这是最严重也是最需要重视的术后并发症，应尽量避免。

等离子射频手术术后出血的并发症很少，原发性出血少的原因主要在于术中彻底止血，这首先是得益于等离子射频刀头自有的功能，即可以在切割时将小的出血点同时止血，同时还要掌握好等离子射频刀的使用方法，切割时刀头与要切割的组织要"若即若离"，可采用7~9挡切割，要保证足够大的吸引力和足量的氯化钠溶液以产生等离子效应，避免刀头产生结痂，最大程度发挥等离子射频刀的效应。止血时可用3~5挡，挡位高则止血效果好，止血时刀头可紧贴出血点，持续作用时间略长一些则效果更好。另外，在切割深度达到肌层或者切割范围达到前连合及声门下时容易有较大的血管出血，此时单纯用等离子射频刀止血有困难，必须辅助应用更加强力有效的止血设备以稳妥止血，其中以应用长柄的双极电凝止血为宜。

继发出血的原因可能较为复杂，多因术后1~2周术区白膜脱落，创面血管暴露，加之患者自身营养差、愈合不好，高血压控制不好，或者咳嗽等诱发因素出现。少量的血管渗血可通过降压、止咳、应用止血药物等内科保守治疗观察处理，而一旦发生较明显的出血，则血液一部分可经口咳出，另有一部分则直接自声门误吸入气管和肺部，进而继发肺炎。这种活动性出血需要再次插管全麻止血，但在麻醉诱导插管阶段需要与有经验的麻醉医师配合，以免出血及血凝块堵塞声门及声门下造成严重后果。若有误吸，则在止血完毕，麻醉苏醒拔管之前若能在支气管镜下冲洗并吸引下气道误吸的血液，可有效地防止肺炎的发生。

4. 感染　此种并发症较少见，发生的原因可能与患者自身的愈合能力欠佳有关，也不排除与等离子射频刀切除过深导致甲状软骨或者环状软骨液化坏死有关。复查时如果在术后短时间内出现创面色泽污秽、有异味、肉芽样组织或者类肿瘤样组织增生，应考虑发生感染的可能性。

【典型病例介绍】

1. 患者男性，57 岁，因持续性渐进性声音嘶哑 3 个月入院。入院查体：右侧声带前中段可见表面不光滑突起于声带边缘的新生物，其余全身查体未见明显异常。肿物活检病理检查回报为高分化鳞状细胞癌伴局部浸润。术前全身检查无手术禁忌，行全麻支撑喉镜下等离子射频右侧声带切除术。术中将包含肿物在内的右侧声带全部切除。术后当日即可经口进半流食，喉部轻度疼痛，无呼吸困难，无原发性出血，术后第 10 天咳痰后少许带血，复查喉镜见右侧术区白膜部分脱落，中后部少许新鲜创面，无明显活动性出血，经保守治疗后无再次出血。术后 2 个月复查，见术区愈合良好，但右侧残余声带后部有一处光滑隆起，直径约 5mm，肉眼观肉芽组织的可能性大，给予葡萄糖酸锌片剂口服 2 个月，复查喉镜，见肉芽样新生物消失。术后未放疗，术后 1 年复查肿物无复发（图 8-7-7）。

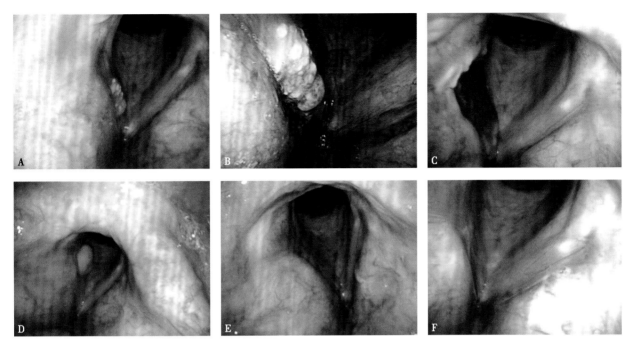

图 8-7-7　喉癌切除术前术中术后对比图示

A. 术前电子喉镜检查见右侧声带前端肿物；B. 术前电子喉镜窄带成像检查见右侧声带前端肿物；C. 术后 10d 右侧术区白膜部分脱落，中后部少许新鲜血迹；D. 术后 2 个月复查，右侧残余声带后部一处光滑肉芽样新生物；E. 给予葡萄糖酸锌片剂口服 2 个月，复查喉镜，见肉芽样新生物消失；F. 术后 1 年复查肿物无复发。

2. 患者男性，50 岁，因持续性声音嘶哑伴轻度咽痛 3 个月入院，患者既往有高血压病史 4 年，血压最高为 150/110mmHg（1mmHg≈0.133kPa），无其他疾病史，全身查体无明显异常，电子喉镜检查右侧声带前中段至前连合可见表面不光滑的新生物，左侧声带前端表面略有白色突起（图 8-7-8A），术前肿物病理检查右侧为鳞状细胞癌，左侧为中度不典型增生，诊断为喉癌（声门型，$T_1N_0M_0$），在全麻支撑喉镜下行等离子射频手术治疗，术中切除右侧声带全长及前连合，左侧声带前 1/2，并用双极电凝创面止血，安全缘多点送病理检查均为阴性，未行气管切开及鼻饲饮食，术后当日即正常饮食，无不适发生，术后第 3 天出院。术后第 11 天在用力大便后突然出现咳嗽、咳血，量较多，难以自止，继而迅速来诊。

查体：血压为 139/100mmHg，患者口咽部无出血点，不断咳血，口唇发绀，二度呼吸困难，听诊右肺呼吸音弱，立即全麻插管，在支撑喉镜下行喉部探查止血，术中见前连合处深部有较明显的活动性出血，左侧声带中后端创面少许出血，应用双极电凝迅速止血，止血完毕在麻醉苏醒拔管之前请呼吸内科协助处理气道误吸的血液，应用气管镜经麻醉插管进入气道，见气管及右侧支气管内均有较明显的血凝块堵塞，在支气管镜下吸引血凝块，并反复冲洗，将残余血凝块吸净后麻醉苏醒拔管，术后抗炎、降压治疗，无吸入性肺炎发生，无再次出血。

术后第 12 天，即全麻止血后第 1 天复查电子喉镜，见右侧声带全长及左侧声带前 1/2 有手术创面，少许白膜，前连合处可见渗出物（图 8-7-8B），术后半个月复诊双侧声带术区可见较厚的白膜（图 8-7-8C），术后 3 个月复诊，见双侧声带前 1/2 残余创面粘连，且右侧声带后方出现一约黄豆粒大小的肉芽（图 8-7-8D），给予葡萄糖酸锌口服液治疗，用法为 2 支，2 次 /d，口服，治疗 6 周肉芽明显缩小为小米粒大小（图 8-7-8E），治疗 8 周肉芽完全消失，仅遗留声带粘连（图 8-7-8F），无呼吸困难，术后未放疗，随诊 1 年半，肿瘤无复发。

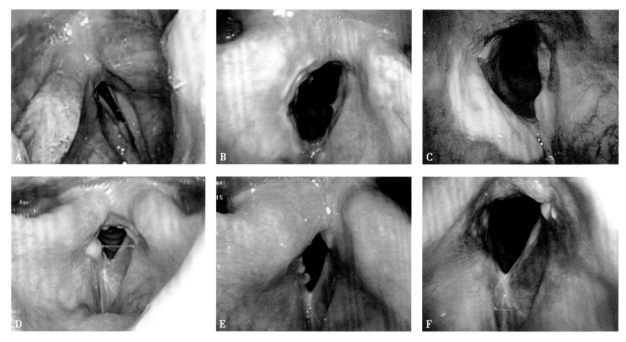

图 8-7-8　喉癌等离子切除术后声带粘连

A. 术前电子喉镜检查右侧声带前中段至前连合可见表面不光滑的新生物，左侧声带前端表面略有白色突起；B. 全麻止血后第 1 天复查电子喉镜，见右侧声带全长及左侧声带前 1/2 有手术创面，少许白膜，前连合处可见渗出物；C. 术后半个月复诊双侧声带术区可见较厚的白膜；D. 术后 3 个月复诊，见双侧声带前 1/2 残余创面粘连，且右侧声带后方出现一约黄豆粒大小的肉芽；E. 给予葡萄糖酸锌口服液治疗 6 周后肉芽明显缩小为两处小米粒大小；F. 给予葡萄糖酸锌口服液治疗 8 周，窄带成像喉镜所见肉芽完全消失，仅遗留声带粘连。

（佘翠平　张庆丰）

参考文献

[1] 黄志刚，韩德民. 喉显微外科激光技术治疗喉癌. 中华耳鼻咽喉头颈外科杂志，2008，43（10）：798-800.

[2] LUCIONI M，BERTOLIN A，RIZZOTTO G，et al. CO_2, laser suregry in elderly patients with glottic carcinoma: Univariate and multivariate analyses of results. Head & Neck，2012，34（12）：1804-1809.

[3] 张庆丰，刘得龙，张悦，等. 等离子射频治疗早期声门型喉癌的初步研究. 中华耳鼻咽喉头颈外科杂志，2011，46（1）：63-65.

[4] 黄靖，温武，唐海红，等. 硫酸锌治疗声带突肉芽肿的疗效分析. 中国耳鼻咽喉头颈外科，2013，20（8）：432-434.

第八节　等离子射频下咽癌切除术

下咽（hypopharynx）又称喉咽（laryngopharynx），位于喉的两侧及后面，起于舌骨延线以下，下端在环状软骨下缘平面连接食管，相当于第 3～6 颈椎的前方。发生于该部位的肿瘤绝大多数为鳞状细胞癌，少有肉瘤和恶性黑色素瘤。

【应用解剖】

1. 梨状窝（piriform sinus）　梨状窝位于喉的两侧，上缘起自舌会厌襞，向下移行至环后食管，其内侧为杓会厌襞和环状软骨，外侧上部为甲状舌骨膜，下部为甲状软骨板。

2．环后区（postcricoid region） 相当于环状软骨上缘和下缘间的区域。位于环状软骨后面和环咽肌区。起自杓状软骨及杓间区，下至环状软骨下缘与颈段相接。

3．下咽后壁区（posterior hypopharynx） 为覆盖于椎前的喉咽壁。起自会厌平面，下至环杓关节水平的下咽后壁。

下咽癌多发生于梨状窝。

【临床分期】

2017 年 AJCC 下咽癌 TNM 分期[1] 见表 8-8-1。

表 8-8-1 2017 年 AJCC 下咽癌的 TNM 分期（第 8 版）

分期	特征
T	原发肿瘤
T_x	原发肿瘤无法评估
T_0	无原发肿瘤证据
T_{is}	原位癌
T_1	肿瘤局限于下咽的一个解剖亚区并且最大径≤2cm
T_2	肿瘤侵犯超过下咽的一个解剖亚区或邻近解剖区，或最大径＞2cm，但≤4cm，无半喉固定
T_3	肿瘤最大径＞4cm 或半喉固定或累及食管黏膜
T_{4a}	肿瘤侵犯甲状/环状软骨、舌骨、甲状腺、食管肌层或中央区软组织*
T_{4b}	肿瘤侵犯椎前筋膜，包绕颈动脉或累及纵隔结构
N	区域淋巴结
N_x	区域淋巴结无法评估
N_0	无区域淋巴结转移
N_1	同侧单个淋巴结转移，最大径≤3cm
N_2	同侧单个淋巴结转移，最大径＞3cm，但≤6cm；或同侧多个淋巴结转移，最大径均≤6cm；或双侧或对侧淋巴结转移，最大径均≤6cm
N_{2a}	同侧单个淋巴结转移，最大径＞3cm，但≤6cm
N_{2b}	同侧多个淋巴结转移，最大径均≤6cm
N_{2c}	双侧或对侧淋巴结转移，最大径均≤6cm
N_3	转移淋巴结最大径＞6cm
M	远处转移
M_x	远处转移无法评估
M_0	无远处转移
M_1	有远处转移

注：* 中央区软组织包括喉前带状肌和皮下脂肪。

【临床治疗】

下咽癌的治疗包括单纯手术，单纯放疗，手术加放疗、化疗和免疫治疗。下咽癌在头颈肿瘤中属于比较难治、疗效较差的肿瘤。如能早期发现，无论单纯的手术还是单纯的放疗，其短期疗效都较好[2]。但因下咽位置隐蔽，临床发现时多为晚期，故预后较差。一旦出现淋巴结转移，则预后更差。

目前，下咽癌的外科手术治疗包括开放手术和微创手术两类。开放手术的经典术式为下咽伴喉全切除、喉全切除及下咽部分切除术。近数十年来，随着各种微创手术器械的问世，以及对于功能保留的重视，如激光[3]等微创手术方式被使用。

等离子射频技术出现后，因其集消融、切割，分离、止血和冲洗于一体的功能，被应用于喉癌的微创手术治疗已有多年，且临床观察同激光一样，具有良好的治疗效果，已积累了宝贵的手术经验。在此基础上，等离子手术近年也开始被尝试探索用于下咽癌的微创治疗，术后补充放射治疗或化疗进行综合治疗，其在功能保留率、术后并发症发生率及术后患者生存质量方面，具有一定优势[4]。由于治疗的病例数有限，远期疗效还有待于观察，目前还没有统一的手术标准，未来还需要不断积累经验和探索实践。

【手术适应证】

1. 部分 Ⅰ、Ⅱ 期下咽癌的手术治疗。

2. 部分范围较局限的 Ⅲ 期下咽癌。有淋巴结转移者，应同期行淋巴结清扫术。

【术前准备】

1. 术前电子鼻咽喉镜及增强 CT 检查确定肿物范围（图 8-8-1）。

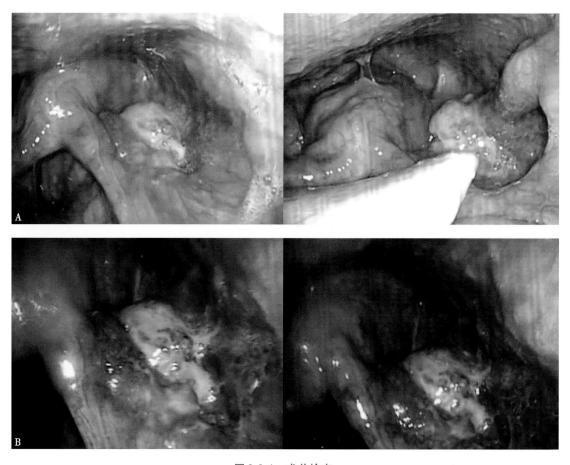

图 8-8-1　术前检查

A. 术前电子喉镜检查见病变位于左侧梨状窝，累及杓会厌襞、梨状窝前壁及外侧壁，环后及对侧无病变，双侧声带运动自如；B. 术前电子喉镜检查 NBI 模式下所见。

2. 建议所有病例术前常规行电子胃镜检查,了解食管情况。

3. 全麻术前常规准备。

4. 使用 7070 号等离子射频刀头用于完成肿瘤的切除。

5. 喉腔手术止血工作站设备。

6. 备气管切开准备。

7. 各种型号的支撑喉镜器械及开口器。

【手术方法】

1. 根据肿瘤的大小、位置,选择合适的器械,充分暴露肿瘤基底及边界。

2. 确定肿瘤的边界,选择合适的安全缘开始切除肿瘤(图 8-8-2)。

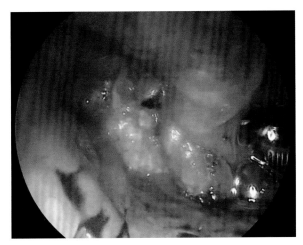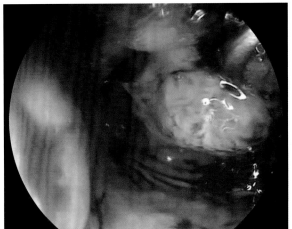

图 8-8-2 充分暴露,确定肿瘤的边界,选择合适的安全缘开始切除肿瘤

3. 边切割,边冲洗吸引,时刻保持术区干净,视野清晰,尽量保证完整切除(图 8-8-3)。

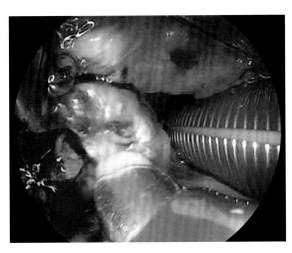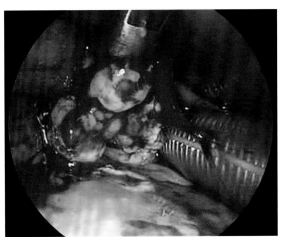

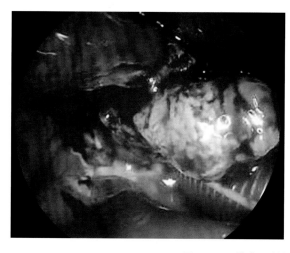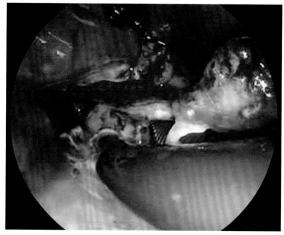

图 8-8-3 等离子射频治疗下咽癌术区暴露

4. 如肿物较大或位置隐蔽,可考虑分块切除。

5. 肿物被彻底切除后,使用等离子射频刀及止血工作站彻底止血(图 8-8-4)。

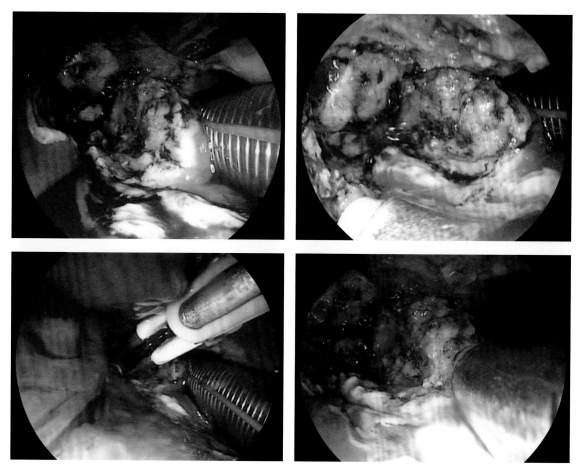

图 8-8-4 肿物被彻底切除后,使用等离子射频刀及止血工作站彻底止血

【术中常见问题及处理】

1. 充分暴露　彻底地暴露肿物是完成手术的关键。若肿瘤无法充分暴露，很难保证肿物彻底切除，也难以保证留有足够的安全缘界限，导致手术失败。因而术前的电子喉镜及 CT 检查非常重要，可以帮助术者充分评估彻底暴露肿物的可能性，是可否选择经口入路施行微创手术的先决条件。各种支撑喉镜以及开口器械的使用，也是为了充分暴露肿物。必要时，为了暴露肿瘤的不同部位，可以在术中交替更换使用各种类型的暴露器械，以保证彻底切除肿物。同时，术中助手也可以通过推压和移动喉头，来协助术者暴露病灶的各个边界。为了更好地切除肿瘤，在切除肿瘤的不同部位时，术者可以根据情况，将等离子射频刀头进行各种扭转和弯曲，使其易于完成隐蔽部位的切割。

2. 出血　遇有术中出血时，可使用等离子射频刀的止血功能，边冲洗边吸引止血，如遇有较严重出血，单纯应用等离子射频刀头难以完全止血时，则可加用喉止血工作站，以保证术野清晰干净。

3. 切割深度及范围　根据肿瘤的不同部位，切除肿瘤时向外可达到甲状软骨板内软骨膜；后界可推至椎前筋膜；下界可切至环后黏膜下的环杓后肌肌膜层表面，注意勿损伤该肌以免影响声带运动。

4. 肿瘤的分块切除　若肿物较大，为更好暴露术野，需分块切除时，当切除部分肿瘤后，应将刀头在操作台上使用盐水冲洗，同时打开切割消融挡，以清除残留在刀头上的肿瘤组织，以避免再进入术区操作时可能引起肿瘤种植和播散的风险。

【术式优点】

1. 出血少。

2. 可以彻底切除肿瘤，符合肿瘤的治疗原则。

3. 对患者的损伤小，功能保留率高。

4. 术后并发症发生率低。

5. 提高患者术后生存质量。

6. 部分病例可避免行气管切开术。

【术式缺点】

1. 对于病变广泛而不能暴露基底的肿瘤单独应用等离子射频刀完成手术较为困难。

2. 术后患者的生存率与开放手术治疗无显著差别。

3. 如术中不能彻底暴露肿物，需再改行开放手术，增加了手术时间。

【术后处理】

1. 为充分暴露术野，术前不预置鼻饲管，术后立即导入鼻饲管，为鼻饲饮食做准备，以保证术区的恢复。

2. 术后下咽部术区的反应与喉癌手术相似，只是程度较重，早期有水肿，并有白膜形成，应密切注意患者的呼吸情况，如果术前预估手术范围大、术后可能会出现明显的喉水肿的话，需要预行气管切开术以避免术后发生喉水肿，导致呼吸困难（图 8-8-5）。

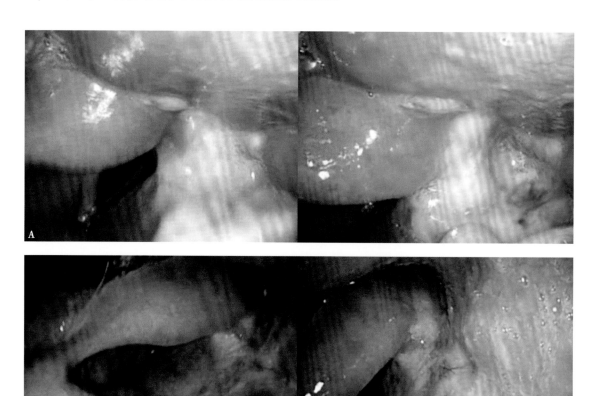

图 8-8-5　术后随诊所见

A. 术后第 1 周，术区白膜生长良好，无肿物残留，可见周围黏膜水肿，双侧声带运动可；B. 术后半年，左侧梨状窝变浅，表面瘢痕形成，黏膜光滑，无复发，双侧声带运动佳。

【术后并发症】

1. 术后出血　术中尽可能彻底止血，以防止出血的发生，如术后发生出血，应立即再次上台充分止血，以免造成患者窒息。

2. 呼吸困难　因术后术区水肿或损伤环杓后肌，可引起术后呼吸困难，可对症应用激素类药物减轻水肿，并密切注意呼吸情况，必要时立即行气管切开。

（程晨景　仝屹峰　张庆丰）

参考文献

[1] AMIN M B，EDGE S B，GREENE F L，et al. AJCC Cancer Staging Manual. 8th ed. New York：Springer，2017.

[2] 黄选兆，汪吉宝，孔维佳. 实用耳鼻咽喉头颈外科学. 北京：人民卫生出版社，2011.

[3] VARGHESE L，MATHEW J，JOHN S，et al. Treatment of advanced carinoma of the larynx and hypopharynx with laser followed by external radiotherapy. Iran J Otorhinolaryngol，2017，29（94）：247-253.

[4] 肖水芳，李五一，张俊波，等. 等离子射频辅助经口手术治疗下咽癌. 中华耳鼻咽喉头颈外科杂志，2017，52（5）：325-331.

第九章

等离子射频手术的护理配合

等离子射频手术系统伴随新世纪的脚步引进我国，2001 年首次在我国耳鼻咽喉头颈外科深入开展，并取得创新性的突破。等离子射频手术不仅可以用于外科手术的软组织解剖、切除、消融、止血等，还可以通过显微镜、内镜系统辅助完成腔隙内的手术，或与影像系统配合开展介入手术治疗，取得了前所未有的丰硕成果。等离子射频手术的成功，除了离不开医师对等离子手术的不断探索、研究和娴熟的手术技巧，也离不开手术室护理工作的精心准备、完美配合，三者缺一不可。

一、等离子射频手术的主要设备

（一）等离子手术系统

等离子手术系统由主机控制器、脚控开关、连接电缆、盐水流量控制器、电源线和等离子射频刀头组成。

不同的等离子射频刀头的规格对应的挡位设置有所不同。常用的刀头规格、适用术式及挡位设置如表 9-0-1 所示。

表 9-0-1　常用的等离子射频刀头的规格、适用术式及挡位设置

术式	产品规格	挡位设置
扁桃体切除术 / 腺样体切除术 / UPPP 及鼻腔肿物切除术	EIC5872-01	等离子消融：7～9 挡 热凝：3～5 挡
	EIC5874-01	等离子消融：7～9 挡 热凝：3～5 挡
	EIC8872-01	等离子消融：7～9 挡 热凝：3～5 挡
	EIC8870-01	等离子消融：7～9 挡 热凝：3～5 挡
鼻甲减容术	EIC4835-01	等离子消融：5 挡 热凝：4 挡
	EIC4845-01	等离子消融：5 挡 热凝：4 挡
软腭 / 舌根打孔减容术	EIC4855-01	等离子消融：5 挡 热凝：4 挡
	EIC4857-01	等离子消融：5 挡 热凝：4 挡

续表

术式	产品规格	挡位设置
鼻窦手术	EIC8875-01	等离子消融：5～7 挡 热凝：3 挡
	EIC8872-01	等离子消融：5～7 挡 热凝：3 挡
喉部和气管手术	EIC7070-01	等离子消融：7/3 挡 热凝：3 挡

（二）超高清摄像系统

超高清摄像系统包括：摄像主机、摄像头、术野摄像机、光源、光缆线、手术录像系统、高清显示器以及各种角度的硬性内镜。鼻咽部手术一般使用 30°或 70°内镜，喉部手术一般使用 15°内镜，鼻部手术一般使用 0°、45°或 70°内镜。

二、等离子手术系统使用方法

1. 接通电源　打开主机电源开关，机器自检，将盐水流量控制器与主机连接，并使其处于脚踏控制模式。

2. 脚踏控制开关置于术者操作脚下处。

3. 连接等离子刀头于主机插孔，调节手术中所需的消融和热凝参数，巡回护士将等离子射频刀头注水管与盐水流量控制器连接，并调节至脚踏控制模式。

4. 洗手护士手术前检测等离子刀头是否处于功能状态，确保术中能正常使用。

5. 手术结束　撤除等离子刀头导线及注水管并将其销毁处理，等离子手术系统归位、清洁保养。

三、等离子射频手术配合

（一）患者体位摆放

1. 平卧位　适用于鼻部手术。

2. 平卧垂头位　患者平卧，四肢自然平放于身体两侧，头略低、后仰。适用于全麻扁桃体、腺样体、口腔颊部、舌体肿瘤、声带、喉及下咽部的等离子射频手术。

3. 坐位　患者坐于手术椅上，枕部贴靠于手术椅颈托部，两手扶在手术椅扶手上，必要时予以固定。适用于局麻手术，如鼻甲减容术及舌根等离子射频消融手术等。

（二）术前准备

1. 仪器设备准备　术前调节等离子射频手术系统，高清摄像系统处于良好工作状态，备两台吸力较强的负压吸引装置（中心负压吸引装置和电动负压吸引装置），负压指数达到 0.04～0.06MPa 为宜。盐水流量控制器处于脚踏控制状态。

2. 手术器械及敷料准备　等离子射频手术的器械包依据手术特点及术中所需，备有腺样体、扁桃体、会厌、腭咽成形、支撑喉镜手术器械包，鼻窦内镜手术器械包等。所有手术器械包均按《WS 310.2—2016 医院消毒供应中心　第 2 部分：清洗消毒及灭菌技术操作规范》要求行高温高压灭菌后备用[1]。

手术敷料一般分为两种,一种是一次性使用无纺布类敷料;另一种是可反复使用的布类敷料,有五官包、中单包等。根据手术种类选择不同的敷料包。

3.药品准备　生理盐水(100mL,250mL)、4~8℃低温生理盐水500mL、2%利多卡因、0.1%盐酸肾上腺素等药品。

4.特殊物品准备　等离子射频刀头、加压袋、8号无菌导尿管或吸痰管、升降式可调护胸板、硬性内镜等。

(三)术中配合

1.麻醉实施前,手术开始前,患者离开手术室前,巡回护士与麻醉医师、手术医师三方共同按照《手术安全核查表》,依次核对。三方确认后分别在《手术安全核查表》上签全名。

2.巡回护士与洗手护士应于手术开始前、关闭体腔前、关闭体腔后,共同清点手术中无菌台上的所有物品,记录并且于《手术清点记录单》上双签字。

3.巡回护士与洗手护士连接高清摄像头及光源与硬性内镜,调节冷光源亮度在1/3~2/3范围内。注意:在满足手术要求的前提下,光源的输出亮度应尽量调低。连接等离子射频刀头与等离子手术系统,并根据手术不同选择不同的能量输出。

4.巡回护士将加压带内放置4~8℃低温生理盐水500mL,并加压至100~350mmHg。需根据切割组织的不同给予不同的注水量,以保证等离子效应。

5.巡回护士配合术者调节好升降式可调胸板。必要时给予术者戴头灯。

6.洗手护士旋转蓝色变倍环,调节显示图像大小。旋转摄像头金色调焦环,使摄像头对焦,保证术野清晰。完成白平衡校对。

7.根据术式,准确、敏捷地递与术者手术器械,配合术者完成手术。

8.巡回护士根据术式及术者需要进行2D录像。

9.巡回、洗手护士术中均要严密观察患者的输液通路及生命体征,一旦出现异常及时报告医师。

(四)术后处理

1.等离子射频刀头处理　刀头为无菌一次性使用医疗卫生材料,用后要进行销毁处理(按医疗废物和损伤性废物进行处理)。

2.手术后的敷料处理　一次性敷料按感染性废物处理,布类敷料则用双层污物袋包装送离手术间。

3.手术器械、内镜处理　应依照《医院消毒供应中心　第2部分:清洗消毒及灭菌技术操作规范》进行清洗,打包,灭菌备用。

4.仪器设备处理　做好使用后登记工作。依据《医疗机构环境表面清洁与消毒管理规范》(WS/T 512—2016),对所有物体表面进行终末处理。

5.为了延长摄像头的使用寿命,建议使用无菌保护套包裹摄像头,而不对摄像头进行灭菌。

总之,等离子射频手术的成功包含各个环节,手术室护士应不断学习,总结经验,掌握其手术特点,熟练操作仪器设备,精力集中,敏锐配合。

(李　文　许欣欣　唐　文)

参考文献

[1] 胡雅飞,黄卫华,曾新力.等离子射频消融治疗早期声门型喉癌的手术护理配合.现代实用医学,2012,24(11):1309-1310.

图书在版编目（CIP）数据

耳鼻咽喉等离子手术学/张庆丰主编. —2版. —
北京：人民卫生出版社，2023.1（2023.8重印）
ISBN 978-7-117-34228-5

Ⅰ.①耳…　Ⅱ.①张…　Ⅲ.①耳鼻喉外科手术　Ⅳ.
①R762

中国版本图书馆 CIP 数据核字（2022）第 241770 号

人卫智网	www.ipmph.com	医学教育、学术、考试、健康，购书智慧智能综合服务平台
人卫官网	www.pmph.com	人卫官方资讯发布平台

耳鼻咽喉等离子手术学

Erbiyanhou Denglizi Shoushuxue

第 2 版

主　　编：张庆丰
出版发行：人民卫生出版社（中继线 010-59780011）
地　　址：北京市朝阳区潘家园南里 19 号
邮　　编：100021
E - mail：pmph @ pmph.com
购书热线：010-59787592　010-59787584　010-65264830
印　　刷：北京盛通印刷股份有限公司
经　　销：新华书店
开　　本：889×1194　1/16　印张：13
字　　数：346 千字
版　　次：2014 年 12 月第 1 版　　2023 年 1 月第 2 版
印　　次：2023 年 8 月第 2 次印刷
标准书号：ISBN 978-7-117-34228-5
定　　价：159.00 元

打击盗版举报电话：010-59787491　E-mail：WQ @ pmph.com
质量问题联系电话：010-59787234　E-mail：zhiliang @ pmph.com
数字融合服务电话：4001118166　E-mail：zengzhi @ pmph.com

52检